Série Alergia e Imunologia da
Associação Brasileira de Alergia e Imunologia

Alergia Alimentar

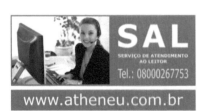

Série Alergia e Imunologia da Associação Brasileira de Alergia e Imunologia

Editores da Série
Emanuel Sávio Cavalcanti Sarinho
Valéria Soraya de Farias Sales
Norma de Paula Motta Rubini

Alergia Alimentar

Editoras do Volume
Jackeline Motta Franco
Norma de Paula Motta Rubini
Lucila Camargo Lopes de Oliveira

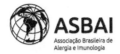

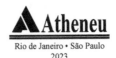

Rio de Janeiro • São Paulo
2023

EDITORA ATHENEU

São Paulo — Rua Maria Paula, 123 – 18º andar
Tel.: (11) 2858-8750
E-mail: atheneu@atheneu.com.br

Rio de Janeiro — Rua Bambina, 74
Tel.: (21) 3094-1295
E-mail: atheneu@atheneu.com.br

CAPA: Paulo Verardo
PRODUÇÃO EDITORIAL: MKX Editorial

CIP-BRASIL. CATALOGAÇÃO NA PUBLICAÇÃO
SINDICATO NACIONAL DOS EDITORES DE LIVROS, RJ

A358

Alergia alimentar / editoras do volume Jackeline Motta Franco, Norma de Paula Motta Rubini, Lucila Camargo Lopes de Oliveira ; editores da série Emanuel Sávio Cavalcanti Sarinho, Valéria Soraya de Farias Sales, Norma de Paula Motta Rubini. - 1. ed. - Rio de Janeiro : Atheneu, 2023.
: il. ; 18 cm. (Alergia e imunologia da Associação Brasileira de Imunologia e Alergia)

Inclui bibliografia e índice
ISBN 978-65-5586-678-0

1. Alérgenos. 2. Alergia a alimentos. I. Franco, Jackeline Motta. II. Rubini, Norma de Paula Motta. III. Oliveira, Lucila Camargo Lopes de. IV. Sarinho, Emanuel Sávio Cavalcanti. V. Sales, Valéria Soraya de Farias. VI. Série.

CDD: 616.975
23-82990
CDU: 616-022:613.2

Meri Gleice Rodrigues de Souza - Bibliotecária - CRB-7/6439

01/03/2023   06/03/2023

FRANCO, J.M.; RUBINI, N.P.M.; OLIVEIRA, L.C.L.
SÉRIE ALERGIA E IMUNOLOGIA DA ASSOCIAÇÃO BRASILEIRA DE ALERGIA E IMUNOLOGIA
Volume – Alergia Alimentar

©Direitos reservados à EDITORA ATHENEU – Rio de Janeiro, São Paulo, 2023

Editores da Série

Emanuel Sávio Cavalcanti Sarinho

Professor Titular da Universidade Federal de Pernambuco (UFPE). Supervisor do Programa de Residência Médica em Alergia e Imunologia Clínica da UFPE. Presidente da Associação Brasileira de Alergia e Imunologia (ASBAI) (biênio 2021-2022).

Valéria Soraya de Farias Sales

Médica pela Universidade Federal de Campina Grande (UFCG). Mestra em Microbiologia e Imunologia pela Universidade Federal de São Paulo (Unifesp). Doutora em Imunologia Básica e Aplicada pela Faculdade de Medicina de Ribeirão Preto da Universidade de São Paulo (FMRP-USP). Professora Titular da Universidade Federal do Rio Grande do Norte (UFRN). Especialista em Alergia e Imunologia. Diretora Científica Adjunta da Associação Brasileira de Alergia e Imunologia (ASBAI) (biênio 2021-2022).

Norma de Paula Motta Rubini

Professora Titular Emérita de Alergia e Imunologia da Escola de Medicina e Cirurgia da Universidade Federal do Estado do Rio de Janeiro (UNIRIO). Professora do Curso de Pós-Graduação em Alergia e Imunologia da UNIRIO. Membro do Comitê de Alergia e Imunologia da Sociedade de Pediatria do Estado do Rio de Janeiro (SOPERJ). Diretora Científica da Associação Brasileira de Alergia e Imunologia (ASBAI). Presidente Vitalícia da ASBAI.

Editoras do Volume

Jackeline Motta Franco

Mestra em Ciências da Saúde pela Universidade Federal de Sergipe (UFS). Doutora em Ciências Aplicada à Pediatria pela Escola Paulista de Medicina da Universidade Federal de São Paulo (EPM/Unifesp). Coordenadora do Núcleo de Alergia Alimentar da Universidade Federal de Sergipe (UFS). Coordenadora do Departamento Científico de Alergia Alimentar da Associação Brasileira de Alergia e Imunologia (ASBAI) (biênio 2021-2022).

Norma de Paula Motta Rubini

Professora Titular Emérita de Alergia e Imunologia da Escola de Medicina e Cirurgia da Universidade Federal do Estado do Rio de Janeiro (UNIRIO). Professora do Curso de Pós-Graduação em Alergia e Imunologia da UNIRIO. Membro do Comitê de Alergia e Imunologia da Sociedade de Pediatria do Estado do Rio de Janeiro (SOPERJ). Diretora Científica da Associação Brasileira de Alergia e Imunologia (ASBAI). Presidente Vitalícia da ASBAI.

Lucila Camargo Lopes de Oliveira

Professora Adjunta da Disciplina de Alergia, Imunologia Clínica e Reumatologia da Escola Paulista de Medicina (Unifesp). Membro do Departamento Científico de Alergia Alimentar da Associação Brasileira de Alergia e Imunologia (ASBAI) (biênio 2021-2022).

Colaboradores

Alexandra Sayuri Watanabe

Mestra e Doutora em Alergia e Imunologia pela Faculdade de Medicina da Universidade de São Paulo (FMUSP). Coordenadora do Departamento Científico de Anafilaxia da Associação Brasileira de Alergia e Imunologia (ASBAI). Coordenadora do Anaphylaxis and Asthma Life Support (AALS).

Ana Carolina Rozalem Reali

Médica Pediatra, Alergista e Imunologista. Mestra em Ciências da Saúde pela Escola Paulista de Medicina da Universidade Federal de São Paulo (EPM/Unifesp).

Ana Paula Beltran Moschione Castro

Mestra e Doutora em Ciências pela Faculdade de Medicina da Universidade de São Paulo (FMUSP). Médica Assistente da Unidade de Alergia e Imunologia do Instituto da Criança e do Adolescente do Hospital das Clínicas da Faculdade de Medicina da Universidade de São Paulo (HCFMUSP).

Anne Jardim Botelho

Nutricionista. Pós-Doutorado em Ciências da Saúde pela Universidade Federal de Sergipe (UFS).

Ariana Campos Yang

Doutora em Ciências pela Universidade de São Paulo (USP). Médica Assistente Docente na Disciplina de Alergia e Imunologia da Faculdade de Ciências Médicas na Universidade Estadual de Campinas (FCM-Unicamp). Médica Assistente Coordenadora dos Ambulatórios de Alergia Alimentar, Dermatite Atópica e Esofagite Eosinofílica do Hospital das Clínicas da Faculdade de Medicina da USP (HCFMUSP).

Bárbara Luiza de Britto Cançado

Pediatra, Alergista e Imunologista pela Escola Paulista de Medicina Universidade Federal de São Paulo (EPM/Unifesp). Mestra em Pediatra e Ciências Aplicadas à Pediatria pela EPM/Unifesp.

Claudia Leiko Yonekura Anagusko

Médica pela Faculdade de Medicina de Ribeirão Preto da Universidade de São Paulo (FMRP-USP). Residência Médica em Alergia e Imunologia pela Faculdade de Medicina da USP (FMUSP). Título de Especialista pela Associação Brasileira de Alergia e Imunologia (ASBAI). Médica Colaboradora do Ambulatório de Alergia Alimentar e Esofagite Eosinofílica do Hospital das Clínicas da FMUSP.

Dirceu Solé

Professor Titular e Livre-Docente da Disciplina de Alergia, Imunologia Clínica e Reumatologia, Departamento de Pediatria, Escola Paulista de Medicina da Universidade Federal de São Paulo (EPM/Unifesp). Diretor de Pesquisa da Associação Brasileira de Alergia e Imunologia (ASBAI). Diretor Científico da Sociedade Brasileira de Pediatria (SBP).

Elaine Cristina de Almeida Kotchetkoff

Graduada em Nutrição pelo Centro Universitário das Faculdades Metropolitanas Unidas (UniFMU). Mestra e Doutoranda em Ciências Aplicadas à Pediatria pela Universidade Federal de São Paulo (Unifesp). Nutricionista do Ambulatório de Alergia da Disciplina de Alergia, Imunologia Clínica e Reumatologia do Departamento de Pediatria da Unifesp.

Elisa de Carvalho

Doutora e Mestra em Ciências da Saúde pela Universidade de Brasília (UnB) com área de concentração em Pediatria. Especialista em Pediatria pela Sociedade Brasileira de Pediatria (SBP) e Associação Médica Brasileira (AMB). Especialista em Gastroenterologia Pediátrica pela SBP e AMB. Chefe do Serviço de Gastroenterologia e Hepatologia do Hospital da Criança de Brasília (HCB). Supervisora da Residência Médica em Gastroenterologia Pediátrica do HCB. Diretora Clínica do HCB. Professora Titular do Curso de Medicina do Centro Universitário de Brasília no HCB. Secretária do Departamento Científico de Gastroenterologia Pediátrica da SBP.

Érika Campos Gomes

Doutora e Mestra em Psicologia Clínica pela Pontifícia Universidade Católica de São Paulo (PUC-SP). Psicóloga Clínica graduada pela PUC de Minas Gerais (PUC-MG), com formação em terapia EMDR e Terapia Familiar Sistêmica. Pesquisadora na área de Alergia Alimentar e Seus Efeitos Psicológicos e na Qualidade de Vida. Coordenadora do Programa Preventivo Grupo de Ação Alergia na Escola (GAAE).

Fabiane Pomiecinski Frota

Mestra em Ciências pela Faculdade de Medicina da Universidade de São Paulo (FMUSP). Alergologista do Programa de alergia à proteína do leite de vaca do Estado do Ceará. Professora do Curso de Medicina da Universidade de Fortaleza (UNIFOR). Membro do Departamento Científico de Alergia Alimentar da Associação Brasileira de Alergia e Imunologia (ASBAI) (biênio 2021-2022).

Fabíola Isabel Suano de Souza

Professora Adjunta da Disciplina de Pediatria Geral e Comunitária do Departamento de Pediatria da Escola Paulista de Medicina da Universidade Federal de São Paulo (EPM/Unifesp). Professora Associada da Disciplina de Clínica Pediátrica do Departamento de Pediatria do Centro Universitário Faculdade de Medicina do ABC (FMABC).

Germana Pimentel Stefani

Mestra em Epidemiologia pelo Instituto de Patologia Tropical e Saúde Pública da Universidade Federal de Goiás (IPTSP/UFG). Alergista e Imunologista pela Associação Brasileira de Alergia e Imunologia e Associação Médica Brasileira (ASBAI/AMB), Pediatra pela Sociedade Brasileira de Pediatria e Associação Médica Brasileira (SBP/AMB). Médica Assistente do Ambulatório de Alergia Alimentar da Secretaria Municipal de Saúde (SMS) de Goiânia.

Gesmar Rodrigues Silva Segundo

Professor Associado do Departamento de Pediatria da Universidade Federal de Uberlândia (UFU). Pós Doutorado em Imunologia pela University of Washington/Seattle Children's Hospital.

Glauce Hiromi Yonamine

Nutricionista da Unidade de Alergia e Imunologia e Gastroenterologia do Instituto da Criança e do Adolescente do Hospital das Clínicas da Faculdade de Medicina da Universidade São Paulo (HCFMUSP). Mestra e Doutora em Ciências pela Faculdade de Medicina da Universidade de São Paulo (FMUSP).

Herberto José Chong Neto

Professor Associado I de Pediatria, Universidade Federal do Paraná (UFPR). Pós-Doutorado em Saúde da Criança e do Adolescente pela UFPR. Presidente do Departamento Científico de Alergia na Sociedade Brasileira de Pediatria (SBP). Diretor de Ensino à Distância, Associação Brasileira de Alergia e Imunologia (ASBAI).

Ingrid Pimentel Cunha Magalhães Souza Lima

Mestra em Saúde pela Universidade Federal de Juiz de Fora (UFJF). Especialista em Alergia e Imunologia pela Associação Brasileira de Alergia e Imunologia e Associação Médica Brasileira (ASBAI/ AMB). Membro da Diretoria da Associação Brasileira de Alergia e Imunologia (ASBAI). Regional Minas Gerais (biênio 2021-2022). Membro do departamento científico de alergia alimentar da ASBAI.

Jackeline Motta Franco

Mestra em Ciências da Saúde pela Universidade Federal de Sergipe (UFS). Doutora em Ciências Aplicada à Pediatria pela Escola Paulista de Medicina da Universidade Federal de São Paulo (EPM/ Unifesp). Coordenadora do Núcleo de Alergia Alimentar da UFS. Coordenadora do Departamento Científico de Alergia Alimentar da Associação Brasileira de Alergia e Imunologia (ASBAI) (biênio 2021-2022).

Janaina Michelle Lima Melo

Mestra e Doutora em Ciências pela Faculdade de Medicina de Ribeirão Preto da Universidade de São Paulo (FMRP-USP). Professora Colaboradora do Serviço de Alergia e Imunologia do Hospital das Clínicas da Faculdade de Medicina de Ribeirão Preto da Universidade de são Paulo (HC-FMRP-USP). Fundadora do Instituto de Alergia de Ribeirão Preto.

José Carlison Santos de Oliveira

Médico do Serviço de Alergia e Imunologia do Hospital Universitário Professor Edgar Santos (UFBA). Mestre em Ciências da Saúde pela UFBA. Membro da The European Academy of Allergy and Clinical Immunology (EAACI). Especialista em Alergia/imunologia pela Associação Brasileira de Alergia e Imunologia (ASBAI) e Pediatria pela Sociedade Brasileira de Pediatria (SBP).

José Laerte Boechat Morandi

Professor Adjunto da Disciplina de Imunologia Clínica da Faculdade de Medicina da Universidade Federal Fluminense (UFF). Pós--Doutorando do Serviço de Imunologia Básica e Clínica da Faculdade de Medicina da Universidade do Porto. Investigador do Centro de Investigação em Tecnologias e Serviços de Saúde (CINTESIS) da Faculdade de Medicina da Universidade do Porto. Membro do Departamento Científico de Senescência da Associação Brasileira de Alergia e Imunologia (ASBAI).

José Luiz de Magalhães Rios

Mestre em Imunologia pela Universidade Federal do Rio de Janeiro (UFRJ). Doutor em Clínica Médica pela UFRJ. Coordenador da Pós Graduação em Alergia e Imunologia da Faculdade de Medicina de Petrópolis (UNIFASE) no Hospital Central do Exército (HCE). Membro do Departamento Científico de Alergia Alimentar da Associação Brasileira de Alergia e Imunologia (ASBAI) (biênio 2021-2022). Coordenador do Comitê de Alergia Alimentar da ASBAI-RJ (biênio 2021-2022).

Juliana Fernandez Santana e Meneses

Graduada em Nutrição pela Pontifícia Universidade Católica de Campinas (PUC-Campinas). Mestra e Doutora em Ciência aplicadas à Pediatria pela Universidade Federal de São Paulo (Unifesp). Nutricionista do Ambulatório de Alergia, Imunologia Clínica e Reumatologia do Departamento de Pediatria da Unifesp.

Lucila Camargo Lopes de Oliveira

Professora Adjunta da Disciplina de Alergia, Imunologia Clínica e Reumatologia da Escola Paulista de Medicina (Unifesp). Membro do Departamento Científico de Alergia Alimentar da Associação Brasileira de Alergia e Imunologia (ASBAI) (biênio 2021-2022).

Márcia Carvalho Mallozi

Doutora em Pediatria pela Escola Paulista de Medicina da Universidade Federal de São Paulo (EPM/Unifesp). Professora Assistente e Chefe do Serviço de Alergia e Imunologia do Departamento de Pediatria do Centro Universitário Saúde ABC (CUFMABC). Coordenadora dos ambulatórios de Alergia e Imunologia do Departamento de Pediatria da EPM/Unifesp.

Marina Rigoni Costa Moreira

Especialista em Alergia e Imunologia pela Associação Brasileira de Alergia e Imunologia (ASBAI). Professora do curso de Pós-Graduação em Alergia e Imunologia da Faculdade de Medicina de Petrópolis no Hospital Central do Exército (UNIFASE/HCE). Membro da Comissão de Mídias da ASBAI-RJ.

Mauro Batista de Morais

Professor Titular e Livre-docente da Disciplina de Gastroenterologia Pediátrica, da Escola Paulista de Medicina da Universidade Federal de São Paulo (EPM/Unifesp). Orientador dos Programa de Pós-graduação em Pediatria e Ciências aplicadas à Pediatria e do Programa de Pós-Graduação em Nutrição da EPM/Unifesp. Pós-Doutorado no Baylor College of Medicine, Houston, Texas, EUA, com apoio do CNPq. Membro dos Departamentos de Gastroenterologia das Sociedades Brasileira de Pediatria (SBP) e de Pediatria de São Paulo.

Norma de Paula Motta Rubini

Professora Titular Emérita de Alergia e Imunologia da Escola de Medicina e Cirurgia da Universidade Federal do Estado do Rio de Janeiro (UNIRIO). Professora Livre Docente em Alergia e Imunologia pela UNIRIO. Professora do Curso de Pós-Graduação em Alergia e Imunologia da UNIRIO. Diretora Científica da Associação Brasileira de Alergia e Imunologia (ASBAI). Membro do Comitê de Alergia e Imunologia da Sociedade de Pediatria do Estado do Rio de Janeiro (SOPERJ). Presidente Vitalícia da ASBAI.

Raquel Bicudo Mendonça

Nutricionista. Doutora em Ciências Aplicadas à Pediatria pela Universidade Federal de São Paulo (Unifesp).

Renata Pinotti Alves

Nutricionista. Mestra em Nutrição Hospitalar pelo Instituto da Criança e do Adolescente do Hospital das Clínicas da Faculdade de Medicina da Universidade São Paulo (HCFMUSP). Pós-Graduação em Constelação Familiar (Hellinger Schule/Innovare). Doula do Grupo de Apoio à Maternidade Ativa (GAMA). Tutora Estadual do Método Cangurú do Ministério da Saúde.

Renata Rodrigues Cocco

Médica Pediatra, Alergista e Imunologista. Doutora em Ciências da Saúde pela Escola Paulista de Medicina da Universidade Federal de São Paulo (EPM/Unifesp). Especialista em Alergia Alimentar pelo Mount Sinai Medical Center, Nova York, EUA. Professora Assistente de Pediatria da Faculdade Israelita de Medicina Albert Einstein.

Roseli Oselka Saccardo Sarni

Médica Pediatra com Área de Atuação em Nutrologia. Livre--Docente, Professora Titular da Disciplina de Clínica Pediátrica do Centro Universitário Saúde ABC (CUFMABC). Médica Assistente e Pesquisadora associada da Disciplina de Alergia, Imunologia Clínica e Reumatologia do Departamento de Pediatria da Universidade Federal de São Paulo (Unifesp).

Sarah Cristina Fontes Vieira

Professora Adjunta do Departamento de Medicina e Programa de Pós-Graduação em Ciências da Saúde Universidade Federal de Sergipe (UFS). Presidente do Departamento de Gastroenterologia e Hepatologia da Sociedade Sergipana de Pediatria.

Valéria Botan Gonçalves

Mestra e Doutora em Imunologia Médica pela Universidade de Brasília (UnB). Coordenadora do Ambulatório de Testes em Provocação Oral em Alergias Alimentares do Hospital da Criança de Brasília José Alencar (HCB). Preceptora da Residência Médica de Alergia e Imunologia Pediátrica do HCB.

Prefácio

Prezado Colega,

O sistema imune permite a harmonia do organismo e confere identidade a cada indivíduo ao diferenciar o que é próprio do que é estranho. Esse sistema é desenvolvido a partir da sua interação com o ambiente externo e interno (microbioma), ainda na gestação, com ápice de plasticidade nos dois primeiros anos de vida.

O sistema imunológico se desenvolve de forma plena quando a interação entre o microbioma e a imunidade inata e adaptativa é processada de forma adequada.

A tolerância alimentar é um processo extremamente complexo, silencioso e ativo, e permitir que o alimento seja tolerado, metabolizado e absorvido com função nutritiva. Quando não ocorre, a resposta imune modulada e silenciosa transforma-se em reação exagerada e inflamatória e assume as diversas formas clínicas da alergia alimentar.

Preparado com muita competência e ancorado nos mais recentes avanços científicos para ajudar o especialista em alergia e imunologia a cuidar dos pacientes e familiares na área fascinante da alergia alimentar, este livro tem o selo da ASBAI, sem quaisquer conflitos de interesse secundários e apresenta um conteúdo bem abrangente da temática com a brilhante coordenação das Dras. Jackeline Motta Franco e Norma de Paula Motta Rubini, a quem desejamos expressar nosso agradecimento de maneira bem evidente.

O diagnóstico e o manejo da alergia alimentar devem ser feitos com consistência e consciência. O excessivo e errôneo diagnóstico de alergia alimentar traz consequências ao pleno potencial de crescimento e desenvolvimento e grave risco nutricional. Do mesmo modo, o manejo deve ser ponderado pelo princípio genuíno e sagrado em bem cuidar do paciente e familiares e jamais prejudicar ou explorar a vulnerabilidade do outro.

Este livro inicia-se com o capítulo alergia alimentar: presente, passado e futuro, posteriormente são apresentados os possíveis fatores que justificam o aumento de prevalência das alergias alimentares. A seguir, vem o capítulo da realidade da anafilaxia por alimentos no Brasil, que foi baseado no Registro Brasileiro de Anafilaxia construído por todos nós, no seio de nossa associação.

O capítulo de mecanismos imunológicos e espectro clínico da alergia alimentar é didático e bem delineado e, logo a seguir, aborda-se a diferenciação com distúrbios gastrointestinais funcionais, contexto muito importante na prática clínica. Na sequência, aspectos inovadores. Em seguida, como a esofagite eosinofílica, nova doença da marcha atópica bem como os cuidados com a pele e a relação entre dermatite atópica e alergia alimentar são descritos.

As ferramentas diagnósticas nas alergias alimentares são fundamentais. A abordagem tanto dos testes *in vivo* quanto dos testes *in vitro* está primorosa. Os exames, nunca substituem o médico e devem ser cuidadosamente indicados, avaliados e realizados. A ressaltar, o capítulo que valoriza os testes de provocação oral nos diferentes fenótipos e endótipos de alergia alimentar e explica como os testes devem ser considerados e associados com a abordagem dos marcadores de persistência e de gravidade. Nesse sentido, o grupo de autores do livro realizou o curso pioneiro de tolerância alimentar para especialistas certificado pela ASBAI.

Complementam o escopo deste livro: novos alérgenos alimentares, cofatores da alergia alimentar, alergia alimentar no idoso, desordens nutricionais resultantes da alergia alimentar na criança, rotulagem e alergenicidade, vegetarianismo, alergia alimentar e microbioma na prática clínica. Com relação ao tratamento destacam-se, além dos aspectos de evitação alimentar, a abordagem da Imunoterapia oral, o uso de Imunobiológicos e é finalizado com a prevenção e impactos sociais da alergia alimentar.

É com muita honra e alegria que entregamos este livro para auxiliar o especialista no manejo dessa condição tão importante em benefício direto de melhor assistência aos pacientes e familiares.

Emanuel Sávio Cavalcanti Sarinho
Presidente Vitalício da Associação Brasileira
de Alergia e Imunologia (ASBAI)

Fábio Kuschnir
Presidente da Associação Brasileira
de Alergia e Imunologia (ASBAI)
(biênio 2023-2024)

Sumário

1 Alergia alimentar:
passado, presente e futuro, 1
Jackeline Motta Franco
Lucila Camargo Lopes de Oliveira

2 Epidemiologia: o aumento das alergias alimentares, 13
Renata Rodrigues Cocco
Ana Carolina Rozalem Reali

3 A realidade da anafilaxia
por alimentos no Brasil, 23
Dirceu Solé
Alexandra Sayuri Watanabe

4 Mecanismos imunológicos e espectro
clínico da alergia alimentar, 35
Elisa de Carvalho
Norma de Paula Rubini

5 Distúrbios gastrointestinais funcionais
e alergia alimentar, 59
Sarah Cristina Fontes Vieira
Mauro Batista de Morais

6 Esofagite eosinofílica – a nova doença da marcha atópica?, 75

Ana Paula Beltran Moschione Castro
Bárbara Luiza de Britto Cançado

7 Cuidados com a pele, dermatite atópica e alergia alimentar, 87

Janaina Michelle Lima Melo
Márcia Carvalho Mallozi

8 Ferramentas diagnósticas nas alergias alimentares: testes *in vivo*, 93

Valéria Botan Gonçalves
José Carlison Santos de Oliveira

9 Ferramentas diagnósticas nas alergias alimentares: testes *in vitro*, 105

José Carlison Santos de Oliveira
Valéria Botan Gonçalves

10 Testes de provocação oral nos diferentes fenótipos e endótipos de alergia alimentar, 117

Jackeline Motta Franco
Fabiane Pomiecinski Frota

11 Marcadores de persistência e gravidade em alergia alimentar, 133

Marina Rigoni Costa Moreira
José Luiz de Magalhães Rios

12 Novos alérgenos alimentares: um desafio na prática clínica, 155

Lucila Camargo Lopes de Oliveira

13 Alergia alimentar e cofatores, 165

Germana Pimentel Stefani
Ingrid Pimentel Cunha Magalhães de Souza Lima

14 Alergia alimentar no idoso, 181

José Laerte Boechat Morandi
Elaine Cristina de Almeida Kotchetkoff

15 Distúrbios nutricionais resultantes da alergia alimentar na criança, 207

Anne Jardim Botelho
Raquel Bicudo Mendonça

16 Traços, rotulagem e alergenicidade, 225

Glauce Hiromi Yonamine
Renata Pinotti Alves

17 Alergia alimentar e vegetarianismo: como conduzir a dieta?, 243

Anne Jardim Botelho
Elaine Cristina de Almeida Kotchetkoff

18 Alergia alimentar e microbioma na prática clínica, 267

Herberto José Chong Neto
Emanuel Sávio Cavalcanti Sarinho

19 **Imunoterapia na alergia alimentar: indicações, riscos e benefícios, 281**

Claudia Leiko Yonekura Anagusko

Ariana Campos Yang

20 **Imunobiológicos e alergia alimentar: estado atual e perspectivas, 293**

Gesmar Rodrigues Silva Segundo

Lucila Camargo Lopes de Oliveira

21 **Prevenção da alergia alimentar, 305**

Juliana Fernandez Santana e Meneses

Fabíola Isabel Suano de Souza

Roseli Oselka Saccardo Sarni

22 **Impactos psicossociais na vida dos pais e pacientes com alergia alimentar, 317**

Érika Campos Gomes

Índice Remissivo, 337

Capítulo
1

Alergia alimentar: passado, presente e futuro

Jackeline Motta Franco
Lucila Camargo Lopes de Oliveira

Contexto histórico

Em meio ao folclore sobre a existência de relatos de alimentos como causa de reações adversas na antiguidade, há documentação da familiaridade dos médicos e de escritores médicos, daquela época, com "idiossincrasias" alimentares, prenunciando futuras descobertas do fenômeno da hipersensibilidade.[1]

Há mais de 2.000 anos, a compreensão das reações adversas aos alimentos foi sugerida por Hipócrates e Lucrécio.[2] Hipócrates (460-375 a.C.), o pai da medicina, quando se referia à presença de *humores hostis* que faziam alguns indivíduos "passar mal" após a ingestão de queijo e Tito Lucrécio Cato (98 e 55 a.C.), em sua citação: "O que é alimento para uns, para outros é veneno", deixava claro que a ingestão de certos alimentos poderia causar reações indesejáveis e até mesmo levar à morte. Sendo o *humores* hostis, vinte e três séculos depois, identificado e caracterizado imunoquimicamente como a imunoglobulina da classe E (IgE).[1]

Apesar de ser creditado a Hipócrates o primeiro reconhecimento de uma reação alimentar, descrições prévias de imperadores chineses como Sheng Nong (~2735 a.C.) e Huang Di (2698-2598 a.C.) fornecendo conselhos em "Shi Jin-Jing" ("Interdições relativas à alimentação") para que mulheres grávidas evitassem alimentos como camarão, frango, carnes e agentes incriminados em lesões cutâneas, já existiam.[1] Mas o primeiro relato científico de alergia alimentar foi descrito no início do século XX.[3] O pediatra americano Oscar Menderson Schloss, em 1912, diagnosticou alergia alimentar por testes cutâneos. O diagnóstico de alergia ao ovo foi estabelecido pela realização de um teste de escarificação na pele com exposição à clara de ovo, o que se tornou um marco na história da alergia alimentar.[3]

Enquanto vários relatos de reações a alimentos eram descritos na literatura médica, o experimento clássico de Prausnitz, em 1921, iniciou a investigação científica de alergia alimentar e estabeleceu a base imunológica das reações alérgicas.[1] Nesse experimento, Prausnitz injetou em sua própria pele o soro de Kustner, paciente alérgico a peixe, e o de um outro paciente não alérgico. No dia seguinte, injetou extrato do peixe na mesma área e ocorreu uma reação local (Teste Prausnitz-Kustner ou teste de transferência passiva), sendo demonstrado que a sensibilidade poderia ser transferida por um fator presente no soro de um indivíduo alérgico para um não alérgico, posteriormente identificado como IgE.[2] Com a demonstração da IgE a alérgenos alimentares, o vago conceito de idiossincrasia foi substituído.

Passado recente e presente: da identificação da IgE aos dias atuais

A presença da IgE especifica poderia ser detectada *in vivo* pelos testes cutâneos. Charles Blackley, em 1867, documentou pela primeira vez o papel do teste cutâneo no diagnóstico das alergias ao escarificar seu antebraço com uma lanceta e, em seguida, aplicar pólen de gramínea no local, evidenciando vermelhidão e intenso prurido após alguns minutos.[3] Descrito inicialmente por Lewis e Grant, em 1924, o teste de puntura para detecção da sensibilização tornou-se amplamente utilizado a partir da década de 70, depois de sua modificação por Pepys.

Sua técnica simples de baixo custo e alta sensibilidade justificavam o seu papel na investigação diagnóstica da alergia, em especial, da alergia alimentar.[4]

Após a descrição da IgE pelo casal Ishizaka, em 1967, uma série de estudos foram iniciados para o desenvolvimento de métodos laboratoriais que permitissem a detecção da IgE específica *in vitro*. Em 1974, a primeira técnica de avaliação e quantificação sérica para diferentes alérgenos, o RAST (*Radioallergosorbent Test*), foi desenvolvida, fornecendo resultados semi-quantitativos.[5] Com o progredir dos anos e a evolução tecnológica do método, foi possível obter resultados quantitativos, a exemplo dos fornecidos por fluoroenzimaimunoensaio (Phadia, Uppsala Pharmacia, 2009).[6] A determinação de anticorpos IgE específicos *in vitro* é, ainda hoje, instrumento útil e objetivo para o diagnóstico e acompanhamento das alergias mediadas por IgE. No entanto, assim como os testes cutâneos, indicam apenas sensibilização e sua relevância deverá ser sempre analisada no contexto clínico.

Em meados da década de 1970, Charles May e colaboradores, conscientes de que o teste cutâneo se correlacionava muito mal com os sintomas clínicos, descreveram o teste de provocação oral duplo cego placebo controlado (TPODCPC), "padrão ouro" no diagnóstico da alergia alimentar, trazendo um avanço exponencial, baseado em evidências, nas últimas quatro décadas.[7] No entanto, as dificuldades inerentes aos TPODCPC e o incremento na qualidade dos testes para detecção de IgE sérica específica motivaram a realização de trabalhos com o objetivo de estabelecer os níveis de IgE acima dos quais os pacientes poderiam ser dispensados da realização do TPO (VPP > 95%).[8]

Pontos de corte foram definidos para alguns alimentos tentando-se estabelecer uma possível relação entre os níveis séricos de IgE específica e os resultados encontrados nos testes de provocação oral, havendo baixa concordância entre os resultados encontrados entre as diferentes populações estudadas. A exemplo do que foi descrito para os testes cutâneos de leitura imediata, não foi possível generalizar os valores séricos de IgE que seriam capazes de predizer a chance de reações clínicas devido à heterogeneidade de etnias, hábitos alimentares e fenótipos da alergia alimentar,[8] devendo a avaliação ser conduzida de maneira individualizada em diferentes centros.

Nos últimos anos, os progressos nos domínios da biologia molecular, bioquímica e biotecnologia levaram ao desenvolvimento de *chips* de *microarray* e de outras tecnologias multiplex que permitiram medições de anticorpos IgE para muitas centenas de alérgenos, a partir da produção recombinante.[9,10] Sua indicação precisa e a interpretação criteriosa visam impedir um ônus indevido, bem como restrições dietéticas e terapêuticas desnecessárias. Na prática clínica, são indicados para discriminar reatividade cruzada e genuína em pacientes polissensibilizados.[11]

Outros biomarcadores diagnósticos têm sido estudados, ambicionando reduzir os riscos inerentes a uma provocação oral. Os testes de ativação de basófilos e mastócitos propõem um ensaio funcional *in vitro*, com incremento de especificidade diagnóstica, embora ainda não padronizado para a prática clínica.[12]

O *big data* também chegou no mundo da alergia alimentar. Nesse contexto, encontram-se os estudos de *omics* (**Tabela 1.1**), que por meio de uma miríade de análises e resultados procuram identificar padrões de apresentação da doença ou de sua resposta terapêutica.[13]

TABELA 1.1. Estudos *omics* e escopo de atuação

Omic	Conceito
Epigenômica	Avalia alterações não genéticas do DNA ou cromatina que afetam a expressão gênica e a manifestação fenotípica
Genômica	Associa variações genéticas a fenótipos
Transcriptômica	Investiga a expressão proteica codificada por moléculas RNA
Proteômica	Analisa as proteínas expressas pós tradução presentes em células e tecidos
Metabolômica	Fornece resultados das vias metabólicas ativadas
Microbiômica	Identifica e quantifica microrganismos que influenciam a biologia do hospedeiro
Exposômica	Avalia a exposição ambiental a diferentes fatores

FONTE: adaptada de Dhondalay 2018.[13]

Variações genéticas, principalmente no que concerne a resposta imunológica ou a proteção por barreira, já foram associadas à manifestação de alergia alimentar. No entanto, é a interação gene-ambiente a que tem sido mais estudada. Hábitos alimentares, níveis de vitamina D, poluição e, principalmente, a microbiota intestinal, que parecem ter influência na expressão gênica.[14]

O futuro e as novas modalidades terapêuticas

Ao longo dos anos, a prevalência de alergia alimentar vem aumentando e a busca por terapias eficazes tornou-se imprescindível. Uma expressiva quantidade de crianças, até 40%, é alérgica a mais de um alimento. Evitar alérgenos, principal opção terapêutica, tornou-se mais difícil e a ingestão acidental passou a ser cada vez mais comum.[15]

Estudos demostraram que crianças que superavam a alergia ao leite ou ao ovo, cerca de 80% delas, tinham anticorpos IgE para epítopos conformacionais, enquanto aquelas com sintomas persistentes tinham quantidades significativas de anticorpos IgE para epítopos sequenciais (lineares), sugerindo diferentes fenótipos de alergia alimentar mediada por IgE em crianças.[16,17] A introdução do leite ou do ovo termicamente tratado melhora a qualidade de vida do paciente além de possivelmente acelerar, como demonstrado em ensaio clinico com leite de vaca, a tolerância.[18]

A imunoterapia com alérgenos aumenta o limiar de reatividade na maioria dos indivíduos alérgicos a alimentos. No entanto, os desafios incluem longos períodos de tratamento, altas taxas de reações adversas, falta de permanência de dessensibilização e protocolos estabelecidos. Para lidar com essas limitações, o uso de anticorpos monoclonais passou a ser utilizado.[19] Um desses anticorpos monoclonais, o omalizumabe, anti-IgE, foi empregado em estudo duplo-cego controlado por placebo e o seu emprego em associação à imunoterapia oral reduziu as reações adversas quando comparado ao placebo, melhorando significantemente a relação risco benefício desta abordagem.[20]

Na tentativa de conter o aumento da alergia alimentar ao longo dos anos, estratégias de prevenção vêm sendo implementadas. Interferências na dieta materna durante a gestação e amamentação, seja por meio de suplementações ou por restrição de alimentos potencialmente alergênicos ainda não se provou eficaz.[21] A introdução da alimentação complementar, no entanto, parece exercer maior influência na prevenção ou desenvolvimento de alergias alimentares. Postergar a introdução de alimentos potencialmente alergênicos não se mostrou estratégica eficaz, mas às vezes danosa, na prevenção de alergias alimentares.[22] Obviamente, para qualquer introdução alimentar, os sinais de prontidão da criança merecem ser considerados, bem como o hábito alimentar da família. A diversidade da dieta infantil se associou positivamente à prevenção de alergias alimentares.[23]

Apesar de uma barreira cutânea comprometida se associar a maior risco de alergia alimentar, o uso de hidratantes em crianças não foi demostrado como estratégia de prevenção eficaz até o momento.[24] Estudos têm apontado que o estabelecimento de uma microbiota saudável é fundamental para a melhor regulação imunológica, evitando assim também alergias por alimentos. Nesse contexto, parto vaginal, aleitamento materno e o convívio com animais tem se mostrado benéfico.[25]

Considerações finais

Embora tenha havido um progresso no diagnóstico e abordagem terapêutica da alergia alimentar, especialmente na última década, a próxima década, sem dúvida, testemunhará novos avanços em nossa compreensão dos mecanismos imunológicos associados ao desenvolvimento da tolerância. Estudos recentes indicam que não só o trato gastrointestinal, mas também a pele, seja um poderoso órgão tolerogênico, que pode ser explorado para a prevenção e tratamento da alergia alimentar.[26-29] É provável que o futuro da prevenção da alergia alimentar encontre resposta no passado, quando tínhamos um modo de vida menos "artificial", mais entrosado com a nature-za e éramos menos alérgicos.

Referências bibliográficas

1. Cohen SG. Food allergens: landmarks along a historic trail. J Allergy Clin Immunol. 2008; 121:1521-4.
2. Sampson HA. Food allergy: Past, present and future. Allergology International. 2016;363-369.
3. Bergmann K-C, Ring J. (eds): History of Allergy. Chem Immunol Allergy. Basel, Karger, 2014, vol 100, pp 109-119.
4. Dreborg S. Skin test used in typed I allergy testing – Position paper. Sub-Committee on Ski Test of the European Academy of Allergology and Clinical immunology. Allegy.1989;44:1-59.
5. Sampson HA, Albergo R. Comparison of results of skin tests, RAST, and double blind,placebo-controlled food challenges in children with atopic dermatitis.J Allergy Clin Immunol 1984;74:26-33.
6. Hochwallner H, Schulmeister U, Swoboda I, Spitzauer S, Valenta R. Cow's milk allergy: from allergens to new forms of diagnosis, therapy and prevention. Methods 2014; 1:66(1):22-33.
7. May CD. Objective clinical and laboratory studies of immediate hypersensitivity reactions to food in asthmatic children. J Allergy Clin Immunol 1976;58: 500-15.
8. Luyt D, Ball H, Makwana N, Green MR, Bravin K, Nasser SM, et al. BSACI guideline for the diagnosis and management of cow's milk allergy. Clin Exp Allergy. 2014;44:642-72.
9. Ansotegui IJ, Melioli G, Canonica GW, Caraballo L, Villa E, Ebisawa M, et al. IgE allergy diagnostics and other relevant tests in allergy, a World Allergy Organization position paper. World Allergy Organ J. 2020 Feb 25;13(2):100080. doi: 10.1016/j.waojou.2019.100080. Erratum in: World Allergy Organ J. 2021 Jun 17;14(7):100557.
10. Harwaneg C, Laffer S, Hiller R, Mueller MW, Kraft D, Spitzauer S, Valenta R. Microarrayed recombinant allergens for diagnosis of allergy. Clin Exp Allergy. 2003 Jan;33(1):7-13.
11. Matricardi PM, Kleine-Tebbe HJ, Hoffmann R, Valenta C, Hilger S, Hofmaier RC et al. EAACI Molecular Allergology User's guide. Pediatr Allergy Immunol. 2016; 27:1-250.
12. Santos AF, Alpan O, Hoffmann HJ. Basophil activation test: Mechanisms and considerations for use in clinical trials and clinical practice. Allergy. 2021;76(8):2420-32.

13. Dhondalay GK, Rael E, Acharya S, Zhang W, Sampath V, Galli SJ, Tibshirani R, Boyd SD, Maecker H, Nadeau KC, Andorf S. Food allergy and omics. J Allergy Clin Immunol. 2018;141(1):20-29.

14. Johansson E, Mersha TB. Genetics of Food Allergy. Immunol Allergy Clin North Am. 2021;41(2):301-319.

15. Gupta RS, Warren CM, Smith BM, et al. The public health impact of parent-reported childhood food allergies in the United States. Pediatrics. 2018;142(6).

16. Nowak-Wegrzyn A, Bloom KA, Sicherer SH, Shreffler WG, Noone S, Wanich N, et al. Tolerance to extensively heated milk in children with cow's milk allergy. J Allergy Clin Immunol 2008; 122:342-7.

17. Lemon-Mule H, Sampson HA, Sicherer SH, Shreffler WG, Noone S, Nowak Wegrzyn A. Immunologic changes in children with egg allergy ingesting extensively heated egg. J Allergy Clin Immunol 2008;122:977-83.

18. Esmaeilzadeh H, Alyasin S, Haghighat M, Nabavizadeh H, Esmaeilzadeh E, Mosavat F. The effect of baked milk on accelerating unheated cow's milk tolerance: A control randomized clinical trial. Pediatr Allergy Immunol. 2018(29);747-53.

19. Sampath V, Sindher SB, Alvarez Pinzon AM, Nadeau KC. Can food allergy be cured? What are the future prospects? Allergy.2019;1316-26.

20. Wood RA, Kim JS, Lindblad R, Nadeau K, Henning AK, Dawson P, et al. A randomized, double-blind, placebo-controlled study of omalizumab combined with oral immunotherapy for the treatment of cow's milk allergy. J Allergy Clin Immunol 2016; 137:1103-10.

21. de Silva D, Halken S, Singh C, Muraro A, Angier E, Arasi S, et al. European Academy of Allergy, Clinical Immunology Food Allergy, Anaphylaxis Guidelines Group. Preventing food allergy in infancy and childhood: Systematic review of randomised controlled trials. Pediatr Allergy Immunol. 2020;31(7):813-26.

22. Du Toit G, Katz Y, Sasieni P, Mesher D, Maleki SJ, Fisher HR, et al. Early consumption of peanuts in infancy is associated with a low prevalence of peanut allergy. J Allergy Clin Immunol. 2008 Nov;122(5):984-91.

23. Roduit C, Frei R, Depner M, Schaub B, Loss G, Genuneit J, et al; PASTURE study group. Increased food diversity in the first year of life is inversely associated with allergic diseases. J Allergy Clin Immunol. 2014 Apr;133(4):1056-64.

24. Kelleher MM, Cro S, Cornelius V, Lodrup Carlsen KC, Skjerven HO, Rehbinder EM, et al. Skin care interventions in infants for preventing eczema and food allergy. Cochrane Database Syst Rev. 2021;2(2):CD013534.

25. Sikorska-Szaflik H, Sozańska B. Primary Prevention of Food Allergy-Environmental Protection beyond Diet. Nutrients. 2021;12;13(6):2025.

26. Mondoulet L, Dioszeghy V, Vanoirbeek JA, Nemery B, Dupont C, Benhamou PH. Epicutaneous immunotherapy using a new epicutaneous de- livery system in mice sensitized to peanuts. Int Arch Allergy Immunol 2011;154:299-309.
27. Mondoulet L, Dioszeghy V, Thebault C, Benhamou PH, Dupont C. Epicutaneous immunotherapy for food allergy as a novel pathway for oral tolerance induction. Immunotherapy 2015;7:1293-305.
28. Dioszeghy V, Mondoulet L, Dhelft V, Ligouis M, Puteaux E, Dupont C, et al. The regulatory T cells induction by epicutaneous immunotherapy is sustained and mediates long-term protection from eosinophilic disorders in peanut- sensitized mice. Clin Exp Allergy 2014;44:867-81.
29. Tordesillas L, Mondoulet L, Blazquez AB, Benhamou PH, Sampson HA, Berin MC. Epicutaneous immunotherapy induces gastrointestinal LAP+regulatory T cells and prevents food-induced anaphylaxis. J Allergy Clin Immunol. 2017 Jan;139(1):189-201.

Capítulo
2

Epidemiologia: o aumento das alergias alimentares

Renata Rodrigues Cocco
Ana Carolina Rozalem Reali

Introdução

Apesar da heterogeneidade das características populacionais, alimentos avaliados, idade, mecanismo fisiopatológico envolvido e desenhos de estudos, existe uma clara concordância entre os achados epidemiológicos recentes: a prevalência das alergias alimentares aumentou nas últimas duas a três décadas.[1,2]

De acordo com a base de dados de nomenclaturas da Organização Mundial de Saúde e União Internacional de Sociedades de Imunologia, até 2021 haviam sido registrados mais de 160 alérgenos alimentares,[3] entre os quais predominam leite de vaca, ovo, trigo, amendoim, castanhas, peixes, frutos do mar e sementes.[2]

A estimativa real da prevalência das hipersensibilidades a alimentos, independentemente do mecanismo imunológico que as permeiem, esbarra na baixa acurácia do acervo laboratorial disponível e na elevada percepção pessoal da doença. O teste de provocação oral (TPO) se mantém como o método considerado padrão ouro para estabelecer ou descartar o diagnóstico, mas as dificuldades inerentes à sua execução refletem entraves para aplicação em larga escala. Consequência disto, cerca de apenas 10% dos estudos utiliza o teste oral duplo cego e controlado por placebo como a metodologia para análise da prevalência da doença.[4] Questionários de sintomas, frequência de internações ou procura aos serviços de emergência e/ou avaliação das imunoglobulinas (Ig) E específicas consistem nos principais desenhos de estudo, o que prejudica sobremaneira a análise da real situação epidemiológica.

Prevalência de alergia alimentar no mundo

Embora de qualidade heterogênea, há quantidade extensa de dados que apontam para uma variação de 1-10% da população mundial afetada, de todas as idades, etnias e condições socioeconômicas.[2]

As reações alérgicas a alimentos representam uma questão de crescente repercussão entre famílias, profissionais de saúde e políticas públicas. A **Figura 2.1** ilustra a prevalência estimada das alergias alimentares ao redor do mundo com base em estudos epidemiológicos disponíveis. Apesar da escassez de dados em países subdesenvolvidos e em desenvolvimento, existe uma percepção clínica de que a frequência de novos casos e sensibilidade a diferentes alimentos envolvidos esteja presente na realidade brasileira, à semelhança do que ocorre em países da África e China.[5]

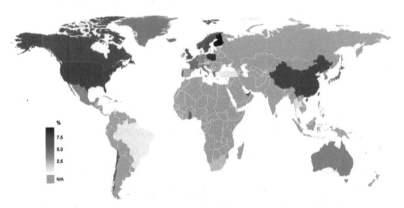

FIGURA 2.1. Estimativa da prevalência de alergia alimentar na faixa etária pediátrica no mundo em 2018. (Extraída e adaptada de Warren, et al.[1]) *N/A: ausência de estudos epidemiológicos disponíveis.

Uma pesquisa recente envolvendo países membros da Organização Mundial de Alergia (WAO) utilizou uma ferramenta padronizada para avaliar a prevalência das AA em 89 países de todos os continentes. No grupo de lactentes e pré-escolares, a prevalência estimada a partir de questionário ou questionário mais sensibilização variou de 2,5-5% na Suécia, França, Japão e Taiwan para 10% na Finlândia e Canadá. Nos escolares houve maiores taxas e maiores variações: 10-15% na Itália, Colômbia, Lituânia, Gana, Tanzânia e Moçambique e menos de 5% no Quênia, França, Estônia, Israel e Austrália.[4]

Entre os escassos estudos que utilizam os testes de provocação, os níveis de prevalência variam consideravelmente, com valores de 1% em uma cidade da Tailândia a taxas de 10% na Austrália.[6]

Entre a população adulta, uma pesquisa de autorrelato na população europeia encontrou também grande variação entre os países: 0,5-7,8% (média de 4,4%).[7]

Heterogeneidade étnico-racial

À semelhança de outras doenças alérgicas, as alergias alimentares parecem ser mais prevalentes entre crianças afroamericanas descendentes, com relação às caucasianas.[8] Adultos de raças negra, hispânica e asiática também demonstram maiores taxas da doença com relação à raça branca, independentemente dos respectivos fatores socioeconômicos.[9]

Os fatores determinantes para a heterogeneidade da incidência/prevalência entre as diferentes etnias não estão bem estabelecidos e necessitam de estudos genéticos mais elucidativos para compreensão.

Reações alérgicas graves (anafilaxia)

O aparente aumento de alergias a alimentos entre adolescentes e adultos jovens é particularmente preocupante, dada a maior predisposição para reações anafiláticas nessa faixa etária.[10] No entanto, ainda entre esse grupo, o número de óbitos é felizmente muito raro.

Analisado por outro ângulo, desfechos fatais são provavelmente minimizados devido à melhoria de informações e manejo terapêutico por parte de pacientes e setor hospitalar. Ainda que a portabilidade de adrenalina autoinjetável seja dificultada por razões econômicas em muitos países (incluindo o Brasil), o número de pacientes com acesso aumentou nas últimas décadas.

De maneira indireta, a frequência de casos graves de reações alérgicas é monitorada pelo aumento no número de internações hospitalares: duplicadas no Reino Unido, Finlândia e Suécia, no período entre 1998 e 2012.[1] Na Austrália, os números são ainda mais expressivos, com um aumento de quatro vezes entre 1994 e 2005.[10]

Ambiente rural *versus* urbano

Diversos estudos apontam para maior prevalência de alergia alimentar em pacientes advindos de cidades urbanas com relação a ambientes rurais, ainda que contabilizadas as respectivas diferenças raciais e socioeconômicas.

Redução à exposição de aeroalérgenos, infestações por parasitas, microbioma cutâneo e/ou gastrointestinal, práticas de aleitamento materno e provável diferença na composição dos alimentos potencialmente mais alergênicos consumidos marcam algumas das possíveis hipóteses para a redução na prevalência entre pacientes residentes em zonas rurais.[11]

Prevalência da alergia alimentar no Brasil

A exata prevalência de alergia alimentar no Brasil é desconhecida, essencialmente pela dificuldade de estudos nacionais que empreguem o teste de provocação oral.

O melhor termômetro para representar o cenário brasileiro é o estudo multicêntrico intitulado PROAL (Projeto de Alergia), onde foram avaliadas mensurações de IgE sérica específica em pacientes atendidos nos Centros de Referência de Alergia nas diferentes regiões do Brasil. O estudo foi conduzido em dois momentos: 2004 (PROAL I)[12] e após cerca de 12 anos.[13]

Entre os alimentos avaliados, detectou-se aumento significativo na prevalência da sensibilização a leite de vaca, amendoim e milho dentro desse período e tendência ao aumento dos demais alimentos (**Figura 2.2**). É importante ressaltar que no primeiro estudo, as castanhas não foram incluídas, o que impede o parâmetro de comparação, apesar da percepção clínica de aumento no número de casos nas últimas décadas entre a população brasileira.

Ainda que a sensibilização às proteínas alimentares não corresponda necessariamente à reatividade clínica, a presença de IgE específica funciona como condição para o desenvolvimento de alergias mediadas por esses anticorpos, refletindo a percepção clínica observada e já descrita por Sampson et al.[14]

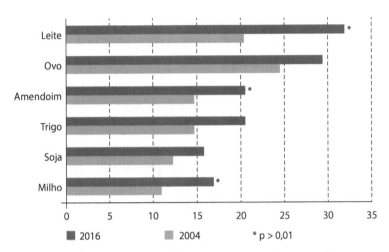

FIGURA 2.2. Comparação das taxas de sensibilização a alérgenos alimentares avaliadas em 2004 (PROAL I) e 2016 (PROAL II) entre pacientes brasileiros.

Considerações finais

À parte de todos os entraves previamente citados para a obtenção da real estimativa da prevalência das alergias alimentares ao redor do mundo, há de se citar sua influência pela história natural da condição em si de acordo com o alimento e o grupo etário. Alergias a leite de vaca, ovo, trigo e soja – tradicionalmente comuns na infância, apresentam taxas de resolução superiores a 50% entre 5-10 anos de idade, enquanto alergias a amendoim e castanhas – em crescimento na infância, apresentam resolução de 20% e 10%, respectivamente, aos 4 anos de vida.[15]

O fato de muitos pacientes alérgicos a leite e ovo serem capazes de tolerar o alimento em suas formas assadas também influencia diretamente nos retratos dessas prevalências. Uma coorte de nascimento do EuroPREVALL avaliou mais de doze mil crianças por meio de testes de provocação oral, com taxas médias de alergia a ovo em crianças até dois anos de idade de 1,2% a variações de até 200% entre os países (0,1% na Grécia *versus* 2,2% no Reino Unido).[7] Em contrapartida, um estudo populacional australiano realizado com crianças de um ano de idade, também por meio de testes de provocação, apontou para uma prevalência estimada de alergia a ovo de 9%. Tal diferença poderia ser explicada por diferenças regionais; no entanto, o fato do estudo australiano (HealthNuts) ter utilizado ovo cru em pó a todas as crianças com teste cutâneo (*prick* teste) positivo a ovo e considerar que 80% delas toleravam a forma *baked* (assada), merece análise diferenciada a respeito do que de fato é avaliado como alérgico ou tolerante entre os diferentes ensaios clínicos.[6]

O impacto social, nutricional e econômico inerente às alergias alimentares deve ser ponto de reflexão para qualquer política pública e justificativa para a implementação de novas linhas de pesquisa para diagnóstico e tratamento. Não apenas o número de novos casos é real, mas a persistência da história natural e a frequência de reações a alérgenos de baixa probabilidade de remissão já na infância (p. ex., amendoim, castanhas, peixes e frutos do mar). Paralelamente, ainda não existem tratamentos definitivos ou modos de prevenção para crianças de alto risco. As dietas de exclusão e o manejo para reações acidentais ainda constituem os pilares terapêuticos, ambos com diversas dificuldades inerentes que serão abordadas ao longo deste livro.

Concluindo, os dados epidemiológicos atuais sugerem que as alergias alimentares acometem um número crescente de pacientes de todas as idades. O impacto na qualidade de vida e todos os estigmas secundários à aparente doença da vida moderna inferem preocupação e necessidade de medidas públicas, econômicas, sociais e científicas para minimizar os incontáveis prejuízos.

Referências bibliográficas

1. Warren CM, Jiang J, Gupta RS. Epidemiology and burden of food allergy. Curr Allergy Asthma Rep 2020;20:6.
2. Sicherer SH, Sampson HA. Food allergy: a review and update on epidemiology, pathogenesis, diagnosis, prevention, and management. J Allergy Clin Immunol 2018, 141:41-58.
3. Sudharson S, Kalic T, Hafner C, Breiteneder H. Newly defined allergens in the WHO/IUIS Allergen Nomenclature Database during 01/2019-03/2021. Allergy 2021;76(11):3359-73.
4. Prescott SL, Pawankar R, Allen KJ, Campbell DE, Sinn J, Fiocchi A, et al. A global survey of changing patterns of food allergy burden in children. World Allergy Organ J 2013;6:21.
5. Leung ASY, Wong GWK, Tang MLK. Food allergy in the developing world. J Allergy Clin Immunol. 2018;141(1):76-78.e1.
6. Dunlop JH, Keet CA. Epidemiology of Food Allergy. Immunol Allergy Clin North Am. 2018;38(1):13-25.
7. Burney P, Summers C, Chinn S, et al. Prevalence and distribution of sensitization to foods in the European Community Respiratory Health Survey: a EuroPrevall analysis. Allergy 2010;65(9):1182-8.
8. Gupta RS, Warren CM, Smith BM, Blumenstock JA, Jiang J, Davis MM, et al. The public health impact of parent-reported childhood food allergies in the United States. Pediatrics. 2018;142(6).
9. Gupta RS, WarrenCM, SmithBM, Jiang J, Blumenstock JA, Davis MM, et al. Prevalence and severity of food allergies among US adults prevalence and severity of food allergies. JAMA Netw Open. 2019;2(1):e185630-e).
10. Turner PJ, Jerschow E, Umasunthar T, Lin R, Campbell DE, Boyle RJ. Fatal anaphylaxis: mortality rate and risk factors. J Allergy Clin Immunol Pract. 2017;5(5):1169-78.

11. Botha M, Basera W, Facey-Thomas HE, Gaunt B, Gray CL, Ramjith J, et al. Rural and urban food allergy prevalence from the South African food allergy (SAFFA) study. J Allergy Clin Immunol. 2019;143(2):662-8.e2.

12. Naspitz CK, Solé D, Jacob CA, Sarinho E, Soares FJ, Dantas V, et al., Grupo PROAL. Sensitization to inhalant and food allergens in Brazilian atopic children by in vitro total and specific IgE assay. Allergy Project –PROAL. J Pediatr (Rio J). 2004;80(3):203-10.

13. Aranda CS, Cocco RR, Pierotti FF, Mallozi MC, Franco JM, Porto A, et al. Increased sensitization to several allergens over a 12-year period in Brazilian children. Pediatr Allergy Immunol 2018; 29:321-4.

14. Sicherer SH, Sampson HA. Food allergy: A review and update on epidemiology, pathogenesis, diagnosis, prevention, and management. J Allergy Clin Immunol 2018;141(1):41-58.

15. Lopes JP, Sicherer S. Food allergy: epidemiology, pathogenesis, diagnosis, prevention, and treatment. Current Opinion in Immunology 2020, 66:57-64.

Capítulo
3

A realidade da anafilaxia por alimentos no Brasil

Dirceu Solé
Alexandra Sayuri Watanabe

Introdução

Nos últimos 30 anos temos observado o aumento das doenças alérgicas, em especial das alergias alimentares, tanto em adultos quanto em crianças. Além da melhora nas condições de diagnóstico, o estilo de vida ocidental, fatores ambientais (poluição, mudanças na dieta, menor exposição a agentes infecciosos) e características da população estudada (país de origem, características genéticas, hábitos de vida, tipo de alimentação) podem explicar esse aumento.[1]

Definição

A anafilaxia é a reação alérgica multissistêmica mais grave. Tem início agudo e é potencialmente fatal.[1-4] Clinicamente, alguns ou todos os seguintes sinais e sintomas podem estar presentes: urticária, angioedema, comprometimento respiratório e gastrointestinal e/ou hipotensão arterial. A ocorrência de dois ou mais destes sintomas, imediatamente após a exposição a um alérgeno suspeito, alerta para o diagnóstico e a administração de tratamento imediato.[4]

Os critérios clínicos diagnósticos para anafilaxia foram inicialmente estabelecidos em 2006 e foram recentemente revisitados e publicados pelo Comitê de Anafilaxia da *World Allergy Organization* (WAO) (**Quadro 3.1**).[4] Aliada à dificuldade de diagnóstico clínico, a inexistência de um código específico (Código Internacional de Doenças — CID) para registro dos quadros de anafilaxia, até recentemente (CID-10), tornaram difícil a realização de estudo epidemiológico na busca da doença com vistas a conhecer melhor a sua história natural em populações definidas e assim propor planos para a abordagem diagnóstica e terapêutica.[5]

Quadro 3.1. Critérios modificados para o diagnóstico clínico de anafilaxia[4]

Anafilaxia é altamente provável quando pelo menos um dos dois critérios for preenchido
1. Doença de início agudo (minutos a horas) com envolvimento simultâneo da pele, mucosas ou ambos (p. ex.: urticária generalizada, prurido/*flush*, edema de lábios-língua-úvula)
E pelo menos um dos seguintes
• Comprometimento respiratório (dispneia, sibilância/broncoespasmo, estridor, redução do pico de fluxo expiratório, hipoxemia).
• Redução da pressão arterial ou associado a sintomas de disfunção de órgão-alvo (p.e: lipotimia, síncope, incontinência).
• Rintomas gastrointestinais graves (cólicas abdominais intensas, vômitos repetitivos), especialmente após exposição a alérgenos não alimentares.
2. Hipotensão* ou broncoespasmo§ ou envolvimento laríngeo¥ de início agudo após exposição a alérgeno‡ conhecido ou altamente provável para aquele paciente (minutos ou horas), mesmo na ausência de envolvimento cutâneo típico

* Hipotensão definida como queda da pressão arterial sistólica (PAS) maior do que 30% do basal pessoal; ou i) lactentes e crianças menores de 10 anos: PAS menor que (70 mmHg + [2 × idade em anos]); ii) crianças maiores de 10 anos e adultos: PAS menor que 90 mm Hg. § Excluindo sintomas respiratórios de vias aéreas inferiores desencadeados por alérgenos inalantes comuns ou alérgenos alimentares percebidos como causadores de reações "inalatórias" na ausência de ingestão. ¥ Os sintomas laríngeos incluem: estridor, alterações vocais, odinofagia. ‡ Alérgeno é uma substância (geralmente uma proteína) capaz de desencadear uma resposta imunológica que pode resultar em uma reação alérgica. A maioria dos alérgenos age por meio de uma via mediada por IgE, mas alguns gatilhos não alérgenos podem agir independentemente da IgE (p. ex.: por meio da ativação direta de mastócitos).

Epidemiologia

No Brasil, os dados oficiais de alergias alimentares e sobretudo de anafilaxia a alimentos são escassos e associados a determinados grupos populacionais. As poucas informações existentes são variadas a depender do tipo de população avaliada (saudável ou não), local de residência, grupo cultural ou religioso, padrão alimentar, método diagnóstico empregado (história clínica, presença de IgE específica ou teste de provocação oral) e principalmente a faixa etária. Estudo realizado entre gastroenterologistas pediátricos identificou ser 5,4% e 2,2% a prevalência e incidência de alergia às proteínas do leite de vaca entre os pacientes pediátricos por eles atendidos.[6]

Outro estudo entre lactentes e pré-escolares (4 a 59 meses) avaliados inicialmente por questionário, apontou ser 23,2% e 17,2% a prevalência de alergia alimentar, segundo a opinião dos pais, entre lactentes e pré-escolares, respectivamente. Após avaliação médica esses índices caíram para 0,61% e com maior frequência entre os 4 aos 23 meses. Predominaram o leite de vaca e o ovo como os principais alimentos alergênicos.[7]

O mesmo grupo de autores ao avaliarem população adulta (famílias, 18 a 65 anos) constataram ser 10,8% a prevalência de indivíduos que se identificavam como alérgicos a alimentos. Entretanto, apenas 1% deles foram caracterizados como alérgicos após avaliação médica e frutas, leite de vaca, camarão, carne de porco e vegetais foram os alimentos mais apontados.[8]

De maneira semelhante, os dados sobre prevalência e incidência de anafilaxia no Brasil são escassos e limitados a pequenos grupos populacionais.[9-11] Como mencionado anteriormente, o desconhecimento da anafilaxia por parte dos agentes de saúde que atendem esses pacientes em unidades de urgência, aliado à ausência de critérios clínicos mais abrangentes e a ausência de um CID específico da doença, até os dias atuais, levaram ao seu subdiagnóstico, subnotificação e possíveis erros ou retardo na instituição de terapêutica adequada.[4,10] É importante lembrar que o termo anafilaxia deve ser utilizado na descrição tanto de casos mais graves acompanhados de choque (colapso cardiovascular), quanto dos casos mais leves.

Estudo evolutivo avaliou a incidência de anafilaxia em um pronto-atendimento de hospital pediátrico privado da cidade de São Paulo[11] entre crianças e adolescentes (0 a 18 anos) atendidos entre janeiro de 2016 e dezembro de 2018 e com diagnóstico potencialmente relacionado à anafilaxia segundo o CID-10: L50 (urticária), T78 (choque anafilático, reação anafilática por alimento, outra alergia não especificada), X23 (contato com vespão, vespa ou abelha) e outros.[12] Considerando-se o número total de atendimentos naquele pronto-atendimento, obteve-se como taxa de incidência média 0,013% para os quatro anos, sendo 0,011% em 2016, 0,013% em 2017, 0,016% em 2018 e 0,014% em 2019.[11] Vale lembrar que dois terços dos casos ocorreram em menores de 6 anos de vida. Alimentos (leite de vaca – 20%; nozes/castanhas – 20%; banana – 15%; peixe – 10%; frutos do mar – 10%; trigo – 5% e outros – 20%) foram os agentes etiológicos mais relatados (50%) e os fármacos (13%) a seguir. Todos os pacientes manifestaram sintomas cutâneos, 74% respiratórios e 53% gastrointestinais.[11] Mesmo os pacientes sendo atendidos em ambiente hospitalar, o uso de adrenalina intramuscular foi aquém do esperado.[11]

Inquérito direcionado a alergologistas brasileiros apontou como principais agentes causais de anafilaxia em crianças e adultos os medicamentos (anti-inflamatórios não hormonais, antibióticos) seguido dos alimentos (leite de vaca e clara de ovo entre lactentes e pré-escolares, crustáceos entre crianças maiores, adolescentes e adultos) e picadas de insetos (formigas de fogo, abelhas e vespas). Em cerca de 10% dos casos não houve identificação do agente etiológico (anafilaxia idiopática).[9]

O estudo epidemiológico *Online Latin American Survey of Anaphylaxis* (OLASA) realizado entre médicos alergologistas, cujos pacientes (1 a 97 anos) manifestaram anafilaxia, avaliou as prinicipais manifestações clínicas, desencadeantes e tratamento recebido por pacientes de 15 países da América Latina e Portugal (2008 a 2010). Entre as manifestações clínicas predominaram os sintomas cutâneos (94%) e os respiratórios (79%). Os principais agentes etiológicos da anafilaxia nessa população foram os fármacos (31,2%) seguidos pelos alimentos (23,3%) e picadas de insetos (14,9%) e variaram de acordo com a faixa etária dos pacientes.[7] A sensibilização aos alimentos predominou entre os menores de oito anos com destaque para o leite de vaca, ovo e castanhas. Entre os de maior idade, os alimentos ficaram em segundo ou terceiro lugares e foram adicionados àquela lista peixes, frutos do mar, trigo, frutas e raízes.[7]

Registros de Anafilaxia

Os registros têm sido ferramenta muito empregada, sobretudo no estudo de doenças cuja prevalência é baixa. Reúnem e documentam, de modo ativo e padronizado, os dados de pacientes em questões pré-definidas.[8] Em geral, o termo registro enfatiza o aspecto da detenção de dados com o objetivo de descrever as relações e diferenças epidemiológicas, apoiando a garantia e a melhoria da qualidade dos dados, bem como a pesquisa clínica.[8] Além disso, os registros nos permitem avaliar a eficácia da rotina do atendimento médico (clínico e laboratorial), o monitoramento da segurança do paciente, bem como a avaliação econômica e a pesquisa de recursos diagnósticos e terapêuticos mínimos necessários para o seu controle.[13]

Visando obter-se maior representatividade sobre determinada doença com o intuito de ter-se uma visão mais ampla sobre a mesma, a maioria dos registros têm sido multicêntricos e/ou multipaíses. Na última década, os registros de anafilaxia, nacionais[14-19] ou mesmo continentais,[10,20,21] têm ganhado grande impulso.

O NORA (*Network for Online-Registration of Anaphylaxis*) é um desses registros que congrega 12 países europeus, do oriente médio e Brasil, reuniu casuística significativa e a análise preliminar desses dados revelou a necessidade de intensificar-se e ampliar a difusão das diretrizes sobre medidas de prevenção secundária de anafilaxia fora de centros especializados de alergia, assim como melhorar a educação dos médicos de atenção primária e dos que atuam em salas de emergência.[21-22] Os venenos de himenópteros, alimentos e fármacos continuam sendo os agentes etiológicos de anafilaxia mais frequentes, entretanto, chicória, cardamomo, aspargos e *goji berries* foram identificados como outros desencadeantes.[22]

É importante salientar as diferenças geográficas e culturais ao avaliar-se pacientes com anafilaxia. A análise dos dados de 1.783 pacientes admitidos no registro português de Anafilaxia (no período de 10 anos; média de idade = 32,7 anos; 2 meses a 81 anos) apontou os alimentos (48%; predomínio entre os menores; mariscos, frutas secas, leite de vaca, nozes, peixe, ovo e amendoim), drogas (37%; principal agente entre os adultos) e veneno de himenópteros os agentes etiológicos mais apontados.[14]

Por outro lado, resultados do registro coreano multicêntrico e que envolveu 16 hospitais do país apontaram para pacientes mais jovens, alimentos como desencadeantes predominantes entre crianças e adolescentes (84,8%) seguidos pelos fármacos (7,2%, sobretudo entre adultos). As maneiras mais graves foram desencadeadas por fármacos e por picadas de himenópteros. Entre esses 63% foram tratados com epinefrina injetável.[15]

Por reunirem, muitas vezes, casuística representativa, os registros permitem a análise de determinadas particularidades (bifásico, não acometimento cutâneo entre outras)[23] e mesmo estabelecer fatores de risco associados à expressão de determinado quadro de anafilaxia, como, por exemplo, a decorrente de picada de himenópteros.[24] Além disso, possibilitam avaliar o papel de testes laboratoriais na confirmação diagnóstica dos agentes etiológicos da anafilaxia. Assim como, identificar quais permitem caracterizar os diferentes perfis de sensibilização, bem como identificar os pacientes com risco de reações graves.[25]

Recentemente a Associação Brasileira de Alergia e Imunologia criou e implantou o Registro Brasileiro de Anafilaxia (plataforma *online* específica) com a finalidade de reunir em um banco de dados a ser alimentado por médicos alergologistas e/ou médicos que atendem pacientes com história prévia de e/ou episódio recente de anafilaxia no território brasileiro. De posse dessas informações será possível, respeitando-se as diferentes faixas etárias e o local de moradia quando pertinente: determinar as principais manifestações clínicas que esses pacientes apresentaram; identificar os principais agentes etiológicos responsáveis pelos episódios; avaliar os principais métodos diagnósticos na identificação dos agentes etiológicos; avaliar os esquemas terapêuticos recebidos para o episódio atual; profissional envolvido no atendimento emergencial; identificar fatores associados à expressão de tipo particular de anafilaxia; estabelecer guia prático para educação do pessoal da saúde quanto à abordagem adequada da anafilaxia; comparar os dados obtidos com os de outro registro que emprega a mesma ferramenta para obtenção dos mesmos, o Registro Nacional de Anafilaxia da Sociedade Portuguesa de Alergia e Imunologia Clínica.[14]

Considerações finais

No Brasil, não há estatísticas oficiais, porém, a prevalência parece se assemelhar à da literatura internacional, que mostra cerca de 8% das crianças com até dois anos de idade e 2% dos adultos sofrendo algum tipo de alergia alimentar.[26]

Apesar dos avanços obtidos na última década sobre a anafilaxia, ainda desconhecemos a sua história natural entre pacientes brasileiros. As manifestações clínicas reproduzem as apontadas pela literatura? O mesmo ocorreria com relação aos principais agentes etiológicos? Há diferenças entre as faixas etárias? O esquema terapêutico administrado nas salas de urgência atende às recomendações de guias internacionais de anafilaxia? Que programas devem ser implementados para que pacientes, durante o episódio de anafilaxia, sejam abordados de maneira adequada e investigados visando a prevenção de episódios recorrentes e melhor qualidade de vida?

Estudos realizados em outros países demonstraram que os alimentos mais implicados nas alergias alimentares são: amendoim, ovo, leite de vaca, soja, trigo e peixe, sendo responsáveis por 90% dos casos de alergia alimentar.[26] No Brasil há necessidades de mais estudos.

Assim, a criação do Registro Brasileiro de Anafilaxia que possibilitará a coleta de dados de saúde, em nível nacional, nos permitirá conhecer, de modo mais amplo, a anafilaxia que acomete indivíduos brasileiros. Esses dados serão fundamentais para que os médicos que cuidam dos doentes com anafilaxia, o poder público e a sociedade compreendam a importância desse problema.

Referências bibliográficas

1. Muraro A, Roberts G, Worm M, Bilò MB, Brockow K, Fernández Rivas M, et al. Anaphylaxis: guidelines from the European Academy of Allergy and Clinical Immunology. Allergy. 2014;69(8):1026-45.
2. Simons FE, Ardusso LR, Bilò MB, El-Gamal YM, Ledford DK, Ring J, et al. World allergy organization guidelines for the assessment and management of anaphylaxis. World Allergy Organ J. 2011;4(2):13-37.
3. Simons FER, Ardusso LFR, Bilò MB, Cardona V, Ebisawa M, Yehia M El-Gamal YM, et al. International consensus on (ICON) anaphylaxis. World Allergy Organ J. 2014;7(1):9.
4. Cardona V, Ansotegui IJ, Ebisawa M, El-Gamal Y, Rivas MF, Fineman S, et al. World Allergy organization anaphylaxis guidance 2020. World Allergy Organ J. 2020;13(10):100472.
5. Tanno LK, Bierrenbach AL, Simons FER, Cardona V, Thong BY, Molinari N, et al. Critical view of anaphylaxis epidemiology: open questions and new perspectives. Allergy Asthma Clin Immunol. 2018;14:1-11.
6. Vieira MC, Morais MB, Spolidoro JV, Toporovski MS, Cardoso AL, Araujo GT, et al. A survey on clinical presentation and nutritional status of infants with suspected cow' milk allergy. BMC Pediatr. 2010;10:25.

7. Gonçalves LC, Guimarães TC, Silva RM, Cheik MF, de Ramos Nápolis AC, Barbosa E Silva G, Segundo GR. Prevalence of food allergy in infants and pre-schoolers in Brazil. Allergol Immunopathol (Madr). 2016;44(6):497-503.
8. Silva LA, Silva AF, Ribeiro AC, Silva AO, Vieira FA, Segundo GR. Adult Food Allergy Prevalence: Reducing Questionnaire Bias. Int Arch Allergy Immunol. 2016;171(3-4):261-4.
9. Bernd LAG, Fleig F, Alves MB, Bertozzo R, Coelho M, Correia JC, et al. Anafilaxia no Brasil – Levantamento da ASBAI. Rev Bras Alerg Imunopatol. 2010;33(5):190-8.
10. Sole D, Ivancevich JC, Borges MS, Coelho MA, Rosario NA, Ardusso LRF, et al. Anaphylaxis in Latin America: a report of the online Latin American survey on anaphylaxis (OLASA). Clinics (Sao Paulo). 2011;66(6):943-7.
11. Oliveira FAN, Zanini F, Braga CS, da Silva ALMR, Fátima R Fernandes FR, Solé D, et al. Incidence, Triggering Factors, Symptoms, and Treatment of Anaphylaxis in a Pediatric Hospital. World Allerg Org J 2022. in press.
12. Tanno L, Ganem F, Demoly P, Toscano C, Bierrenbach A. Undernotification of anaphylaxis deaths in Brazil due to difficult coding under the ICD-10. Allergy. 2012;67(6):783-9.
13. Schraven SP, Mlynski R. Evaluation of Multicenter Registry Data. Laryngorhinootologie. 2019;98(S01):S173-S196.
14. Gaspar A, Santos N, Faria E, Câmara R, Rodrigues-Alves R, Carrapatoso I, et al. Anaphylaxis: a decade of a nationwide allergy society registry. J Investig Allergol Clin Immunol. 2020 Jul 30:0. doi: 10.18176/jiaci.0515.
15. Jeong K, Ye YM, Kim SH, Kim KW, Kim JH, Kwon JW, et al. A multicenter anaphylaxis registry in Korea: Clinical characteristics and acute treatment details from infants to older adults. World Allergy Organ J. 2020;13(8):100449.
16. Poziomkowska-Gęsicka I, Kurek M. Clinical Manifestations and Causes of Anaphylaxis. Analysis of 382 Cases from the Anaphylaxis Registry in West Pomerania Province in Poland. Int J Environ Res Public Health. 2020;17(8):2787.
17. Edelman SM, Kukkonen AK, Mäkelä MJ. Eliciting allergens and treatment of anaphylaxis: Report of the finnish national anaphylaxis registry. Allergy. 2019;74(10):2010-3.
18. Turner PJ, Gowland MH, Sharma V, Ierodiakonou D, Harper N, Garcez T, et al. Increase in anaphylaxis-related hospitalizations but no increase in fatalities: an analysis of United Kingdom national anaphylaxis data, 1992-2012. J Allergy Clin Immunol. 2015;135(4):956-63.
19. Miles LM, Gabrielli S, Clarke AE, Morris J, Eisman H, Gravel J, et al. When and how pediatric anaphylaxis cases reach the emergency department: Findings from the Cross-Canada Anaphylaxis Registry. J Allergy Clin Immunol Pract. 2020;8(4):1406-9.

20. ASCIA Anaphylaxis Clinical Update. https://www.allergy.org.au/images/stories/hp/info/ASCIA_HP_Clinical_Update_Anaphylaxis_Dec2016.pdf Acessado em fevereiro de 2021.

21. Worm M, Moneret-Vautrin A, Scherer K, Lang R, Fernandez-Rivas M, Cardona V, et al. First European data from the network of severe allergic reactions (NORA). Allergy. 2014;69(10):1397-404.

22. Worm M, Sturm G, Kleine-Tebbe J, Cichocka-Jarosz E, Cardona V, Maris I, et al. New trends in anaphylaxis. Allergo J Int. 2017;26(8):295-300.

23. Francuzik W, Ruëff F, Bauer A, Bilò MB, Cardona V, Christoff G, et al. Phenotype and risk factors of venom-induced anaphylaxis: A case-control study of the European Anaphylaxis Registry. J Allergy Clin Immunol. 2021;147(2):653-62.e9.

24. Faria E, Rodrigues-Cernadas J, Gaspar A, Botelho C, Castro E, Lopes A, et al. Drug-induced anaphylaxis survey in Portuguese allergy departments. J Investig Allergol Clin Immunol. 2014;24(1):40-8.

25. 25.Kraft M, Scherer Hofmeier K, Ruëff F, Pföhler C, Renaudin JM, et al. Risk Factors and Characteristics of Biphasic Anaphylaxis. J Allergy Clin Immunol Pract. 2020;8(10):3388-3395.

26. Sicherer SH, Sampson HA. Food allergy: a review and update on epidemiology, pathogenesis, diagnosis, prevention, and management. J Allergy Clin Immunol. 2018;141:41-58.

Capítulo
4

Mecanismos imunológicos e espectro clínico da alergia alimentar

Elisa de Carvalho
Norma de Paula Rubini

Introdução

A alergia alimentar constitui um problema de saúde global, com alta morbidade e impacto negativo na qualidade de vida, tanto dos pacientes, como dos seus familiares. Os alérgenos alimentares mais comuns são o leite de vaca, a soja, o ovo, o trigo, o amendoim, as castanhas, os peixes e os crustáceos. Em lactentes, a alergia à proteína do leite de vaca (APLV) é a mais comum.[1,2]

A alergia alimentar é definida com uma reação adversa à saúde, desencadeada por um alimento específico, mediada por uma resposta imunológica, também específica, que ocorre de maneira reproduzível. Com base no mecanismo imunológico envolvido, pode ser classificada como: (a) mediada por IgE; (b) não mediada por IgE, (c) mista, em que tanto os mecanismos imunológicos mediados por IgE quanto os mediados por células estão envolvidos (**Figura 4.1**). As alergias mediadas por IgE são facilmente reconhecidas e diagnosticadas, pois apresentam reações imediatas, os sinais e sintomas são específicos, como angioedema, urticária e anafilaxia, e tem a presença de IgE sérica específica (sIgE) ou um teste cutâneo positivo para o alérgeno alimentar em questão. De modo diferente, as alergias não mediadas por IgE constituem reações tardias, podem ter um curso crônico, o que dificulta a associação com o alérgeno, muitas vezes os sinais e sintomas são inespecíficos, como náuseas, vômitos, dor abdominal, diarreia, e não tem exames complementares que estabelecem o diagnóstico,[3] o que aumenta o desafio do manejo desses pacientes na prática clínica.

Alergia Alimentar

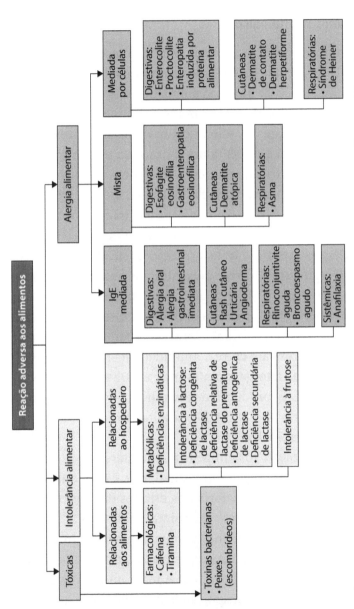

FIGURA 4.1. Classificação, mecanismos e manifestações clínicas das reações adversas aos alimentos (digestivas, cutâneas, respiratórias e sistêmicas).

Mecanismos imunológicos

Com relação à fisiopatologia, a alergia mediada por IgE é o mecanismo melhor investigado e compreendido, sendo ocasionada por reação de hipersensibilidade do tipo I, ou seja, envolvendo anticorpos da classe imunoglobulina E (IgE) contra antígenos alimentares. A tolerância oral aos alimentos é uma resposta fisiológica e a quebra nesse processo resulta em sensibilização a antígenos alimentares. A tolerância oral envolve um processo ativo de geração de células T reguladoras (Treg) dentro da mucosa do trato gastrointestinal, que irão controlar a resposta T helper 2 (Th2) via produção de interleucina-10 (IL-10) e fator de crescimento e transformação de células β (TGF-β). Células B regulatórias (Breg) presentes nos linfonodos do mesentério produzem IL-10 e podem desempenhar também um papel no processo de tolerância oral. Estudos recentes indicam que o balanço entre a tolerância oral e a inflamação é regulado em parte pelo crosstalk entre a imunidade inata e adaptativa e a microbiota do trato gastrointestinal, envolvendo a ativação de células epiteliais, produção de alarminas, ativação de células linfoides inatas do tipo 2 (ILC2) e resultando em potencialização da diferenciação Th2.[4,5]

A sensibilização aos antígenos alimentares pode ocorrer via cavidade oral, trato gastrointestinal, pele e ocasionalmente no trato respiratório. A maioria dos estudos de sensibilização foram desenvolvidos no trato gastrointestinal. Após a ingestão, a grande maioria das proteínas alimentares são fragmentadas pelo ácido gástrico e enzimas digestivas no estômago e intestino. Subsequentemente, peptídeos e macromoléculas proteicas remanescentes são transportados do lúmen para a mucosa através de células epiteliais e células especializadas, denominadas células M, localizadas no epitélio intestinal, que recobre as placas de Peyer. Em paralelo, antígenos/alérgenos alimentares são capturados por células dendríticas (DC) da mucosa. As DC processam peptídeos e macromoléculas proteicas, migram para o linfonodo regional, onde interagem com os linfócitos T e apresentam os antígenos alimentares, resultando em polarização Th2 nos indivíduos com predisposição genética para atopia e alergia alimentar. A polarização Th2 irá resultar na produção de citocinas Th2, destacando-se a interleucina-4 e interleucina-13, que são citocinas importantes para a diferenciação de linfócitos B em plasmócitos secretores de IgE. As IgEs específicas para o(s) alérgeno(s) alimentar(es) irão ligar-se a receptores IgE de alta afinidade presentes na superfície de mastócitos e basófilos. Após a sensibilização e reexposição ao alérgeno alimentar, a ligação do alérgeno alimentar a IgE específica irá desencadear a degranulação de mastócitos e/ou basófilos, ocorrendo a liberação órgão-específica ou sistêmica de mediadores, tais como a histamina, prostaglandina, leucotrienos e proteases.[5]

A resposta imune da alergia alimentar não mediada por IgE ainda é pouco compreendida, mas sabe-se que é mediada pela imunidade celular e sofre influência da barreira epitelial intestinal, pelo seu papel crítico na manutenção de um estado de tolerância; bem como da microbiota. Todos esses fatores influenciam no delicado equilíbrio entre sensibilização alérgica versus tolerância. Uma maior compreensão molecular desse processo é fundamental para o desenvolvimento de potenciais terapias para alergia alimentar.

Desse modo, os pacientes portadores de alergia alimentar são do ponto de vista clínico e imunológico, heterogêneos, o que justifica os diferentes fenótipos de alergia alimentar, com peculiaridades nos métodos diagnósticos e abordagens terapêuticas, aspectos que serão abordados neste capítulo.

Espectro clínico

▪ Alergias não mediadas por IgE

As alergias não mediadas por IgE podem ser classificadas nas formas clássicas, já bem caracterizadas, quanto à sua apresentação clínica, aos critérios diagnósticos e terapêuticos; e nas manifestações inespecíficas.

Formas clássicas:
- Enteropatia induzida pela proteína alimentar.
- *Food protein-induced enteropathy* (FPE).
- Proctocolite alérgica induzida pela proteína alimentar.
- *Food protein-induced allergic proctocolitis* (FPIAP).
- Enteropatia induzida pela proteína alimentar.
- *Food protein-induced enterocolitis syndrome* (FPIES).

Desordens da motilidade e manifestações inespecíficas: doença do refluxo gastroesofágico (DRGE), constipação intestinal, cólica, dentre outros.

Enteropatia induzida por proteínas alimentares

A enteropatia induzida pela proteína alimentar constitui um quadro de má absorção, de início insidioso, que se manifesta com diarreia crônica (fezes aquosas e ácidas), eritema perianal, distensão abdominal, vômitos, anemia, perda de peso e insuficiência do crescimento. De modo semelhante à doença celíaca, pode cursar com esteatorreia, enteropatia perdedora de proteínas, hipoalbuminemia, edema e variáveis graus de desnutrição. Ocorre mais frequentemente nos primeiros meses de vida, por alergia a proteína do leite de vaca (APLV), algumas semanas após a introdução do leite de vaca na dieta da criança. Após a introdução do alimento (alérgeno), o paciente pode apresentar um quadro temporário de ganho de peso satisfatório e boa evolução clínica, pois as manifestações clínicas podem se tornar evidentes, dias, semanas ou até mais que um mês, após a introdução do alimento, por decorrer de uma reação tardia, mediada por células. Sua incidência é desconhecida, embora pareça ser menos comum, atualmente, do que há 20 anos.[5-7]

As manifestações clínicas são decorrentes da lesão das vilosidades intestinais ocasionadas pela proteína alimentar (alérgeno) e tem como consequências: a diminuição da superfície absortiva; a redução da concentração das dissacaridases; e o aumento da permeabilidade da barreira intestinal, que facilita a absorção de macromoléculas, propicia a sensibilizações a outras proteínas e mantém um ciclo vicioso que perpetua a resposta imune alérgica. A diarreia é aquosa, as fezes são ácidas e o lactente, em geral, apresenta distensão abdominal e assadura perianal. As lesões das microvilosidades e das vilosidades são reversíveis e recuperam-se com a dieta de eliminação do alérgeno. Após a recuperação da mucosa intestinal, a capacidade absortiva é restabelecida.[5-7]

Quanto ao diagnóstico, na avaliação histológica da mucosa do intestino delgado, observa-se infiltrado inflamatório da lâmina própria, constituído por linfócitos, plasmócitos, mastócitos e eosinófilos. Além disso, pode ocorrer achatamento das vilosidades intestinais, em diferentes graus, e hiperplasia das criptas. Nesses casos, o diagnóstico diferencial com a doença celíaca deve levar em consideração a quantidade de linfócitos intraepiteliais, os anticorpos antiendomísio e antitransglutaminase, bem como o HLA DQ2 e do DQ8.[5-7]

▪ Proctocolite induzida por proteínas alimentares

A proctocolite induzida por proteínas alimentares, também denominada proctocolite alérgica, é caracterizada pela presença de sangue vermelho vivo e muco misturados às fezes, com ou sem diarreia. As estimativas de prevalência variam amplamente, de 0,16% em crianças saudáveis até 64% em pacientes com sangue nas fezes. A sensibilização pode ocorrer por meio do leite materno ou da fórmula infantil. Mais de 50% dos casos de FPIAP relatados na literatura são bebês amamentados exclusivamente.[8,9] Deve ficar claro que não se trata de alergia ao leite materno, condição que não existe, mas de sensibilização do lactente, via leite materno, pelas proteínas ingeridas pela mãe.

Os sintomas começam nos primeiros meses de vida, com início entre dias a 6 meses de vida, e mais comumente nos primeiros 2 meses de vida. É uma doença transitória, pois na maioria dos casos desaparece por volta do primeiro ano de vida. Crianças mais velhas e adultos com colite alérgica ao leite de vaca, ovo e trigo foram raramente descritas.[8,9]

A maioria dos bebês acometidos tem aparência saudável, mas alguns são agitados e tem irritabilidade. Os pacientes, frequentemente, não apresentam perda de peso, comprometimento do estado geral ou anomalias no exame físico. Na prática clínica, o diagnóstico da proctocolite alérgica é substancialmente clínico e, em geral, feito de modo presuntivo quando os pacientes respondem positivamente à eliminação de um alérgeno alimentar suspeito. Não há nenhum exame laboratorial que estabeleça o diagnóstico.[8,9]

■ Síndrome da enterocolite induzida por proteína alimentar

O FPIES constitui uma forma de alergia alimentar não mediada por IgE, que tem como principal manifestação os vômitos repetitivos, seguidos ou não por diarreia, e que podem ser acompanhados de sintomas sistêmicos, como letargia, hipotonia, hipotensão, hipotermia e distúrbios metabólicos.[10] Em geral, tem início na infância, embora a apresentação em idades mais avançadas seja cada vez mais reconhecida. As estimativas de base populacional da incidência cumulativa de FPIES em crianças variam entre 0,015% (Austrália) e 0,7% (Espanha). Nos Estados Unidos, o FPIES é relatada pelos pais e diagnosticada por médicos em 0,51% da população pediátrica com menos de 18 anos e em 0,22% dos adultos.[11,12]

O leite de vaca é um dos alérgenos mais comumente relacionados ao desenvolvimento do FPIES, que também pode ser desencadeada por alimentos de baixa suspeição de alergenicidade como arroz, aveia, banana, dentre outros.[11,12]

Quanto ao perfil epidemiológico e clínico, o FPIES apresenta 05 fenótipos: agudo, crônico, adulto, atípico e durante a amamentação exclusiva.

FPIES agudo

O FPIES geralmente começa no primeiro ano de vida, dentro de dias ou semanas após a introdução do alimento na dieta. Frequentemente, a criança tolera a alimentação inicial com uma pequena quantidade do ali mento, sem nenhum ou com sintomas mínimos, mas subsequentemente desenvolve um quadro de FPIES agudo, quando uma porção maior do alimento é ingerida e/ou quando a alimentação é interrompida por dias a semanas e posteriormente retomada.

Define-se FPIES agudo quando o alimento, ingerido de modo intermitente, desencadeia sintomas agudos, caracterizados por vômitos repetitivos em projétil, 2 a 4 horas após a sua ingestão. Comumente, se associa a letargia, hipotonia, palidez, hipotermia, desidratação, choque, acidose metabólica e/ou cianose por meta-hemoglobinemia. A diarreia pode surgir dentro de 6 a 8 horas. Os sintomas, geralmente, desaparecem em 24 horas, mas nas reações graves os pacientes podem apresentar dor abdominal e diarreia com duração de alguns dias ou semanas. Nos intervalos entre as crises de FPIES agudo, as crianças se mantêm no seu estado se saúde basal.[11,12]

FPIES crônico

O FPIES crônico ocorre quando o alimento é ingerido com frequência, como no caso das fórmulas ou produtos com leite de vaca ou soja em lactentes. Caracteriza-se por diarreia aquosa, ocasionalmente com sangue ou muco, acompanhada por vômitos intermitentes e piora progressiva ao longo de dias a semanas, o que pode ocasionar impacto nutricional negativo, com baixo ganho ou perda de peso. Como o FPIES aguda, pode ocasionar desidratação, acidose metabólica, hipotensão e choque hipovolêmico. Estes sintomas podem permanecer por dias a semanas até se resolverem completamente. As crianças com FPIES desencadeado pelo leite de vaca ou soja podem iniciar um quadro clínico com uma doença crônica e desenvolverem sintomas agudos, coincidindo com a reintrodução do alérgeno após um período de restrição.[11,12]

FPIES adulto

A história natural do FPIES em crianças é geralmente favorável, pois na maioria dos pacientes, se resolve na idade escolar. No entanto, existe um fenótipo mais persistente, cuja resolução é postergada até a idade adulta, bem como o de início tardio, em crianças mais velhas e mesmo em adultos, que toleravam previamente os alimentos desencadeantes.[11,12]

FPIES atípico

O FPIES atípico se refere às crianças com teste de puntura e/ou IgE sérica específica positiva(s) para o alérgeno alimentar do FPIES, mais comumente a PLV. Alguns estudos sugerem que o FPIES atípica por leite de vaca é mais persistente e se resolve em idade mais avançada do que FPIES clássico.[11,12]

FPIES durante a amamentação exclusiva

De modo diferente da proctocolite induzida pela proteína alimentar, o FPIES em lactentes com leite materno exclusivo pode ocorrer, mas não é comum.[11,12]

Independente do fenótipo, o diagnóstico de FPIES permanece clínico e baseado na resposta ao TPO, cujos critérios estão definidos nas diretrizes de consenso internacional (Tabela 4.1).

TABELA 4.1. Critérios diagnósticos para FPIES agudo

Critério maior
Vômitos no período de 1 a 4 horas após a ingestão do alimento suspeito e ausência de sintomas IgE mediados clássicos (pele ou respiratórios).
Critérios menores
Um segundo episódio (ou mais) de vômitos repetitivos depois de comer o mesmo alimento suspeito. Episódio de vômito repetitivo 1-4 h depois de comer um alimento diferente. Letargia extrema com qualquer reação suspeita. Palidez acentuada com qualquer reação suspeita. Necessidade de ida à emergência com qualquer reação suspeita. Necessidade de suporte de fluidos intravenosos com qualquer reação suspeita. Diarreia em 24 h (geralmente 5-10 h). Hipotensão. Hipotermia.
Diagnóstico da FPIES
Critério maior e ≥ 3 critérios menores.

Observação: Se apenas um único episódio ocorreu, um TPO de diagnóstico deve ser fortemente considerado para confirmar o diagnóstico, especialmente porque a gastroenterite viral é comum nesta faixa etária. É importante reconhecer que as reações agudas de FPIES tipicamente se resolvem em questão de horas, em comparação com os habituais cursos de vários dias de gastroenterite. O paciente deve ser assintomático e crescer normalmente, quando o alimento agressor é eliminado da dieta.

Manifestações inespecíficas e desordens da motilidade

Distúrbios da motilidade gastrointestinal e manifestações inespecíficas, como refluxo gastroesofágico, a cólica e a constipação são comuns na primeira infância. Embora esses distúrbios não possam ser claramente classificados como manifestações gastrointestinais da alergia alimentar não mediada por IgE, pois um mecanismo imunológico específico não foi claramente demonstrado, a melhora sintomática após a eliminação do alérgeno, na maioria das vezes a PLV nos lactentes, e a recorrência após a reexposição, apoiam um papel importante da alergia alimentar, em alguns pacientes. Como não existem exames laboratoriais disponíveis que possam diagnosticar com precisão a APLV não mediada por mediada, é importante fazer um diagnóstico correto para evitar, por um lado dietas de exclusão desnecessárias e, por outro, não permitir que os bebês sofram sem um diagnóstico.[13]

A APLV também pode estar associada às desordens gastrointestinais funcionais, como gatilho de manifestações, bem como pela associação de doenças com sinais e sintomas semelhantes. Para elucidação é importante a avaliação clínica, o recordatório alimentar e o TPO. Dentre as doenças funcionais nos pacientes pediátricos, destacam-se a cólica e a constipação intestinal.[14-16]

Quanto aos distúrbios gastrointestinais funcionais, existe a hipótese de que gatilhos inflamatórios alérgicos no início da vida, especialmente se prolongados, podem induzir sintomas que atendem aos critérios para FGIDs, apoiando o conceito de FGIDs "pós-inflamatórios", possivelmente por interrupção da homeostase intestinal no início da vida.[16]

Alergias mediadas por IgE e mistas

As reações alérgicas alimentares mediadas por IgE podem variar de leves a graves, localizadas em um órgão/aparelho ou sistêmicas. O espectro das manifestações alérgicas mediadas por IgE envolve manifestações gastrointestinais (síndrome pólen-alimentos, anafilaxia gastrointestinal), manifestações cutâneas (urticária/angioedema, *rash*, *flushing*), manifestações respiratórias (rinoconjuntivite aguda, broncoespasmo) e anafilaxia. Algumas manifestações são classificadas como mistas, uma vez que podem ser mediadas por IgE e ter participação da imunidade celular, incluindo-se dentre essas a dermatite atópica e as desordens gastrointestinais esosinofílicas.[17]

Destacaremos neste capítulo, as manifestações clínicas com características específicas, maior gravidade e/ou maior prevalência.

▪ Síndrome pólen-alimento

A síndrome pólen-alimento, também denominada síndrome de alergia oral, ocorre em indivíduos com alergia ao pólen ou sensibilizados ao pólen. É ocasionada por vegetais (frutas, legumes) que tem proteínas homólogas a pólens, envolvendo a reatividade entre esses alérgenos. As principais manifestações são edema, hiperemia, prurido, sensação de queimação em lábios, língua, palato e faringe. Os sintomas são tipicamente leves e localizados, uma vez que as proteínas alergênicas são desnaturadas pela digestão e/ou calor. Assim sendo, o paciente em geral é tolerante aos alimentos quando cozidos ou assados. Eventualmente, podem ocorrer reações graves (edema de glote, anafilaxia) quando a alergia primária é relacionada a proteínas resistentes à digestão e calor ou na presença de fatores potencializadores, tais como exercício, álcool etc.[18] Como a etiologia é relacionada à sensibilização e alergia a pólens, é mais frequente em adultos e não há descrição em lactentes. A prevalência da síndrome pólen-alimento, avaliada por estudo de revisão, foi estimada nas crianças entre 4,7% e 20% e nos adultos na faixa de 13% a 58%.[19] A ampla faixa de variação ocorre em função da área geográfica, número de estações polínicas e do grau de exposição aos pólens. Embora não tenhamos dados nacionais, considerando que a prevalência de rinite por pólens é mais restrita ao Sul do país, podemos inferir que a prevalência da síndrome pólen-frutas é baixa no Brasil.

O diagnóstico da síndrome pólen-alimentos é realizado por meio do *prick to prick*, que consiste em teste de puntura utilizando o vegetal in natura. Inúmeros vegetais podem causar a síndrome pólen-alimento, por reatividade cruzada com pólens de bétula, artemísia, ambrosia e gramíneas; destacando-se: maçã, pera, cereja, pêssego, damasco, kiwi, lichia, cenoura, aipo, amendoim, nozes, pistache, amêndoas, avelã, soja, melão, manga, banana, tomate, pepino, abobrinha, couve-flor, páprica, pimenta e mostarda.[19]

▪ Urticária/angioedema

A urticária é uma condição clínica multifatorial e muito frequente, sendo estimado que 15% a 20% da população apresente um episódio de urticária ao longo da vida. É estimado que a etiologia alimentar esteja presente em 20% dos casos de urticária aguda e em apenas 2% dos casos de urticária crônica. Contudo, frequentemente, pacientes com urticária crônica atribuem o quadro de urticária à "alergia alimentar", adotando dietas restritivas desnecessárias. Na investigação de alergia alimentar em quadros de urticária aguda, é importante excluir outras causas mais frequentes em crianças e adultos, como infecções e medicamentos.[20]

Os principais alimentos associados à urticária são: leite de vaca, ovo, amendoim, frutos secos, camarão e outros frutos do mar. Alguns alimentos são capazes de causar urticária pelo contato com a pele, sendo os peixes, frutas frescas e vegetais os mais frequentemente associados a esse tipo de reação – urticária de contato. A liberação não imunológica de histamina pode ocorrer após a ingestão de alguns alimentos, como morangos, queijos e tomate e também em quadros de intoxicação alimentar com peixes contaminados; e esses quadros podem ser confundidos com alergia alimentar. O diagnóstico pode ser realizado por meio de testes cutâneos de leitura imediata, dosagem de IgE sérica específica e/ou teste de provocação oral.[21]

▪ Anafilaxia

A anafilaxia é a mais grave alergia alimentar mediada por IgE. Os alimentos são a principal causa de anafilaxia em crianças e a segunda causa em adultos. Anualmente, ocorrem cerca de 200 óbitos por anafilaxia alimentar nos Estados Unidos.[22] Em um estudo retrospectivo realizado no Canadá analisando os óbitos por anafilaxia no período de 1986 a 2011, 48% dos óbitos foram atribuídos a alergia alimentar.[23] A anafilaxia é definida como uma reação alérgica grave com início rápido e que pode ocasionar a morte, usualmente, ocorrendo em 30 minutos após a ingestão do alimento, mas podendo ocorrer em até 2 horas. Na anafilaxia, ocorre degranulação generalizada de mastócitos e basófilos, ocorrendo uma liberação intensa de mediadores inflamatórios, que acarretam manifestações clínicas em mais de um aparelho/sistema, incluindo sintomas cutâneos, respiratórios, cardiovasculares, gastrointestinais e neurológicos. As manifestações mais graves e com maior risco de óbito são o edema de glote e o choque anafilático. Os alimentos mais frequentemente associados à anafilaxia alimentar são amendoim, frutos secos, frutos do mar, peixes, leite de vaca, ovo e gergelim. O diagnóstico laboratorial de sensibilização é realizado por dosagem de IgE específica para o(s) alimento(s) suspeito(s).[17]

Em 2009, foi descrita a anafilaxia induzida pela alfa-gal-3-galactose, que representa um novo alérgeno presente em carne de vaca, porco e cordeiro.[24] Esta nova síndrome pode cursar com urticária/angioedema e anafilaxia e apresenta características particulares. Esse alérgeno é um carboidrato presente em membranas celulares de mamíferos e ausente em primatas. As reações, embora mediadas por IgE, ocorrem mais tardiamente, variando entre 2 a 12 horas após a ingestão do alimento, em média 150 minutos. A sensibilização à alfa-gal ocorre, em geral, por meio da picada de carrapatos, que apresentam epítopos de alfa-gal na saliva. A sensibilização à alfa-gal pode também resultar em reações imediatas após a administração do anticorpo monoclonal cetuximabe. O diagnóstico é realizado por componente molecular – IgE específica para alfa-gal-galactose.[25]

Outra síndrome com características diferenciadas é a anafilaxia induzida por exercício dependente de alimento, que pode ocorrer em duas modalidades:

- Anafilaxia causada por exercício após alimentação, independente do alimento ingerido (*food dependent exercice-induced anaphylaxis* – FDEIA).
- Anafilaxia causada por exercício após ingestão de determinado alimento ao qual o paciente apresenta sensibilização IgE específica (*specific food dependent exercice-induced anaphylaxis* – sFDEIA).

Os mecanismos etiopatogênicos não estão esclarecidos. O alimento, em geral, é ingerido 4 horas antes ou após a realização do exercício. A reação inicia-se com um sentimento súbito de fadiga, eritema, prurido com ou sem urticária, e com a manutenção do exercício ocorre anafilaxia grave com hipotensão e colapso vascular. Por outro lado, se o paciente interrompe o exercício logo nos sintomas iniciais, ocorre a resolução do quadro. Os principais alimentos relacionados são o trigo e frutos do mar. O diagnóstico é realizado por dosagem de IgE específica para alimentos e, quando necessário, por teste de provocação com a ingestão do alimento suspeito + exercício.[25]

▪ Dermatite atópica

A dermatite atópica é uma doença multifatorial, com etiopatogenia complexa, envolvendo alterações na barreira cutânea e desregulação imunológica, caracterizada pela inflamação do tipo 2, mas que pode envolver também outras vias inflamatórias, com a participação de linfócitos Th1, Th17 e Th22, resultando em vários fenótipos e endotipos.[26] Dentre esses, inclui-se o fenótipo associado à alergia alimentar, sendo que essa associação é mais comum nas formas moderadas a graves. É estimado que a alergia alimentar esteja presente em um terço dos pacientes com dermatite atópica moderada a grave.[27] Contudo, existem controvérsias sobre o grau de contribuição da alergia alimentar para a cronicidade da dermatite atópica e o grau de eficácia no controle da doença com dietas de eliminação. Estudos realizados em populações pediátricas com dermatite atópica sugerem que uma parcela de pacientes pode se beneficiar de dietas de eliminação de alimento(s) alergênico(s) para o(s) qual(is) estão sensibilizados. O papel da alergia alimentar em adultos ainda é pouco estudado.[28,29]

É importante ressaltar que devido aos altos níveis de IgE sérica total, característicos da doença, é frequente o achado de sensibilização IgE específica para alimentos sem a ocorrência de alergia clínica. Assim sendo, a dosagem de IgE específica pode ser útil em casos selecionados como um método de triagem para a identificação de alimentos suspeitos, sendo necessária a confirmação da reatividade clínica por teste de provocação oral ou dieta de eliminação e reexposição. Os alimentos frequentemente envolvidos na dermatite atópica por alergia alimentar são o leite de vaca, ovo, trigo e amendoim. O diagnóstico de alergia alimentar em pacientes com dermatite atópica deve ser criterioso para evitar riscos nutricionais, não aumentar o impacto da doença na qualidade de vida e prevenir possíveis reações anafiláticas a alimentos previamente tolerados.[18]

▪ Esofagite eosinofílica

A esofagite eosinofílica é uma doença crônica do esôfago, mediada por mecanismos imunológicos antigênicos, caracterizada por sintomas relacionados à disfunção esofagiana e inflamação predominantemente eosinofílica (≥ 15 eosinófilos CGA). O diagnóstico exige a confirmação histológica. A apresentação clínica pode diferir de acordo com a faixa etária. Os lactentes e pré-escolares apresentam principalmente sintomas de refluxo gastroesofágico, vômitos, dor abdominal e déficit no crescimento; enquanto as crianças maiores, adolescentes e adultos queixam-se de azia, disfagia, dor torácica e podem evoluir com episódios de impactação alimentar. Em crianças e adolescentes, é importante também observar alterações no comportamento alimentar às refeições, tais como ingestão de grande quantidade de líquidos, mastigação prolongada, maior demora no tempo da refeição e aversão a determinados alimentos (sólidos, secos). A etiopatogenia envolve forte herança genética, atopia e alterações na barreira esofágica. Existe uma alta prevalência de doenças atópicas concomitantes (> 50%) e a participação da alergia alimentar tem sido documentada em 19% a 73% das crianças e 13% a 25% dos adultos. Essa ampla variação ocorre em função das dificuldades do diagnóstico de alergia alimentar na esofagite eosinofílica e da existência de fenótipos mediados por IgE e fenótipos não mediados por IgE.[30,31]

Considerações finais

A história clínica minuciosa do paciente, com recordatório alimentar e associação com os sintomas, continua sendo fundamental para a suspeição diagnóstica de alergia alimentar. A solicitação dos exames complementares deve levar em consideração o tipo de reação de hipersensibilidade e o órgão acometido, mas ainda hoje, não existe um exame laboratorial considerado padrão ouro para o diagnóstico da alergia alimentar. Nos casos mediados por IgE, os exames que podem auxiliar no diagnóstico são aqueles que pesquisam a sensibilização IgE específica para alimentos (testes cutâneos, dosagem de IgE sérica específica e diagnóstico molecular). Nas alergias não mediadas por IgE, estes testes não são adequados, tanto para estabelecer, quanto para excluir o diagnóstico. Nestes casos, outros exames podem contribuir, como a endoscopia digestiva alta e a colonoscopia, ambos com biópsias, embora sejam indicados apenas em situações especiais. Desse modo, os testes de provocação oral permanecem como o principal método para o diagnóstico da alergia alimentar, na maioria dos fenótipos clínicos, mediados e não mediados por IgE.[32,33]

Considerando que a alergia alimentar, com início na infância, na maioria dos casos, ocorre o desenvolvimento de tolerância oral, é importante monitorar criteriosamente o curso da doença, para avaliar a possibilidade de reintrodução dos alimentos alergênicos na dieta.[32,33]

Referências bibliográficas

1. Brar KK, Lanser BJ, Schneider A, Nowak-Wegrzyn A. Biologics for the Treatment of Food Allergies. Immunol Allergy Clin North Am. 2020 Nov;40(4):575-91.
2. Arasi S, Nurmatov U, Turner PJ, Ansotegui IJ, Daher S, Dunn-Galvin A, et al. Consensus on DEfinition of Food Allergy SEverity (DEFASE): Protocol for a systematic review. World Allergy Organ J. 2020 Dec 19;13(12):100493.
3. Calvani M, Anania C, Cuomo B, D'Auria E, Decimo F, Indirli GC, et al. Non-IgE- or Mixed IgE/Non-IgE-Mediated Gastrointestinal Food Allergies in the First Years of Life: Old and New Tools for Diagnosis. Nutrients. 2021 Jan 14;13(1):226.

4. Sicherer SH e Sampson HÁ. Food allergy, epidemiology, pathogenesis, diagnosis and treatment. J Allergy Clin Immunol 2014; 133: 291-308.
5. Sampson HA, O'Mahony L, Burks W, Plaut, M, Lack G e Akdis CA. Mechanisms of food allergy. J allergy Clin Immunol 2018; 141:11-9.
6. Carvalho E, Ferreira CT. Alergia Alimentar. 267- 315. In Carvalho E, Silva LR, Ferreira CT. Gastroenterologia e Nutrição em Pediatria. 1ª edição. Barueri: Editora Manole,2012.
7. Carvalho E, Ferreira CT. Alergia ao leite de vaca. 775-784. In Sociedade Brasileira de Pediatria. Tratado de Pediatria. 4ª edição. Barueri: Editora Manole, 2017.
8. Mennini M, Fiocchi AG, Cafarotti A, Montesano M, Mauro A, Villa MP, Di Nardo G. Food protein-induced allergic proctocolitis in infants: Literature review and proposal of a management protocol. World Allergy Organ J. 2020 Oct 1;13(10):100471.
9. Carvalho E, Ferreira CT, Silva LR. Alergia Alimentar. 234- 264. In Silva LR, Ferreira CT, Carvalho E. Manual de Residência em Gastroenterologia Pediátrica. 1ª edição. Barueri: Editora Manole, 2018.
10. Nowak Wegrzyn A. Food protein-induced enterocolitis syndrome and allergic proctocolitis. Allergy Asthma Proc. 2015;36: 172–84.
11. Nowak Wegrzyn A, Berin MC, Mehr S, Food Protein-Induced Enterocolitis Syndrome J Allergy Clin Immunol Pract 2020;8:24-35.
12. Nowak-Wegrzyn A, Chehade M, Groetch ME, Spergel JM, Wood RA, Allen K, et al. International consensus guidelines for the diagnosis and management of food protein-induced enterocolitis syndrome: executive summary-Workgroup Report of the Adverse Reactions to Foods Committee, American Academy of Allergy, Asthma & Immunology. J Allergy Clin Immunol 2017; 139:1111-1126.e4.
13. Salvatore S, Agosti M, Baldassarre ME, D'Auria E, Pensabene L, Nosetti L, Vandenplas Y. Cow's Milk Allergy or Gastroesophageal Reflux Disease-Can We Solve the Dilemma in Infants? Nutrients. 2021 Jan 21;13(2):297.
14. Rhoads JM, Collins J, Fatheree NY, Hashmi SS, Taylor CM, Luo M, et al. Infant Colic Represents Gut Inflammation and Dysbiosis. J Pediatr. 2018 Dec; 203:55-61.
15. Zeevenhooven J, Browne PD, L'Hoir MP, de Weerth C, Benninga MA. Infant colic: mechanisms and management. Nat Rev Gastroenterol Hepatol. 2018 Aug;15(8):479-96.
16. Pensabene L, Salvatore S, D'Auria E, Parisi F, Concolino D, Borrelli O, et al. Cow's Milk Protein Allergy in Infancy: A Risk Factor for Functional Gastrointestinal Disorders in Children? Nutrients. 2018 Nov 9;10(11):1716.

17. Waserman S, Bégin P e Watson W. IgE-mediated food allergy. Allergy Asthma Clin Immunol 2018; 14: 71- 81.
18. Sicherer SH, Warren CM, Dant C, Gupta RS, Nadeau K. Food allergy from infancy through adulthood. J Allergy Clin Immunol Pract 2020; 8: 1854-64.
19. Carlson G, Coop C. Pollen food allergy syndrome (PFAS): a review of current available literature. Ann Allergy Asthma Immunol 2019; 123: 359-65.
20. Zuberbier T, Abdul Latiff AH, Abuzakouk M, Aquilina S, Asero R, Baker D, et al. The international EAACI/GA²LEN/EuroGuiDerm/APAAACI guideline for the definition, classification, diagnosis, and management of urticaria. Allergy 2022; 77: 734-66.
21. Ebisawa M, Ito K, Fujisawa T. Japanese guidelines for food allergy 2020. Allergology International 2020;69: 370-386.
22. The Food Allergy & Anaphylaxis Network. Disponível em: http://www.foodallergy.org. Acesso em 20 de julho de 2022.
23. Xu YS, Kastner M, Harada L, Xu A, Salter J, Waserman S. Anaphylaxisrelated deaths in Ontario: a retrospective review of cases from 1986 to 2011. Allergy Asthma Clin Immunol. 2014; 10:38.
24. Commins SP, Satinover SM, Hosen J, Mozena J, Borish L, et al. Delayed anaphylaxis, angioedema, or urticaria after consumption of red meat in patients with IgE antibodies specific for galactose-alpha-1,3-galactose. Journal of Allergy and Clinical Immunology 2009; 123: 426-33.
25. Çelebioglu E, Akarsu A, Sahiner UM. IgE-mediated food allergy through life. Turk J Med Sci 2021; 51: 49-60.
26. Kim J, Kim BE, Leung DYM. Pathophysiology of atopic dermatitis: Clinical implications. Allergy Asthma Proc 2019; 40:84-92.
27. Bergmann MM, Caubet JC, Boguniewicz M, Eigenmann PA. Evaluation of Food Allergy in Patients with Atopic Dermatitis. J Allergy Clin Immunol Pract 2013; 1:22-8.
28. Eigenmann PA, Beyer K, Lack G, Muraro A, Ong PY, Sicherer SH, et al. Are avoidance diets still warranted in children with atopic dermatitis? Pediatr Allergy Immunol. 2020 1; 31:19-26.
29. Lim NR, Lohman ME, Lio PA. The Role of Elimination Diets in Atopic Dermatitis-A Comprehensive Review. Pediatr Dermatol 2017; 34:516-27.
30. Biedermann L, Straumann A, Greuter T e Schreiner P. Eosinophilic esophagitis—established facts and new horizons. Seminars in Immunopathology 2021; 43:319-35.
31. Hirano I, Glenn Furuta GT. Approaches and Challenges to Management of Pediatric and Adult Patients With Eosinophilic Esophagitis. Gastroenterology 2020; 158: 840-51.

32. Solé D, Silva LR, Cocco RR, Ferreira CT, Sarni RO, Oliveira LC, et al. Consenso Brasileiro sobre Alergia Alimentar: 2018 - Parte 1 - Etiopatogenia, clínica e diagnóstico. Documento conjunto elaborado pela Sociedade Brasileira de Pediatria e Associação Brasileira de Alergia e Imunologia Arq Asma Alerg Imunol. 2018;2(1):7-38.

33. Solé D, Silva LR, Cocco RR, Ferreira CT, Sarni RO, Oliveira LC, et al. Consenso Brasileiro sobre Alergia Alimentar: 2018 - Parte 2 - Diagnóstico, tratamento e prevenção. Documento conjunto elaborado pela Sociedade Brasileira de Pediatria e Associação Brasileira de Alergia e Imunologia Arq Asma Alerg Imunol. 2018;2(1):39-82.

Capítulo

5

Distúrbios gastrointestinais funcionais e alergia alimentar

Sarah Cristina Fontes Vieira
Mauro Batista de Morais

Introdução

Os distúrbios gastrointestinais funcionais (DGIFs) são um grupo de condições clínicas que resultam de uma disfunção do eixo intestino-cérebro, sem associação com alterações estruturais ou bioquímicas, levando a sintomas gastrointestinais crônicos ou recorrentes.[1] Para a próxima versão do critério de Roma, existe uma nova proposta de serem denominados distúrbios do eixo intestino-cérebro (*Disorders of Gut-Brain Interaction*). DGIFs são comuns em lactentes, crianças e adolescentes, trazendo repercussões negativas na qualidade de vida da criança e de sua família.

Assim, atualmente, os DGIFs são reconhecidos como um grupo heterogêneo no qual a disfunção do eixo intestino-cérebro é o ponto central de sua fisiopatologia. Por sua vez, a alergia alimentar, tem base complexa, multifatorial, envolvendo diferentes mecanismos relacionados a dismotilidade digestiva, hipersensibilidade e supostas alterações imunológicas e da microbiota intestinal, entretanto com dados ainda limitados na literatura.[2]

Habitualmente, a diferenciação entre DGIF e alergia alimentar não mediada por IgE é desafiadora, especialmente nos primeiros meses de vida. Nessa fase da vida, por haver similaridade de manifestações clínicas que, em alguns casos, parecem ter sido desencadeadas em decorrência da ingestão de alimentos. Ademais, na falta de testes laboratoriais precisos, o diagnóstico clínico é fundamental na avaliação de pacientes com alergias alimentares não mediadas por IgE.

Dados epidemiológicos reportam prevalência de até 30% para DGIFs entre lactentes no primeiro ano de vida e de até 10% para alergia alimentar, a depender da população estudada e dos critérios diagnósticos.[3,4] A similaridade de manifestações clínicas forma uma interface clínica com sobreposição de sinais/sintomas gastrointestinais que dificultam a diferenciação das distintas etiologias (**Figura 5.1**). Neste contexto, as principais manifestações clínicas são as regurgitações, choro/cólica/irritabilidade, disquesia e constipação intestinal.[5]

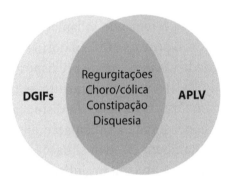

FIGURA 5.1. Manifestações clínicas comuns entre DGIFs e alergia à proteína do leite de vaca (APLV).

Alguns biomarcadores têm sido estudados, tais como os testes de estímulo de linfócito por alérgenos específicos e calprotectina fecal. Entretanto, até o momento, não são recomendados para diferenciar DGIFs e APLV.[6-8] Desse modo, o percurso diagnóstico de APLV não mediada por IgE permanece majoritariamente clínico, fundamentado na exclusão do alérgeno alimentar, seguida do desaparecimento das manifestações clínicas e, a seguir, teste de desencadeamento oral para confirmação diagnóstica.[2,6-8]

Um importante ponto de discussão na literatura é a possível associação entre as alergias alimentares e os DGIFs. Alguns autores consideram que tais condições não seriam totalmente distintas, entretanto a suposta associação não está bem estabelecida. Estudos observacionais descrevem a APLV, alergia alimentar mais comum nos primeiros anos de vida, como fator predisponente ou coexistente com distúrbios gastrointestinais funcionais em lactentes e crianças.[2] Uma das hipóteses sobre a associação entre DGIFs e alergia alimentar valoriza a presença de inflamação ocasionada pela APLV. Desse modo, o processo inflamatório relaciona-se com a hipersensibilidade visceral e pode predispor ao desenvolvimento futuro de DGIFs. Assim, enquadra-se no conceito de DGIF pós-inflamatório resultante de disfunção do eixo intestino-cérebro consequente à inflamação alérgica da APLV. Vale lembrar que também existem situações nas quais infecções do tubo digestivo precipitam inflamação precedendo o aparecimento de DGIFs.

Na prática, a regurgitação do lactente, a cólica do lactente e a constipação intestinal no primeiro ano de vida são os DGIFs que mais suscitam dúvidas e dificuldades para serem diferenciados da APLV. O **Quadro 5.1** apresenta as possíveis relações entre DGIFs e alergia alimentar. Neste capítulo, serão discutidas estas relações levando em consideração a natureza dos sintomas e estratégias clínicas que permitam melhor assistência ao lactente, criança e adolescente. As questões vinculadas à esofagite eosinofílica serão abordadas em outro capítulo.

QUADRO 5.1. Relação entre distúrbios gastrointestinais funcionais (DGIFs) e alergia alimentar, em especial a alergia às proteínas do leite de vaca (APLV)

Relação de casualidade: o mesmo paciente pode apresentar as duas doenças simultaneamente, considerando a elevada prevalência dos DGIFs em todas etapas da faixa etária pediátrica inclusive no lactente quando ocorrem a maior parte dos casos de APLV. Nesta situação, a persistência de algumas manifestações clínicas gastrointestinais residuais pode ser explicada como parte da maturação do tubo digestivo ou a um DGIF.

Relação de causalidade: as manifestações clínicas gastrointestinais são decorrentes da alergia alimentar e desaparecem ou diminuem expressivamente após o início da dieta de eliminação. Neste caso, as condutas diagnósticas e terapêuticas devem seguir as recomendações para a APLV.

Fator potencial de predisposição: evidências sugerem a associação entre APLV no lactente e posterior desenvolvimento de DGIF. A definição dos mecanismos envolvidos poderá permitir a proposta de medidas que evitem esta evolução desfavorável.

Relação entre regurgitação e vômitos dos DGIFs e da APLV

Regurgitação do lactente é o DGIF mais comum no primeiro ano de vida.[3] As regurgitações e vômitos constituem as principais manifestações da interface clínica entre os DGIFs e a APLV. A ausência de sinais e sintomas associados, como manifestações cutâneas, a ausência de antecedentes de atopia, reforçam a hipótese de quadro de natureza funcional. Entretanto, quando as regurgitações ocorrem associadas a choro, irritabilidade e cólica nos primeiros meses de vida, a diferenciação com APLV se torna mais desafiadora, considerando que a doença do refluxo gastroesofágico secundária ou não a APLV também deve ser considerada no diagnóstico diferencial.[5] O fato de as manifestações clínicas ocorrerem após algum tempo da introdução das proteínas do leite de vaca na dieta, e não de modo imediato, como ocorre nas reações mediadas pela IgE, constitui uma dificuldade adicional para o diagnóstico diferencial. Outro ponto crítico é o uso inadvertido de fármacos que expõe o lactente a possíveis efeitos adversos, a exemplo dos inibidores de bomba de prótons tão amplamente utilizados de maneira indevida com a falsa expectativa de que possam reduzir o choro e a irritabilidade.[9]

De acordo com os critérios de Roma IV, regurgitação do lactente deve ser considerada quando o lactente apresenta duas ou mais regurgitações diárias por pelo menos 3 semanas na ausência de náusea, hematêmese, aspiração, apneia, déficit de crescimento, dificuldade alimentar ou de deglutição ou postura anormal.[10] Portanto, quando estas últimas manifestações clínicas estão presentes devem ser consideradas as possibilidades de doença do refluxo gastroesofágico ou APLV. Outro ponto importante na caracterização dos DGIFs é a idade. Regurgitação do lactente ocorre entre 3 semanas e 1 ano de vida, com expressiva diminuição no segundo semestre de vida. Por sua vez, a cólica do lactente desaparece até os 5 meses de idade. Portanto, regurgitação do lactente e cólica do lactente, quando de natureza funcional, respeitam estes limites de idade. Assim, regurgitações e choro/cólica iniciados após os 6 meses de vida não são compatíveis com os DGIFs.[11,12]

Em caso de suspeita de APLV, deve-se proceder à dieta de eliminação das proteínas do leite seguida do teste de desencadeamento oral, ferramenta bastante útil na diferenciação entre DGIF e APLV. Entretanto, cabe ressaltar que o teste deve ser realizado de modo tempestivo, evitando prolongar uma dieta de eliminação que pode ser desnecessária em lactentes com DGIF, lembrando também que pode ocorrer o desenvolvimento espontâneo de tolerância oral antes mesmo da comprovação diagnóstica pelo teste de desencadeamento oral. Outro aspecto a ser destacado é a possível ocorrência de sintomas durante o teste de desencadeamento, não obrigatoriamente dependentes da reexposição às proteínas do leite de vaca ocasionando uma resposta anormal do sistema imunológico.[11] Portanto, uma avaliação clínica crítica e atenta da evolução clínica após o início do teste de desencadeamento é determinante para o diagnóstico assertivo. Vale destacar que pode haver uma melhora das manifestações gastrointestinais dos DGIFs por redução no tempo de esvaziamento gástrico, pela evolução natural, ou mesmo por efeito placebo proporcionados pela dieta de eliminação. Outro ponto é que o relato de regurgitações e choro/cólica podem ser influenciados pela perspectiva subjetiva dos cuidadores.

Existem propostas de escores clínicos para auxiliarem na diferenciação entre DGIF e APLV como o CoMISS e I-GERQ-R. Potencialmente, os escores do CoMISS podem sugerir o diagnóstico de APLV e o I-GERQ-R de DRGE. Entretanto, sua utilidade clínica ainda não foi definida.[12,14]

Adicionalmente, é postulado que a ocorrência de doenças alérgicas concomitantes aos sintomas de refluxo gastroesofágico aumentam a probabilidade de APLV e deve ser considerada na tomada de decisão quanto ao manejo dietético a ser preconizado.[2,5]

Exames complementares tais como endoscopia digestiva alta com biópsias e pH-impedanciometria são recomendadas para diagnóstico de DRGE. Entretanto, exame endoscópico e histologia normais não afastam DRGE no caso da doença não erosiva. Por sua vez, os parâmetros de pH-impedanciometria em crianças ainda não estão bem estabelecidos,[15,16] além da acessibilidade ao exame ser baixa em várias localidades.[16]

Teste terapêutico com dieta de eliminação das proteínas do leite de vaca por 2 a 4 semanas para lactentes alimentados com fórmula infantil é recomendado na diretriz de refluxo gastresofágico da ESPGHAN/NASPGHAN publicada em 2018.[16] Deve ser destacado que a utilização das fórmulas extensamente hidrolisadas e de aminoácidos pode facilitar o esvaziamento gástrico e ser acompanhado de redução da sintomatologia clínica. Assim, conforme estabelece a mencionada diretriz, sempre que possível, o teste de desencadeamento deve ser realizado 2 a 4 semanas após o início da dieta de eliminação.[2,16]

Relação entre cólica do lactente e APLV

A associação entre choro, irritabilidade e cólica do lactente e APLV vem gerando interesse clínico há bastante tempo; entretanto, os dados que apoiam essa associação são limitados.[2] DGIFs e APLV são prevalentes em lactentes e, é possível, que ocorram simultaneamente em um mesmo paciente. Embora não existam evidências definitivas de como se dá essa relação, a APLV é reportada como fator predisponente ou mesmo coexistente com DGIFs.[2]

A exemplo dos outros distúrbios gastrointestinais funcionais, acumulam-se evidências indicando o envolvimento do eixo intestino-cérebro na fisiopatologia da cólica do lactente. No campo do neurodesenvolvimento, podem existir particularidades no processamento sensorial e na regulação do choro. No intestino, encontram-se determinados padrões na microbiota intestinal compatíveis com disbiose. Aumento de interleucina 8 e de marcadores fecais sugerem que pode haver associação entre cólica do lactente e baixo grau de inflamação o que explica a dificuldade, muitas vezes, de diferenciação com a APLV. Na cólica do lactente podem ser encontradas, também, maiores concentrações de motilina, grelina e serotonina.[17]

Na maioria das vezes, o choro no lactente é normal e constitui um modo de comunicação para emitir alertas quanto às suas necessidades relacionadas à alimentação (fome, saciedade), desconforto térmico (calor, frio), necessidade de troca de fraldas e presença de ruídos desagradáveis no ambiente, dentre outros. Portanto, é importante a educação da família de que nem sempre o choro é indicação de uma doença no lactente. Frequentemente, diante de um bebê com choro e cólica frequentes, surge a dúvida se seria um quadro funcional ou manifestação de APLV, uma vez que essas manifestações também estão incluídas na interface clínica entre as duas condições. Como discutido anteriormente acerca das regurgitações; para choro e cólica, dados como idade, associação com outras manifestações clínicas e associação com atopia podem determinar o nível de suspeição e auxiliar na tomada de decisão. Mais uma vez, diante da suspeita de APLV, cabe iniciar dieta de eliminação de leite e derivados por tempo determinado e, em seguida, proceder ao teste de desencadeamento oral.

Revisão sistemática demonstrou que alguns lactentes em aleitamento natural exclusivo podem apresentar diminuição do choro quando suas mães excluem as proteínas de leite de vaca de suas dietas.[18] Entretanto, este achado deve ser interpretado de modo criterioso, considerando o alto risco de viés neste cenário clínico.[18] Para evitar rótulos diagnósticos indevidos, sempre que possível, as mães devem reintroduzir as proteínas do leite de vaca em suas dietas para confirmarem o reaparecimento da sintomatologia.

Relação entre os distúrbios da defecação e dor abdominal dos DGIFs e APLV

A constipação intestinal secundária à alergia alimentar, em particular às proteínas do leite de vaca, é uma das mais discutidas intercessões entre distúrbios gastrointestinais funcionais e alergia alimentar.[19] Por sua vez, a constipação intestinal funcional é um dos DGIFs com prevalência mais elevada. Pode ter início no primeiro ano de vida e persistir por muitos anos. É frequente ocorrer agravamento do quadro clínico com o passar do tempo. Pode haver interferência na aquisição do controle esfincteriano. Na evolução, pode aparecer a incontinência fecal retentiva em função da formação de fecaloma no reto e cólon. A perda de fezes na roupa pode ter graves consequências negativas na esfera psicológica, convívio social e na qualidade de vida. Com frequência, é diagnosticada quando a criança em idade escolar ou adolescente é atendido por dor abdominal de evolução crônica. Requer tratamento prolongado e frequentemente ocorrem recidivas.[20,21] Na década de 1990, surgiram as primeiras descrições de séries de casos de constipação intestinal secundária à alergia alimentar.[22,23] Em 2009, foi publicado uma excelente pesquisa que mostrou correlação entre a infiltração de mastócitos topograficamente conectados às fibras nervosas da mucosa retal com a fisiologia retal aferida pela manometria anorretal em pacientes pediátricos com constipação intestinal secundária à alergia alimentar.[24] Acredita-se que o mecanismo fisiopatológico da constipação intestinal na alergia alimentar seja uma reação tardia mediada por células, ou seja, a caracterização da presença ou não de sensibilização não contribui na sua avaliação diagnóstica.[22-24] Considera-se que a alergia alimentar deva ser considerada como uma causa provável de constipação intestinal refratária e a dieta de eliminação das proteínas do leite de vaca está inserida numa das etapas da abordagem diagnóstica e terapêutica de uma das principais diretrizes pediátricas sobre o tema.[21] Não existem informações seguras sobre a prevalência da APLV como causa de constipação intestinal crônica ou de manifestações clínicas preditivas desta associação. Pode-se dizer que a constipação intestinal secundária a APLV predomine de modo não exclusivo em lactentes e pré-escolares.[19] Algumas manifestações clínicas como início da constipação intestinal na época da introdução do leite de vaca na dieta, fissura anal persistente, antecedente de sangramento fecal prévio, prolapsos retais recorrentes podem ser consideradas como um alerta da possibilidade de APLV na criança com constipação intestinal. Deve ser enfatizado que é bem definida a necessidade da realização do teste de desencadeamento oral para comprovar o diagnóstico de constipação intestinal secundária a APLV.[19,21-24] Uma parcela variável dos pacientes com resposta clínica favorável com a dieta de eliminação não apresenta teste de desencadeamento positivo. Em um ensaio clínico realizado com lactentes com quadro de constipação intestinal, identificada em unidades básicas de saúde, mostrou na fase de recrutamento que a substituição do leite de vaca integral para fórmula infantil com proteínas integras do leite de vaca se acompanhou de desaparecimento da constipação intestinal em parcela dos pacientes. Ou seja, melhora clínica associada apenas com correção do erro alimentar de utilizar leite integral na alimentação do lactente.[26]

Existe também debate a respeito da relação entre alergia alimentar e dor abdominal funcional. De acordo com os critérios de Roma, a dor abdominal crônica em crianças e adolescentes pode ser distribuída em diferentes categorias, entre as quais, a dispepsia funcional, síndrome do intestino irritável, dor abdominal funcional sem outra especificação e enxaqueca abdominal.[27] Destaca-se na fisiopatologia da dor abdominal funcional a hipersensibilidade visceral e da percepção dolorosa de processos fisiológicos e patológicos associados à motilidade intestinal.[27]

Doenças alérgicas têm sido relacionadas positivamente com dor abdominal recorrente em pré-adolescentes em estudos observacionais.[2,28] Ademais, a maioria dos pacientes com dor abdominal funcional e síndrome do intestino irritável desenvolvem sintomas após a refeição, o que reforça a ideia de que alguns alimentos seriam gatilhos para seus sintomas. A retirada do leite de vaca da dieta pode levar a uma melhora de sintomas na síndrome do intestino irritável não exatamente pela retirada das proteínas do leite, mas sim pela retirada da lactose da dieta, como também pela redução de gordura. Por sua vez, conforme mencionado, outas fontes proteicas, como os hidrolisados de proteínas, aceleram o esvaziamento gástrico com redução de sintomas, ou seja, mecanismos que não envolvem resposta imunomediada ou alérgica. Como os testes de IgE não se aplicam na investigação dessas manifestações, a real prevalência de APLV é desconhecida e depende de avaliação diagnóstica objetiva e criteriosa. Portanto, a análise criteriosa entre a resposta clínica proporcionada pela eliminação e reaparecimento na reexposição é um pilar fundamental também neste cenário clínico.[2]

Outro aspecto importante refere-se à possibilidade de alergia ao leite de vaca pregressa constituir um fator de risco para DGIFs no futuro.[2] Revisão da literatura identificou cinco artigos explorando esta questão a partir de 2010.[2] De acordo com os autores, são necessários mais estudos para definir com maior precisão a associação entre alergia alimentar e maior risco subsequente de DGIFs.[2] Neste contexto, um único estudo retrospectivo mostrou que o emprego de fórmula extensamente hidrolisada com um probiótico em lactentes com alergia ao leite de vaca se associa com menor risco futuro de distúrbio gastrointestinal no pré-escolar,[29] comprovando a necessidade da realização de ensaios clínicos prospectivos, randomizados e controlados para avaliar o papel de probióticos e outras intervenções na prevenção de doenças gastrointestinais funcionais em pacientes com alergia alimentar.

Em conclusão, a relação entre alergia alimentar e os DGIFs representa um grande desafio para diagnóstico. Deve ser destacado que os diagnósticos definitivos dependem da suspeição, recuperação proporcionada pela eliminação e confirmação pela reexposição. Estes princípios podem evitar exageros diagnósticos e poupar pacientes pediátricos de restrições dietéticas desnecessária.

Referências bibliográficas

1. Zeevenhooven J, Koppen IJ, Benninga MA. The New Rome IV Criteria for Functional Gastrointestinal Disorders in Infants and Toddlers. Pediatr Gastroenterol Hepatol Nutr. 2017;20(1):1-13.
2. Pensabene L, Salvatore S, D'Auria E, Parisi F, Concolino D, Borrelli O, et al. Cow's Milk Protein Allergy in Infancy: A Risk Factor for Functional Gastrointestinal Disorders in Children? Nutrients. 2018;10(11):1716.
3. Vandenplas Y, Abkari A, Bellaiche M, Benninga M, Chouraqui JP, Çokura F, et al. Prevalence and Health Outcomes of Functional Gastrointestinal Symptoms in Infants From Birth to 12 Months of Age. J Pediatr Gastroenterol Nutr. 2015;61(5):531-7.
4. Sicherer SH, Sampson HA. Food allergy: A review and update on epidemiology, pathogenesis, diagnosis, prevention, and management. J Allergy Clin Immunol [Internet]. 2018;141(1):41-58. Disponível em: https://doi.org/10.1016/j.jaci.2017.11.003.
5. Salvatore S, Agosti M, ME MEB, D'Auria E, Pensabene L, Nosetti L, et al. Cow's Milk Allergy or Gastroesophageal Reflux Disease-Can We Solve the Dilemma in Infants? Nutrients. 2021;13(2):297.
6. Calvani M, Anania C, Cuomo B, D'Auria E, Decimo F, Indirli GC, et al. Non-IgE- or Mixed IgE/Non-IgE-Mediated Gastrointestinal Food Allergies in the First Years of Life: Old and New Tools for Diagnosis. Nutrients. 2021;13(1):226.
7. Koninckx CR, Donat, E.MA B, Broekaert IJ, Gottrand F, Kolho KL, Lionetti P, et al. The Use of Fecal Calprotectin Testing in Paediatric Disorders: A Position Paper of the European Society for Paediatric Gastroenterology and Nutrition Gastroenterology Committee. J Pediatr Gastroenterol Nutr. 2021;72(4):617-40.
8. Labrosse R, Graham F, Caubet J. Non-IgE-Mediated Gastrointestinal Food Allergies in Children: An Update. Nutrients. 2020;12(7):2086.
9. Mitre E, Susi A, Kropp LE, Schwartz DJ, Gorman GH, Nylund CM. Association Between Use of Acid-Suppressive Medications and Antibiotics During Infancy and Allergic Diseases in Early Childhood. JAMA Pediatr. 2018;172(6).
10. Benninga MA, Nurko S, Faure C, Hyman PE, Roberts ISJ, Schechter NL. Childhood Functional Gastrointestinal Disorders: Neonate/Toddler. Gastroenterology. 2016;150(6):1443-55.
11. Curien-Chotard M, Jantchou P. Natural history of gastroesophageal reflux in infancy: new data from a prospective cohort. BMC Pediatr. 2020;7(20):152.

12. Vandenplas Y, Mukherjee R, Dupont C, Eigenmann P, Høst A, Kuitunen M, et al. Protocol for the validation of sensitivity and specificity of the Cow's Milk-related Symptom Score (CoMiSS) against open food challenge in a single-blinded, prospective, multicentre trial in infants. BMJ Open. 2018;8(5).

13. Smith AB, Fawkes N, Kotze H, Hodgkinson V, Coyle C. Clinically Meaningful Difference for the Infant Gastroesophageal Questionnaire Revised version (I-GERQ-R): A Quantitative Synthesis. Patient Relat Outcome Meas. 2020;11:87-93.

14. Kleinman L, Rothman M, Strauss R, Orenstein SR, Nelson S, Vandenplas Y, et al. The infant gastroesophageal reflux questionnaire revised: development and validation as an evaluative instrument. Clin Gastroenterol Hepatol. 2006;4(5):588-96.

15. Quitadamo P, Tambucci R, Mancini V, Cristofori F, Baldassarre M, Pensabene L, et al. Esophageal pH-impedance monitoring in children: position paper on indications, methodology and interpretation by the SIGENP working group. Dig Liver Dis. 2019;51(11):1522-36.

16. Rosen R, Vandenplas Y, Singendonk M, Cabana M, Lorenzo C Di, Gottrand F, et al. Pediatric Gastroesophageal Reflux Clinical Practice Guidelines: Joint Recommendations of the North American Society for Pediatric Gastroenterology, Hepatology, and Nutrition (NASPGHAN) and the European Society for Pediatric Gastroenterology, Hepatology, a. J Pediatr Gastroenterol Nutr. 2018;66(3):516-54.

17. Zeevenhooven J, Browne PD, L'Hoir MP, de Weerth C, Benninga MA. Infant colic: mechanisms and management. Nat Rev Gastroenterol Hepatol. 2018;15:479-96.

18. Gordon M, Biagioli E, Sorrenti M, Lingua C, Moja L, Banks SSC, et al. Dietary modifications for infantile colic. Cochrane Database of Systematic Reviews. Cochrane Database Syst Rev. 2018;(10).

19. Connor F, Salvatore S, D'Auria E, Baldassarre ME, Acunzo M, Di Bella G, et al. Cows' Milk Allergy-Associated Constipation: When to Look for It? A Narrative Review. Nutrients 2022, 14, 1317. https://doi.org/10.3390/nu14061317.

20. Rajindrajith S, Devanarayana NM, Crispus-Perera BJ, ET AL. Childhood constipation as an emerging public health problem. World J Gastroenterol 2016;22:6864-75.

21. Tabbers MM, DiLorenzo C, Berger MY, et al. Evaluation and treatment of functional constipation in infants and children: evidence-based recommendations from ESPGHAN and NASPGHAN. J Pediatr Gastroenterol Nutr 2014;58:258-74.

22. Iacono G, Cavataio F, Montalto G, Florena A, Tumminello M, Soresi M, et al. Intolerance of Cow's Milk and Chronic Constipation in Children. N. Engl. J. Med. 1998, 339, 1100-4.
23. Daher S, Tahan S, Sole D, Naspitz CK, Da Silva Patricio FR, Neto UF, et al. Cow's milk protein intolerance and chronic constipation in children. Pediatr. Allergy Immunol. 2001, 12, 339-42.
24. Borrelli O , Barbara G, Di Nardo G, Cremon C, Lucarelli S, Frediani T, et al. Neuroimmune Interaction and Anorectal Motility in ChildrenWith Food Allergy-Related Chronic Constipation. Am. J. Gastroenterol. 2009, 104, 454-63.
25. Cucchiara, S. Neuroimmune Interaction and Anorectal Motility in ChildrenWith Food Allergy-Related Chronic Constipation. Am. J. Gastroenterol. 2009, 104, 454–63.
26. Souza DDS, Tahan S, Weber TK, Araujo-Filho HB, de Morais MB. Randomized, Double-Blind, Placebo-Controlled Parallel Clinical Trial Assessing the Effect of Fructooligosaccharides in Infants with Constipation. Nutrients. 2018; 1;10(11):1602.
27. Hyams JS, Di Lorenzo C, Saps M, Shulman RJ, Staiano A, van Tilburg M. Childhood Functional Gastrointestinal Disorders: Children and Adolescents. Gastroenterology. 2016;150:1456-68.
28. Olen O, Neuman A, Koopmann B, Ludvigsson JF, Ballardini N, Westman M. Allergy-related diseases and recurrent abdominal pain during childhood – a birth cohort study. Aliment Pharmacol Ther. 2014;40(11):1349-58.
29. Nocerino R, Di Costanzo M, Bedogni G, Cosenza L, Maddalena Y, Di Scala C, et al. Dietary Treatment with Extensively Hydrolyzed Casein Formula Containing the Probiotic Lactobacillus rhamnosus GG Prevents the Occurrence of Functional Gastrointestinal Disorders in Children with Cow's Milk Allergy. J Pediatr. 2019;213:137-142.e2.

Capítulo
6

Esofagite eosinofílica – a nova doença da marcha atópica?

Ana Paula Beltran Moschione Castro
Bárbara Luiza de Britto Cançado

Introdução

Esofagite eosinofílica (EoE) é uma doença inflamatória crônica esofágica, consequente a um processo inflamatório local que pode se apresentar com sintomas crônicos ou recorrentes de disfunção esofágica e infiltração eosinofílica na mucosa esofágica, uma das marcas da doença.[1-9]

EoE até poucas décadas era considerada doença rara, porém atualmente vem se tornando cada vez mais comum. Acredita-se que esse aumento possa estar relacionado a crescente realização de exames endoscópicos realizados, além do avanço no conhecimento sobre a doença, seu diagnóstico e terapêutica.[1,5]

Doença descrita como mais comum na faixa etária de 5 a 14 anos em crianças e 20 a 45 anos nos adultos, acometendo principalmente o sexo masculino e caucasianos. A prevalência da doença varia bastante a depender da área estudada, o ano da publicação e o modo de avaliação do estudo, mas varia entre 40 e 112 casos por 100.000 habitantes em crianças e adultos, desde 2004 até 2017 e em alguns estudos epidemiológicos pode-se documentar o aumento desta prevalência ao longo dos anos especialmente em adultos jovens do sexo masculino.[1,2,10] De fato, é importante destacar que a EoE é doença mais frequente entre pacientes que apresentem impactação em qualquer idade e pode ser observada em 2-7% dos pacientes submetidos à endoscopia por qualquer motivo e 12-23% nos que apresentavam disfagia.[1-4,11]

As apresentações clínicas variam a depender da faixa etária associada. Nas crianças, o quadro clínico pode ser mais desafiador, com sintomas não específicos, como náuseas, vômitos, regurgitação, dor abdominal, dor torácica, dificuldade de alimentação, dificuldade em ganho de peso e estatura. Em contrapartida, os adolescentes e adultos costumam apresentar mais disfagia e episódios de impactação. Alguns sintomas podem ser subestimados, como aumento da mastigação, comer lentamente, preferir alimentos cortados em pedaços pequenos ou alimentos mais pastosos ou com molho, necessidade de ingerir líquidos durante a refeição ou até mesmo evitar alimentos mais sólidos, como carnes e pães. Por fim, ainda existe a descrição de raríssimos casos que evoluíram como ruptura espontânea do esôfago (Síndrome de Boerhaave) após impacto alimentar.[6-9]

Para confirmação diagnóstica, a endoscopia para avaliação de processo inflamatório eosinofílico esofagiano é necessária. Além da presença de mais de 15 eosinófilos por campo de grande aumento no anatomopatológico das biópsias no esôfago em diferentes localizações. Outros achados macroscópicos comuns são a presença de edema da mucosa, exsudatos eosinofílicos, anéis esofágicos, estenoses e fibroses. Os pacientes com EoE podem apresentam uma dissociação clínica e histopatológica, o que gera a necessidade de acompanhamento endoscópico de atividade da doença.[6-9]

O tratamento da EoE deve abranger alívio dos sintomas, controle de inflamação e restauração da função esofágica. Com a associação de medicamentos – como inibidores de bomba de prótons (IBP) e/ou corticoterapia tópica deglutida, além de imunobiológicos; dietas e quando necessário dilatação esofágica. Sendo importante o acompanhamento multidisciplinar com alergista, gastroenterologista e nutricionista.[6-9]

Bases fisiopatológicas

A inflamação crônica da mucosa esofagiana, que causa a EoE, é desencadeada por múltiplos fatores. Acredita-se na associação entre fatores ambientais, predisposição genética, alteração da função da barreira esofágica e uma ativação da resposta mediada por linfócitos T auxiliar tipo 2 (TH2).[1-4]

Já foram descritos alguns fatores ambientais associados ao maior risco de desenvolvimento de EoE como parto cesariano, parto prematuro, exposição a antibióticos durante a infância, não receber aleitamento materno e viver em uma área de menor densidade, além da presença de outras doenças alérgicas, história familiar de atopia e associação com gatilhos alimentares e/ou aeroalérgenos.[1-4]

A EoE é caracterizada por uma predominância masculina de aproximadamente 70%. Um dos mecanismos propostos para isso é a herança de nucleotídeo único (SNP) associado ao risco de polimorfismos dentro do gene que codifica o receptor de TSLP (*thymic stromal lymphopoietin* – linfopoietina estromal tímica) nas regiões pseudoautossômicas Xp22.3/Yp11.3 dos pacientes com EoE do sexo masculino. Além disso da associação com uma mutação no cromossomo X que afeta duas cadeias do receptor de IL-13 (IL-13 Rα1 e 2 localizados na posição Xq13.1-q28), que permaneceriam não corrigidas pelos cromossomos Y no sexo masculino.[1]

A disfunção da barreira esofágica é associada à doença, pois com a avaliação dos tecidos do esôfago dos pacientes com EoE, foi percebido um padrão marcante de espaços interepiteliais dilatados, função de barreira epitelial alterada, e baixa regulação de proteínas associadas à função de barreira (filagrina e zonulina-119) e moléculas de adesão (desmoglein-121). Assim, temos um ambiente mais permissivo a diversos antígenos, o que aumenta a resposta inflamatória local com acentuado recrutamento de eosinófilos.[1,2]

Vários estudos apontam que a EoE é uma doença inflamatória preferencialmente desencadeada pela atividade de linfócitos tipo 2, que incluem linfócitos TH2. As células TH2 produzem citocinas inflamatórias, como interleucina (IL) 4, IL-5 e IL-13 que, por sua vez, aumentam a eotaxina-3. Esta última molécula é uma potente quimiocina para eosinófilos induzindo sua infiltração e ativação dentro do esôfago. Uma vez ativados, os eosinófilos produzem fatores adicionais como o TGF-β, que é responsável por promover proliferação de colágeno e remodelamento tecidual do esôfago, o que contribui para as complicações fibroestenóticas da EoE.[1-4]

Deste modo, percebemos a associação de um conjunto de fatores que levam a indução e cronicidade da doença.

Esofagite eosinofílica como um elemento da marcha atópica

O termo marcha atópica, ou também chamado marcha alérgica, é aplicado quando se quer apontar a evolução concatenada das manifestações de doenças alérgicas incluindo dermatite atópica, alergia alimentar, asma e rinite. É sabido que alguns pacientes apresentam ao longo de suas vidas diversas manifestações de alergia de maneira sequencial ou aditiva, caracterizando uma marcha. As razões para tal evolução envolvem uma base genética semelhante, fisiopatologia com aspectos similares, em especial a inflamação tipo 2, e o contato com alérgenos diferentes ao longo da vida.[12]

A inclusão da EoE como um elemento da marcha atópica pode estar relacionada a achados epidemiológicos, genéticos e fisiopatológicos que unem a EoE às demais doenças alérgicas. Além do mais, há certas similaridades entre o tratamento da EoE e as demais alergias como o uso da corticoterapia com relativo sucesso e a necessidade de se evitar determinados alérgenos para a melhora dos sintomas.[13] E, na era dos anticorpos monoclonais, observa-se, por exemplo, que o inibidor da cadeia alfa do inibidor de IL4 (dupilumabe) tem seu uso licenciado para diversas doenças alérgicas dentre elas asma, dermatite atópica e esofagite eosinofílica ressaltando uma estratégia terapêutica alvo que se adequa a diversas doenças alérgicas.[14]

Há grande correlação epidemiológica entre diversas doenças alérgicas e a EoE. Ao descrever uma população de 449 pacientes com EoE, os autores deste estudo observaram prevalência de dermatite atópica, asma e rinite alérgica em 46,1%, 39% e 61,9%, respectivamente, e 21,6% dos pacientes apresentavam as 3 doenças de maneira concomitante.[15] Em um estudo de coorte na Filadelfia que incluiu pacientes pediátricos entre 2001 e 2017, observou-se um risco maior para desenvolvimento de EoE entre pacientes com alergia alimentar IgE mediada (9,1 razão de risco – *Cox hazard)*, dermatite atópica (3,2 razão de risco – *Cox hazard)*, rinite alérgica (2,8 razão de risco – *Cox hazard)* e asma (1,9 razão de risco – *Cox hazard)*, mostrando forte correlação entre alergia alimentar IgE mediada e EoE. Nessa coorte, observou-se também a bidirecionalidade entre EoE e rinite alérgica, muito provavelmente pela elevada prevalência de rinite alérgica.[16]

Nos estudos de associação de genoma completo (GWAS), observou-se que a EoE compartilha alguns loci genéticos com outras doenças características da marcha atópica incluindo polimorfismos no fator de transcrição STAT 6 e no TSLP.[17] De fato, diversos estudos colocam o TSLP como uma citocina crucial na fisiopatologia das doenças alérgicas, inclusive na interação entre as doenças. Em estudo experimental, camundongos que expressaram de maneira exacerbada TSLP em queratinócitos, tiveram a inflamação pulmonar agravada quando desafiados intraperitonealmente com ovoalbumina ou por meio de provocação nasal com o mesmo alérgeno, mostrando a intensa interação entre estas doenças. Além disso, outro estudo mostrou que o efeito da TSLP foi suficiente para desenvolver fenótipos experimentais semelhantes a EoE em camundongos.[18,19] Do mesmo modo, variantes no lócus 2p33 que codificam o gene CAPN14 foram diretamente associadas com EoE e atopia, com regulação positiva de CAPN14 no esôfago daqueles com esofagite ativa e inflamação tipo 2.[20]

A EoE apresenta vários elementos que a aproxima das demais doenças alérgicas e a disbiose é uma delas. À semelhança dos demais pacientes com alergia, um desequilíbrio no microbioma (disbiose) pode estar mais relacionado às manifestações de alergia e EoE. Há relatos de aumento da prevalência de EoE em pacientes que receberam antibiótico na infância ou nascidos de parto cesariana, eventos facilitadores de disbiose.[20] Outra associação entre EoE e demais doenças alérgicas reside na associação entre imunoterapia oral (IOT) para alergia alimentar mediada por IgE e a EoE. Essa associação foi explorada em uma metanálise que relatou uma correlação positiva entre IOT e EoE, com aparecimento de EoE ocorrendo em 2,7% dos pacientes submetidos a IOT, mas em estudos nacionais observamos uma taxa mais elevada[21] e a literatura aponta para esta a possibilidade de taxas mais elevadas desta associação. Não está claro neste momento se a IOT causa EoE ou se a IOT exacerba EoE leve em indivíduos subclínicos, mas sabe-se que a prevalência de EoE em pacientes com alergia alimentar mediada por IgE é maior do que a taxa de EoE na população geral. Este conjunto de informações sugere que a preocupação com EoE iatrogênica em pacientes submetidos a IOT é justificada devendo estes pacientes serem monitorados de perto.[20]

Considerações finais

Ainda que seja extremamente factível incluir a EoE como mais um importante elemento da marcha atópica, há desafios e avanços que precisam ocorrer. Vale destacar que há pacientes que apresentam EoE sem qualquer história prévia de outras alergias e que há associação de EoE com doenças cuja base fisiopatológica não se aproxima das alergias, como, por exemplo, a doença inflamatória intestinal. É sabido que a marcha não é uniforme em todos os pacientes e muitos desfechos podem acontecer, especialmente por conta dos diversos endótipos de cada uma destas doenças ainda não totalmente esclarecidos. O entendimento do papel do trato gastrointestinal, do microbioma, do expossoma em cada uma das doenças alérgicas e dos fatores epigenéticos e modificadores da doença advindos desta interação poderão trazer no futuro maiores esclarecimentos sobre a interação destas doenças e sobre a possibilidade de intervenções direcionadas ao tratamento e a prevenção de algumas das doenças que compõe a marcha atópica inclusive a EoE.[22]

Referências bibliográficas

1. Arias A, Lucendo AJ: Epidemiology and risk factors for eosinophilic esophagitis: lessons for clinicians., Expert Review of Gastroenterology & Hepatology, DOI: 10.1080/17474124.2020.180605.
2. Furuta GT, Katzka DA. Eosinophilic Esophagitis. N Engl J Med. 2015 Oct 22;373(17):1640-8. doi: 10.1056/NEJMra1502863. PMID: 26488694; PMCID: PMC4905697.
3. Reed CC, Dellon ES. Eosinophilic Esophagitis. Med Clin North Am. 2019 Jan;103(1):29-42. doi: 10.1016/j.mcna.2018.08.009. Epub 2018 Nov 1. PMID: 30466674; PMCID: PMC6260964.
4. Watts MM, Saltoun C, Greenberger PA. Eosinophilic esophagitis. Allergy Asthma Proc. 2019 Nov 1;40(6):462-464. doi: 10.2500/aap.2019.40.4272. PMID: 31690395.
5. Ruffner MA, Spergel JM. Pediatric eosinophilic esophagitis: updates for the primary care setting. Curr Opin Pediatr. 2018 Dec;30(6):829-836. doi: 10.1097/MOP.0000000000000698. PMID: 30239371; PMCID: PMC6410723.
6. Lucendo AJ, Molina-Infante J, Arias A, et al. Guidelines on eosinophilic esophagitis: evidence-based statements and recommendations for diagnosis and management in children and adults. United Eur Gastroenterol J. 2017;5(3):335-58.
7. Hirano I, Chan ES, Rank MA, Sharaf RN, Stollman NH, Stukus DR, et al.; AGA Institute Clinical Guidelines Committee; Joint Task Force on Allergy-Immunology Practice Parameters. AGA Institute and the Joint Task Force on Allergy-Immunology Practice Parameters Clinical Guidelines for the Management of Eosinophilic Esophagitis. Gastroenterology. 2020 May;158(6):1776-1786. doi: 10.1053/j.gastro.2020.02.038. PMID: 32359562.
8. Dellon ES, Liacouras CA, Molina-Infante J, et al. Updated international consensus diagnostic criteria for eosinophilic esophagitis: proceedings of the AGREE conference. Gastroenterology. 2018; 155(4):1022-1033.
9. Liacouras CA, Furuta GT, Hirano I, et al. Eosinophilic esophagitis: updated consensus recommendations for children and adults. J Allergy Clin Immunol. 2011;128(1):3-20.

10. Kamat S, Wang D, Mujumdar U, McCann E, Chuang C, Jalbert J, et al. S415 Increasing Prevalence of Eosinophilic Esophagitis in the United States from 2015 to 2018 American Journal of Gastroenterology. 116: S184-S185. DOI: 10.14309/01.ajg.0000774132.88365.17.

11. Dellon ES, Hirano I. Epidemiology and Natural History of Eosinophilic Esophagitis. Gastroenterology. 2018 Jan;154(2):319-332.e3. doi: 10.1053/j.gastro.2017.06.067. Epub 2017 Aug 1. PMID: 28774845; PMCID: PMC5794619.

12. The Allergic March. https://www.worldallergy.org/education-and-programs/education/allergic-disease-resource-center/professionals/the-allergic-march. Acessado em 11 de setembro de 2022.

13. Hill DA, Spergel JM. Is eosinophilic esophagitis a member of the atopic march? Ann Allergy Asthma Immunol. 2018 Feb;120(2):113-114. doi: 10.1016/j.anai.2017.10.003. Erratum in: Ann Allergy Asthma Immunol. 2018 Feb 19. PMID: 29413330.

14. FDA US Food & Drug. FDA Approves First Treatment for Eosinophilic Esophagitis, a Chronic Immune Disorder. https://www.fda.gov/news-events/press-announcements/fda-approves-first-treatment-eosinophilic-esophagitis-chronic-immune-disorder. Acessado em 11 de setembro de 2022.

15. Mohammad AA, Wu SZ, Ibrahim O, et al. Prevalence of atopic comorbidities in eosinophilic esophagitis: A case-control study of 449 patients. J Am Acad Dermatol. 2017;76:559-60.

16. Hill DA, Grundmeier RW, Ramos M, Spergel JM. (2018). Eosinophilic Esophagitis Is a Late Manifestation of the Allergic March. The Journal of Allergy and Clinical Immunology: In Practice. doi:10.1016/j.jaip.2018.05.010.

17. Hirota T, Nakayama T, Sato S, Yanagida N, Matsui T, Sugiura S, et al. Association study of childhood food allergy with genome-wide association studies-discovered loci of atopic dermatitis and eosinophilic esophagitis. J Allergy Clin Immunol. (2017) 140:1713-6. doi: 10.1016/j.jaci.2017.05.034.

18. Zhang Z, Hener P, Frossard N, Kato S, Metzger D, Li M, et al. Thymic stromal lymphopoietin overproduced by keratinocytes in mouse skin aggravates experimental asthma. Proc Natl Acad Sci USA. (2009) 106:1536–41. doi: 10.1073/pnas.0812668106.

19. Yang L, Fu J, Zhou Y. Research Progress in Atopic March. Front Immunol. 2020 Aug 27;11:1907. doi: 10.3389/fimmu.2020.01907. PMID: 32973790; PMCID: PMC7482645.

20. Capucilli P, Hill DA. Allergic Comorbidity in Eosinophilic Esophagitis: Mechanistic Relevance and Clinical Implications. Clin Rev Allergy Immunol. 2019 Aug;57(1):111-127. doi: 10.1007/s12016-019-08733-0. PMID: 30903437; PMCID: PMC6626558.

21. Yonamine G, Soldateli G, Aquilante B, Pastorino AC, Moraes-Beck CL, Gushken AK, et al. PP082 Esophageal eosinophilic infiltration during desensitisation treatment: a growing concern Abstracts from the Food Allergy and Anaphylaxis Meeting 2017 Clin Transl Allergy. 2017; 7(Suppl 1): 10. Published online 2017 Mar 30. doi: 10.1186/s13601-017-0142-2.
22. Gabryszewski SJ, Hill DA. One march, many paths: Insights into allergic march trajectories. Ann Allergy Asthma Immunol. 2021 Sep;127(3):293-300. doi: 10.1016/j.anai.2021.04.036. Epub 2021 May 7. PMID: 33971364; PMCID: PMC8418995.

Capítulo

7

Cuidados com a pele, dermatite atópica e alergia alimentar

Janaina Michelle Lima Melo
Márcia Carvalho Mallozi

A relação entre alergia alimentar (AA) e dermatite atópica (DA) há muitos anos é abordada, como uma relação de quem vem primeiro na marcha atópica: o ovo ou a galinha? O fato é que existe uma interrelação muito forte.

Dentre muitos estudos que observaram a relação entre DA e AA um chamou a atenção, e, a partir daí, a discussão sobre a possiblidade de cuidados com a pele em crianças com predisposição a DA serem usados para a redução de sensibilização alérgica.[1] Esse estudo, a partir de um coorte irlandesa, observou crianças desde o período neonatal até os 2 anos de idade, medindo a perda de água transepidérmica (TEWL), mutação do gene da filagrina e sensibilização a antígenos alimentares dentre outros parâmetros e teve como uma de suas conclusões: "disfunção da barreira da pele no período neonatal prevê AA aos 2 anos de idade, apoiando o conceito de sensibilização transcutânea a alérgenos, mesmo em crianças que não têm DA. TEWL poderia ser usado para identificar as crianças nos primeiros dias de vida antes do desenvolvimento de DA ou AA para estudos de intervenção direcionados para alterar potencialmente a marcha atópica".[1]

Em uma recente revisão sistemática de 66 estudos populacionais,[2] os autores observaram que a probabilidade de sensibilização alimentar foi até 6 vezes maior em pacientes com DA versus indivíduos controles saudáveis aos 3 meses de idade (*odds ratio*, 6,18; IC 95%, 2,94-12,98; $P < 0,001$). Outros estudos populacionais relataram que até 53% dos indivíduos com DA foram sensibilizados por alimentos e até 15% demonstraram sinais de AA na provocação. Enquanto isso, estudos incluindo apenas pacientes com DA relataram prevalências de sensibilização alimentar de até 66%, com prevalências comprovadas de AA de até 81%. Dezesseis estudos sugeriram que a AA está associada a um fenótipo de DA mais grave. Seis estudos indicaram que a DA de início precoce ou persistência aumentada está particularmente associada à AA.[2] É importante também relatar que a colonização por estafilococos aureus na pele está associada com sensibilização a alérgenos alimentares independente da gravidade da DA.[3] Portanto, devido ao aparecimento precoce da DA, cuidados preventivos com a pele do recém-nascido com emolientes e introdução precoce de alimentos parecem ser muito importantes para determinar a tolerância alimentar.[4]

A grande questão que os atuais artigos trouxeram à tona é se nós podemos prevenir a AA com hidratantes, recuperando a barreira cutânea na dermatite atópica ou se isso seria prejudicial?

O estudo BEEP (*Barrier Enhancement for Eczema Prevention*) avaliou se o uso diário de emoliente no primeiro ano de vida de crianças de alto risco poderia prevenir eczema.[5] Participaram deste estudo 1.394 recém-nascidos, 693 foram atribuídos ao grupo emoliente e 701 ao grupo controle. Aos 2 anos, o eczema estava presente em 139 (23%) de 598 bebês no grupo emoliente e 150 (25%) de 612 bebês no grupo controle, portanto, não encontraram evidências de que o emoliente diário durante o primeiro ano de vida pudesse prevenir o eczema em crianças de alto risco e algumas evidências sugerem um risco aumentado de infecções de pele.[5] O estudo PreventADALL também chegou a mesma conclusão do estudo BEEP, com a inclusão de 2.397 recém-nascidos. Nem os emolientes nem a alimentação complementar precoce reduziram o risco de dermatite atópica, com uma diferença de risco de 3,1% para intervenção na pele e 1,0% para intervenção alimentar, em prol do controle.[6]

O recente estudo EAT (*Enquiring about Tolerance*) analisou que a aplicação regular de hidratantes na pele de lactentes pequenos pode promover o desenvolvimento de alergia alimentar por meio da sensibilização transcutânea. Sabe-se também que a utilização de hidratantes com ativos alimentares (aveia, leite) podem causar maior sensibilização na pele de pacientes com dermatite atópica e ser mais prejudicial em casos de dermatite atópica grave ou em casos de início precoce de DA.[7]

Por outro lado, existem alguns estudos e inclusive uma recente revisão sistemática que analisou se os emolientes na infância poderiam prevenir a sensibilização alimentar. Nessa revisão, nos bebês que receberam emolientes não houve redução significativa no desenvolvimento de DA em comparação com o grupo controle. No entanto, houve benefício significativo de emolientes profiláticos (RR 0,75, IC 95% 0,62-1,11) na população de alto risco (n = 8 estudos). Também houve benefício significativo (RR 0,59, IC 95% 0,43, 0,81) em estudos (n = 6) onde os emolientes foram usados continuamente; mas não quando o tratamento foi interrompido por um intervalo antes da avaliação da DA. Não foram encontrados efeitos protetores na AA. Portanto, eles concluíram que a aplicação profilática de emolientes iniciados na primeira infância pode prevenir a DA, principalmente em populações de alto risco e quando usados continuamente, porém não previnem a AA.[8]

No atual *guideline* europeu sobre prevenção de AA em crianças pequenas, não há contraindicação ou recomendação de usar emolientes na pele para prevenir alergia alimentar na infância.[9] Entretanto, referente às crianças com dermatite atópica o consenso europeu sobre dermatite atópica reforça a importância da hidratação continua como recuperação da barreira e até seu efeito poupador de corticoide.[10]

Considerações finais

Lactentes com DA tem alto risco de desenvolver AA. Porém, não é recomendado o uso de hidratantes como forma profilática de prevenir AA em lactentes e devemos manter um cuidado especial com a sensibilização transcutânea. O uso de hidratação será recomendado como terapia de tratamento no eczema.

Referências bibliográficas

1. Kelleher MM, Dunn-Galvin A, Gray C, Murray DM, et al. Skin barrier impairment at birth predicts food allergy at 2 years of age. J Allergy Clin Immunol 2016; 137: 1111-6. doi: 10.1016/j.jaci.2015.12.1312. PMID 26924469.
2. Tsakok T, Marrs T, Mohsin M, Baron S, et al. Does atopic dermatitis cause food allergy? A systematic review. J Allergy Clin Immunol. 2016 Apr;137(4):1071-1078. doi: 10.1016/j.jaci.2015.10.049. Epub 2016 Feb 18. PMID: 26897122.
3. Tsilochristou O, du Toit G, Sayre PH, Roberts G, et al. Immune Tolerance Network Learning Early About Peanut Allergy Study Team. Association of Staphylococcus aureus colonization with food allergy occurs independently of eczema severity. J Allergy Clin Immunol. 2019 Aug;144(2):494-503. doi: 10.1016/j.jaci.2019.04.025. Epub 2019 May 31. PMID: 31160034.
4. Domínguez O, Plaza AM, Alvaro M. Relationship Between Atopic Dermatitis and Food Allergy. Curr Pediatr Rev. 2020;16(2):115-122. doi: 10.2174/1573396 315666191111122436. PMID: 31713486.

5. Chalmers JR, Haines RH, Bradshaw LE, Montgomery AA, et al. BEEP study team. Daily emollient during infancy for prevention of eczema: the BEEP randomised controlled trial. Lancet. 2020 Mar 21;395(10228):962-972. doi: 10.1016/S0140-6736(19)32984-8. Epub 2020 Feb 19. PMID: 32087126; PMCID: PMC7086156.

6. Skjerven HO, Rehbinder EM, Vettukattil R, LeBlanc M, et al. Skin emollient and early complementary feeding to prevent infant atopic dermatitis (PreventADALL): a factorial, multicentre, cluster-randomised trial. Lancet. 2020 Mar 21;395(10228):951-961. doi: 10.1016/S0140-6736(19)32983-6. Epub 2020 Feb 19. Erratum in: Lancet. 2020 Mar 21;395(10228):e53. PMID: 32087121.

7. Perkin MR, Logan K, Marrs T, Radulovic S, et al. EAT Study Team. Association of frequent moisturizer use in early infancy with the development of food allergy. J Allergy Clin Immunol. 2021 Mar;147(3):967-976.e1. doi: 10.1016/j. jaci.2020.10.044. PMID: 33678253.

8. Zhong Y, Samuel M, van Bever H, Tham EH. Emollients in infancy to prevent atopic dermatitis: A systematic review and meta-analysis. Allergy. 2022 Jun;77(6):1685-1699. doi: 10.1111/all.15116. Epub 2021 Oct 12. PMID: 34591995.

9. Halken S, Muraro A, de Silva D, Khaleva E, et al. European Academy of Allergy and Clinical Immunology Food Allergy and Anaphylaxis Guidelines Group. EAACI guideline: Preventing the development of food allergy in infants and young children (2020 update). Pediatr Allergy Immunol. 2021 Jul;32(5):843-858. doi: 10.1111/pai.13496. Epub 2021 Mar 29. PMID: 33710678.

10. Wollenberg A, Barbarot S, Bieber T, Christen-Zaech S, et al. European Dermatology Forum (EDF), the European Academy of Dermatology and Venereology (EADV), the European Academy of Allergy and Clinical Immunology (EAACI), the European Task Force on Atopic Dermatitis (ETFAD), European Federation of Allergy and Airways Diseases Patients' Associations (EFA), the European Society for Dermatology and Psychiatry (ESDaP), the European Society of Pediatric Dermatology (ESPD), Global Allergy and Asthma European Network (GA2LEN) and the European Union of Medical Specialists (UEMS). Consensus-based European guidelines for treatment of atopic eczema (atopic dermatitis) in adults and children: part I. J Eur Acad Dermatol Venereol. 2018 May;32(5):657-682. doi: 10.1111/jdv.14891. Erratum in: J Eur Acad Dermatol Venereol. 2019 Jul;33(7):1436. PMID: 29676534.

Capítulo

8

Ferramentas diagnósticas nas alergias alimentares: testes *in vivo*

Valéria Botan Gonçalves
José Carlison Santos de Oliveira

Introdução

A alergia alimentar pode afetar significativamente a qualidade de vida e bem-estar dos pacientes e seus familiares, portanto, um diagnóstico preciso é de extrema importância. Para tanto, utiliza-se como padrão-ouro o teste de provocação oral (TPO). Esse teste envolve riscos, recursos materiais e equipe treinada para tratar reações alérgicas de qualquer grau de gravidade.

Nesse cenário clínico, biomarcadores têm sido utilizados e validados para possibilitar um diagnóstico mais preciso quando combinados com a história clínica, adiando a realização do TPO, quando possível. Neste capítulo, discutiremos as principais ferramentas diagnósticas *in vivo* nas alergias alimentares.

Testes de puntura ou *skin prick test*

Os testes de puntura (*skin prick test*, SPT) são testes de triagem de alergia comumente usados para identificar a presença de IgE específica para alérgenos alimentares e são realizados colocando-se uma gota do extrato alergênico na pele (preferencialmente face volar do antebraço), seguido por uma puntura através da gota, com puntor descartável. Os testes são, então, avaliados 15 minutos após aplicação. Pápulas com pelo menos 3 mm de diâmetro maiores que o controle negativo são consideradas positivas.[1] O SPT é barato, seguro e de fácil execução, mas tem baixa especificidade para alergia alimentar.[2]

A sensibilização pode estar presente sem uma reação clinicamente significativa ao ingerir o alimento, ou seja, o estado de sensibilização do SPT não apresenta boa correlação com o resultado de um teste de provocação oral (TPO).[2] Por isso, muitas pesquisas têm sido realizadas para tentar achar o ponto de corte do tamanho da pápula do SPT e sua relação com a chance de TPO's positivos. Os valores preditivos positivos (VPP's) coletados dessas pesquisas não podem ser facilmente extrapolados para outras populações, devidos às amostras seletivas, diferentes protocolos de estudos, modo de processamento dos alimentos ofertados e idade dos participantes.

Dados de uma amostra populacional mostraram que apenas 33% das crianças sensibilizadas ao amendoim e 55% das crianças sensibilizadas ao ovo foram alérgicas comprovadamente no TPO.[3]

Estudos de metanálise para alergia ao ovo e amendoim, encontraram como ponto de corte para VPP de 95% para pápulas de 6-9 mm (ovo) e 7-8 mm (amendoim). Quando as amostras foram restritas a crianças menores de 2 anos, os limiares foram menores (ovo: 3-5 mm e amendoim: 4 mm). Apesar dos limites na faixa intermediária (6-9 mm) demonstrando 95% de probabilidade de alergia alimentar, sua especificidade ainda pode ser baixa.[2] As crianças podem registrar tamanhos de pápulas maiores que esses limites, mas não reagirem à ingestão desses alimentos.

Por outro lado, valores de corte para diagnóstico de SPT (13 mm) que têm 100% de especificidade para alergia alimentar podem não ser clinicamente úteis, pois poucas crianças podem atingir esse limite.[2] Esses limites maiores podem ser difíceis de extrapolar para outras populações e, embora a especificidade seja alta, a sensibilidade tende a ser baixa.[2,3]

O mesmo também ocorre ao se utilizar a técnica do "*prick to prick*" para alimentos processados contendo leite ou ovo (*bakeds*). Até o momento, não há senso comum sobre o tamanho da pápula capaz de predizer maior chance de reação ao TPO, variando entre os estudos de 7 mm a 17 mm para leite processado.[4]

Quanto aos alérgenos utilizados, vale ressaltar que os alimentares são compostos por várias moléculas, algumas estáveis ao calor e armazenamento e outras menos estáveis em que a alergenicidade pode ser significativamente reduzida quando o alimento é exposto a altas temperaturas.[5] Os extratos alergênicos para SPT contendo proteínas estáveis ao calor e à digestão gástrica, como caseína de leite de vaca, ovomucoide do ovo têm alto valor preditivo negativo.[1] Extratos alergênicos para SPT de outros alimentos, como vegetais, têm baixo valor preditivo negativo, pois contêm moléculas termolábeis, como os proflinas. Para esses alérgenos, é útil usar a técnica *prick to prick* com alimentos frescos.[1,6]

Como ferramenta de auxílio na prática do alergista, se o paciente apresenta um quadro clínico com história sugestiva de alergia alimentar e, posteriormente, registra um SPT positivo, o SPT confirma a sensibilização. Nesses casos, o TPO pode ser desnecessário.[1]

Se a história clínica é sugestiva e o SPT é negativo ou duvidoso, pode-se realizar IgEs específicas, mas provavelmente o TPO será necessário.

Dentre as crianças que ainda não consumiram um determinado alimento, o SPT pode ser usado como uma ferramenta de triagem para alergia, porém, em caso de positividade, deve-se obrigatoriamente realizar TPO para confirmar tal hipótese.

Pode-se também utilizar o SPT para monitorar o tamanho da pápula ao longo do tempo. Uma redução no tamanho do diâmetro da pápula para alérgenos alimentares coincide com o processo de aquisição de tolerância. Apesar desse tema ainda ser conflitante, modelos de regressão logística para ovo e leite, encontraram uma relação significativa entre a diminuição do tamanho da pápula e a aquisição de tolerância.[7]

O teste cutâneo pode ser usado de várias maneiras na avaliação das alergias alimentares, conforme a Tabela 8.1, entretanto em todas elas, a sensibilidade e especificidade desse teste dependerá da correta indicação e do bom senso na interpretação dos resultados. Além disso, o SPT deve ser realizado por alergista treinado e em local apropriado para possíveis intercorrências, pois anafilaxia pode ocorrer durante testes *in vivo* nas alergias alimentares.

TABELA 8.1. Quando realizar e quando evitar o SPT nas alergias alimentares

Indicações do SPT nas alergias alimentares	Quando SPT não deve ser indicado, rotineiramente, nas alergias alimentares
Síndrome da alergia oral	Alergias alimentares não mediadas por IgE
Urticária e angioedema exacerbados por alérgenos alimentares	Intolerâncias alimentares
Início dos protocolos de imunoterapia oral (SPT titulado)	Alergia a corantes, aditivos e conservantes alimentares
Alergias alimentares múltiplas para avaliar sensibilização cruzada	Anafilaxias ou choque anafilático recente (risco elevado de reação)
Demais reações IgE mediadas, exceto anafilaxia recente	Com múltiplos alérgenos alimentares não associados à história clínica do paciente
Dermatite atópica e esofagite eosinofílica: avaliar possíveis sensibilizações	

Adaptada de Ansotegui IJ et al.[6]

Atopy Patch Test

O teste de contato foi originalmente desenvolvido para investigar reações de hipersensibilidade tardia a antígenos, em especial a metais, drogas e haptenos, dentre outros. O *atopy patch test* (APT) com alimentos envolve o mesmo procedimento técnico do teste de contato utilizando antígenos proteicos alimentares e, preferencialmente, com alimentos "*in natura*". Em 2000, Niggemann e cols. realizaram estudo pioneiro que documentou a utilidade do APT como instrumento diagnóstico na suspeita de alergia alimentar em crianças com dermatite atópica.[8]

O APT destina-se a investigação de alergias alimentares não mediadas por IgE, via linfócitos T e tem sido empregado na pesquisa das manifestações gastrointestinais tardias, na dermatite atópica e na esofagite eosinofílica. Entretanto, com o aumento do número de pesquisas, o APT passou a ter sua sensibilidade e especificidade questionadas no arsenal diagnóstico das alergias alimentares.[9,10]

Tal fato se deve à ausência de protocolos para realização do mesmo, bem como resultados conflitantes ao longo de todo esse período. A falta de extratos padronizados e a utilização de alimentos *in natura* direto no dorso do paciente trouxe outro grande viés de confusão para a execução do APT.[9,10]

Estudo comparando a acurácia do APT com o TPO em identificar crianças alérgicas ao leite de vaca e ao ovo demonstrou que associar *atopy patch test* ao *prick test* não foi capaz de aumentar a acurácia do diagnóstico, bem como o uso de extratos moleculares como caseína, α-lactoalbumina e β-lactoglobulina apresentaram sensibilidade menores quando comparados com a aplicação da proteína do leite de vaca total no dorso do paciente (33%, 55%, 62% × 75%, respectivamente). Além disso, nesse estudo as concentrações de leite e ovo utilizadas no dorso foram alteradas ao longo do tempo e houve significante diferença no valor preditivo positivo (VPP) com concentrações maiores aplicadas.[11] Outro grupo de pesquisa, encontrou maior sensibilidade do APT para pacientes com dermatite atópica pelo leite de vaca e/ou ovo quando comparado com pacientes somente com sintomas gastrointestinais.[12]

Na esofagite eosinofílica, apesar de estudos anteriores demonstrarem que a associação de SPT e APT aumentaria a acurácia da dieta de eliminação,[13] essa prática encontra-se cada vez mais em desuso.

Em 2006, a *European Academy of Allergy and Clinical Immunology* (EAACI) estabeleceu alguns critérios para realização do APT nas alergias alimentares, que quando realizado, atualmente, devem ser seguidos:[9]

- Alimentos frescos são preferidos, devido à ausência de padronização de extratos comerciais.
- Não há diferença entre os veículos utilizados (petrolato, solução aquosa ou fisiológica).
- O local de aplicação deve ser no dorso do paciente.
- Utilizar câmaras contensoras de 12 mm.
- Melhores resultados são obtidos com tempo de oclusão de 48 horas e leitura realizada com 48 e 72 horas.
- Os efeitos colaterais não são comuns e, quando presentes são principalmente leves, incluindo erupções locais, urticária de contato, irritações das fitas adesivas e prurido local.[9]

Teste de provocação oral

Considerado o padrão-ouro das ferramentas no diagnóstico das alergias alimentares, o TPO deve ser realizado por profissional experiente, em ambiente equipado para emergência, a fim de avaliar criteriosamente os sinais e sintomas e gerenciar qualquer possível reação alérgica.[14]

Consiste na oferta progressiva do alimento suspeito e/ou placebo, em intervalos regulares, sob supervisão médica para monitoramento de possíveis reações clínicas, após um período de exclusão dietética necessário para resolução dos sintomas clínicos.[5]

Pode ser indicado em qualquer idade,[15] para:

- Confirmar ou excluir uma alergia alimentar.
- Avaliar a aquisição de tolerância em alergias alimentares potencialmente transitórias como a do leite de vaca, do ovo, do trigo ou da soja.
- Avaliar reatividade clínica em pacientes sensibilizados e com dieta restritiva a múltiplos alimentos.
- Determinar se alérgenos alimentares associados a doenças crônicas podem causar reações imediatas.
- Avaliar tolerância a alimentos envolvidos em possíveis reações cruzadas.
- Avaliar o efeito do processamento do alimento em sua tolerabilidade.

De acordo com o conhecimento do paciente (ou de sua família) e do médico quanto à natureza da substância ingerida (alimento ou placebo) os testes de provocação oral são classificados como aberto (paciente e médico cientes), simples cego (apenas o médico sabe) ou duplo cego e controlado por placebo (TPODCPC), quando nenhuma das partes sabe o que está sendo ofertado.[5]

O TPODCPC é o que apresenta maior especificidade e sensibilidade, sendo considerado "padrão-ouro" no diagnóstico da alergia alimentar. No entanto, apresenta desvantagens relacionadas ao tempo necessário para execução, custos envolvidos, e necessidade de estrutura física e de equipe médica treinada para atendimento de possíveis reações graves, o que limita sua utilização na prática clínica, sendo geralmente utilizado para fins de pesquisa.

A decisão da escolha do TPO e do momento de sua execução podem ser influenciadas pela história clínica, idade, tipo de sintoma, tempo da última reação, resultados dos testes cutâneos e/ou dos níveis séricos de IgE específicas, bem como pelo valor nutricional do alimento e pela preferência do paciente e de seus familiares.[5]

Considerações finais

As ferramentas diagnósticas *in vivo* para alergias alimentares devem ser cuidadosamente analisadas em conjunto com a história clínica a fim de se evitar diagnósticos equivocados que podem resultar em uma dieta restritiva inadequada com prejuízos nutricionais e psicossociais para os pacientes.

Referências bibliográficas

1. Berni Canani R, Caffarelli C, Calvani M, Martelli A, Carucci L, Cozzolino T, et al. Diagnostic therapeutic care pathway for pediatric food allergies and intolerances in Italy: a joint position paper by the Italian Society for Pediatric Gastroenterology Hepatology and Nutrition (SIGENP) and the Italian Society for Pediatric Allergy and Immunology (SIAIP). Ital J Pediatr, 2022 10;48(1):87.
2. Peters RL, Gurrin LC, Allen KJ. The predictive value of skin prick testing for challenge-proven food allergy: a systematic review. Pediatr Allergy Immunol. 2012 Jun;23(4):347-52.
3. Osborne NJ, Koplin JJ, Martin PE, Gurrin LC, Lowe AJ, Matheson MC, et al; HealthNuts Investigators. Prevalence of challenge-proven IgE-mediated food

allergy using population-based sampling and predetermined challenge criteria in infants. J Allergy Clin Immunol. 2011 Mar;127(3):668-76.

4. Cuomo B, Indirli GC, Bianchi A, Arasi S, Caimmi D, Dondi A, et al. Specific IgE and skin prick tests to diagnose allergy to fresh and baked cow's milk according to age: a systematic review. Ital J Pediatr. 2017 Oct 12;43(1):93.

5. Nowak-Wegrzyn A, Fiocchi A. Rare, medium, or well done? The effect of heating and food matrix on food protein allergenicity. Curr Opin Allergy Clin Immunol. 2009 Jun;9(3):234-7.

6. Ansotegui IJ, Melioli G, Canonica GW, Caraballo L, Villa E, Ebisawa M, et al. IgE allergy diagnostics and other relevant tests in allergy, a World Allergy Organization position paper. World Allergy Organ J. 2020 Feb 25;13(2):100080.

7. Foong RX, Santos AF. Biomarkers of diagnosis and resolution of food allergy. Pediatr Allergy Immunol. 2021 Feb;32(2):223-33.

8. Niggemann B, Reibel S, Wahn U. The atopy patch test (APT) – a useful tool for the diagnosis of food allergy in children with atopic dermatitis. Allergy 2000; 55: 281-5.

9. Cocco R, Solé D. Patch test in the diagnosis of food allergy. Allergol Immunopathol (Madr). 2009 Jul-Aug;37(4):205-7.

10. Spergel JM, Brown-Whitehorn T. The use of patch testing in the diagnosis of food allergy. Curr Allergy Asthma Rep. 2005 Jan;5(1):86-90.

11. Caglayan Sozmen S, Povesi Dascola C, Gioia E, Mastrorilli C, Rizzuti L, Caffarelli C. Diagnostic accuracy of patch test in children with food allergy. Pediatr Allergy Immunol. 2015 Aug;26(5):416-22.

12. Sirin Kose S, Asilsoy S, Tezcan D, Atakul G, Al S, Atay O, et al. Atopy patch test in children with cow's milk and hen's egg allergy: Do clinical symptoms matter? Allergol Immunopathol (Madr). 2020 Jul-Aug;48(4):323-31.

13. Spergel JM, Brown-Whitehorn T, Beausoleil JL, Shuker M, Liacouras CA. Predictive values for skin prick test and atopy patch test for eosinophilic esophagitis. J Allergy Clin Immunol. 2007 Feb;119(2):509-11.

14. Calvani M, Bianchi A, Reginelli C, Peresso M, Testa A. Oral Food Challenge. Medicina (Kaunas). 2019 Sep 27;55(10):651.

15. Bird A, Leonard S, Groetch M, Assád A, Cianferoni A, Clark A, et al. Conducting an oral food challenge: an update to the 2009 adverse reactions to foods Committee Work Group Report. J Allergy Clin Immunol Pract. 2020:8; 75-90.

Capítulo
9

Ferramentas diagnósticas nas alergias alimentares: testes *in vitro*

José Carlison Santos de Oliveira
Valéria Botan Gonçalves

Introdução

Mesmo com o progresso das últimas décadas no conhecimento da biologia molecular, que determinou um avanço extraordinário no seguimento dos pacientes suspeitos de alergia alimentar e fez surgir uma nova era conhecida como *"alergia molecular"*, a história clínica ainda permanece como o grande fio condutor na busca pelo diagnóstico etiológico. Nenhum exame pode ser interpretado fora do contexto clínico devendo sempre ser fundamentado por uma anamnese bem documentada. Tradicionalmente o algoritmo diagnóstico inicia-se com a história clínica seguida de exames complementares que, no caso das alergias, são habitualmente conhecidos como Testes Alérgicos, e seu valor depende da habilidade e sensibilidade do médico em diferenciar as manifestações causadas por hipersensibilidade alimentar daquelas relacionadas a outras condições.[1] A correta abordagem laboratorial tem correlação direta com os processos fisiopatológicos responsáveis pelas manifestações clínicas observadas no paciente. Na dependência dos mecanismos imunológicos envolvidos na gênese das manifestações de alergia alimentar (hipersensibilidade IgE mediada ou tipo I e a hipersensibilidade celular ou tipo IV), a abordagem laboratorial será distinta.[1]

Ferramentas diagnósticas na alergia alimentar

Indivíduos com alergia alimentar apresentam falha no desenvolvimento de tolerância imunológica e clínica a determinado(s) alimento(s), que se manifesta como doenças mediadas ou não mediadas por anticorpos da classe E (IgE).[2] A apresentação clínica da alergia alimentar envolve um amplo espectro de sintomas que vão desde manifestações cutâneas (urticária, angioedema, eczema/dermatite atópica), gastrointestinais (vômitos, cólicas, dor abdominal, diarreia, obstipação), respiratórias (rinorreia, espirros, tosse, dispneia) até circulatória (colapso cardiovascular).[3] Os exames complementares que utilizam extratos de alérgenos são as mais importantes ferramentas na identificação dos fatores desencadeantes das alergias alimentares. O diagnóstico de alergia mediada por IgE inclui a identificação de anticorpos da classe E contra um alérgeno específico em combinação com a presença de sintomas clínicos típicos após a exposição a esse alérgeno. Se um paciente tiver positividade para um anticorpo IgE específico, mas não apresentar sintomas, o paciente é classificado apenas como "sensibilizado". A sensibilização é comum em indivíduos sem alergia clínica (isto é, tolerância).[2] Testes para pesquisa de anticorpos IgE específicos podem envolver métodos *in vivo* (teste cutâneo ou teste de provocação) ou análises *in vitro*, baseadas em exames de laboratório, que se correlacionam apenas com alergias alimentares mediada por IgE e mistas.[2]

Pesquisa de anticorpos IgE *in vitro*

▪ IgE total e IgE específica

No final da década de 1960, a descoberta do anticorpo IgE (imunoglobulina E) forneceu um biomarcador específico para ser usado na identificação de doenças alérgicas desencadeadas por alérgenos ambientais (geralmente proteínas).[5] A disponibilidade da proteína de IgE humana purificada permitiu a preparação e produção de anticorpos policlonais específicos. Atualmente, a IgE sérica total serve como teste de triagem das doenças alérgicas e de atopia. Utilizando antissoros policlonais específicos de IgE humana, o primeiro teste radioimunoadsorvente (RAST) de IgE sérica total e IgE alérgeno específico foram desenvolvidos.[4] Os testes tradicionais de anticorpos IgE, como testes cutâneos e testes de IgE específicos *in viro*, são baseados em extratos brutos compostos por moléculas alergênicas e não alergênicas obtidas de uma fonte alergênica específica.[5] Dependendo do número de antígenos que podem ser testados simultaneamente, existem dois métodos representativos: *singleplex* e *multiplex*. Ensaios *singleplex* ou *monoplex* referem-se ao método onde apenas um componente ou fonte alimentar é medido por análise. Os ensaios *multiplex* permitem que mais de um componente seja detectado e quantificado em uma única análise laboratorial. A detecção de IgE específica é importante para o diagnóstico, tratamento e prevenção de doenças alérgicas induzidas por respostas de hipersensibilidade tipo I. Entretanto, a composição e a quantidade de um extrato alergênico afetam fortemente o resultado dos exames, fazendo com que a mensuração de IgE produzidos por diferentes métodos gerem vários níveis quantitativos e, às vezes, resultados qualitativos não concordantes.[6] É de extrema importância nos testes de IgE específicas que as medições sejam realmente específicas e precisas. Atualmente, existem três plataformas de imunoensaio IgE específicas comercialmente disponíveis, das quais IMMULITE® 2000 (Siemens Healthcare Diagnostics, NY, EUA) e ImmunoCAP™ (Thermo Fisher Scientific, Uppsala, Suécia) são dominantes e disponíveis para a prática clínica diária. Ambas as plataformas fornecem análises de IgE para uma ampla gama de alérgenos, incluindo extratos brutos e seus respectivos componentes de alérgenos.[5,6]

CRD (Diagnóstico resolvido por componentes)

Os extratos alergênicos obtidos das diversas fontes de alérgenos encontradas na natureza são compostos por diversos componentes — proteínas glicosiladas e não glicosiladas, lipídios etc. — a maioria dos quais são irrelevantes para a reação alérgica e diagnóstico de alergia. O progresso na biologia molecular nas últimas três décadas nos permitiu identificar e caracterizar alérgenos isolados em detalhes no nível molecular, levando a criação de grandes bancos de dados de alérgenos (por exemplo, www.allergen.org, www.allergome.org) nos quais todas as informações são acessíveis para a comunidade científica e médica.[3] O uso de moléculas alergênicas únicas (em vez de extratos) introduziu uma nova era diagnóstica de alergia molecular de alta resolução também designada como "diagnóstico resolvido por componente" (CRD)[7,8] com profundas mudanças no entendimento dos perfis de sensibilização e reatividade cruzada. O diagnóstico de alergia molecular na rotina diária oferece uma série de benefícios que nos dão uma maior precisão diagnóstica e permitem um melhor manejo do paciente.

Vários fatores são listados como relevantes na escolha dos CRDs com relação aos extratos:

- Avaliar moléculas pouco abundantes e/ou com fraca estabilidade.
- Moléculas associadas a risco ou gravidade.

- Avaliar reatividade cruzada.
- Marcador de sensibilização real (específica para a espécie).[8]

Entretanto, para uma melhor assertividade clínica são necessários critérios diagnósticos que incluem:

- Sensibilidade diagnóstica (proporção de testes positivos de anticorpos IgE em pacientes com sintomas alérgicos/doença).
- Especificidade diagnóstica (proporção de testes de anticorpos IgE negativos em indivíduos assintomáticos/saudáveis).
- Indicador de reatividade cruzada clínica (fontes alergênicas que não provocaram a sensibilização primária).
- Predição de reações clínicas (valor preditivo positivo, valor preditivo negativo, limiares, razão de verossimilhança etc.).[8]

A Tabela 9.1 identifica vantagens e desvantagens associadas à detecção de IgE sérica específica para componentes, enquanto a Tabela 9.2 evidencia a correlação clínica associada a determinado componente molecular.

O conhecimento sobre alergia molecular está em constante evolução, o que torna imprescindível uma análise clínica criteriosa que possa integrar esse conhecimento e usá-lo quando necessário para melhorar a precisão do diagnóstico e, assim, fornecer medidas terapêuticas e preventivas mais fidedignas.[9]

Alergia Alimentar

TABELA 9.1. Dosagem de IgE específica para componentes e suas vantagens e desvantagens[8]

Vantagens	Desvantagens
Detecção de sensibilização a alérgenos relevantes	Resultados não disponíveis imediatamente durante a consulta
Identificação de reatividade cruzada como causa de uma medição de sIgE	Desafios técnicos (ensaio laboratorial mais sofisticado)
Proteínas altamente definidas	Custos mais altos
Proteínas altamente purificadas	Identificação de IgE apenas para um número limitado de alérgenos componentes
Estrutura – quantidade de proteína conhecida com precisão	
Paciente não exposto ao alérgeno	
Número de moléculas de alérgenos que pode ser testado simultaneamente	

TABELA 9.2. Principais componentes proteicos e respectiva relevância clínica[1,8]

Componentes proteicos/fontes alimentares	Relevância clínica
Caseína (leite de vaca)	Persistência e gravidade das reações
β-lactoglobulina e α-lactoalbumina (leite)	História natural mais efêmera; possível tolerância às formas assadas do alimento
Ovomucoide (ovo)	Persistência e gravidade das reações
Ovoalbumina (ovo)	História natural mais efêmera; possível tolerância às formas assadas do alimento
Conglicinina e β-conglicinina (soja)	Marcadores de reações graves

Continua

Continuação

TABELA 9.2. Principais componentes proteicos e respectiva relevância clínica[1,8]

Componentes proteicos/fontes alimentares	Relevância clínica
Ômega-5 gliadina (trigo)	Relação com anafilaxia induzida por exercícios; marcador de reatividade clínica
Proteínas de estocagem (castanhas, amendoim)	Marcadores de reatividade clínica
Parvalbumina (peixes)	Marcador de reatividade cruzada entre as espécies
Tropomiosina (camarão, ácaros, barata, parasitas)	Marcador de reatividade cruzada entre as espécies
Proteínas transportadoras de lipídeos (LTP) (frutas, castanhas, amendoim, vegetais, polens, látex)	Marcadores de reatividade cruzada – sintomas potencialmente moderados-graves
Profilinas (frutas, vegetais, polens)	Marcadores de reatividade cruzada – sintomas leves
Soroalbuminas (mamíferos, aves)	Reatividade cruzada entre as espécies – sintomas raros e potencialmente leves

Multiplex (*microarray*)

A plataforma *microarray* atualmente disponível comercialmente para detecção de níveis de anticorpos IgE é denominada ImmunoCAP ISAC (Thermo Fisher Scientific, Uppsala, Suécia) sendo composta por 112 componentes proteicos provenientes de 51 diferentes fontes alergênicas descrita em unidades ISU sendo considerado um método semiquantitativo.[8] Embora haja uma sensibilidade analítica mais baixa no ISAC, existe uma excelente correlação entre os resultados de IgE específica obtidos pelo Immuno-CAP *singleplex* quando comparados ao método *multiplex*. Sua indicação precisa e a interpretação criteriosa de seus resultados visam impedir um ônus indevido por conta de restrições dietéticas inadequadas e/ou desnecessariamente amplas, além de terapêuticas medicamentosas desnecessárias. No contexto das alergias alimentares o ISAC é interessante como ferramenta de investigação em paciente polissensibilizado.[10]

Considerações finais

O uso dos testes alérgicos, empregados para diagnóstico etiológico nas alergias alimentares, deve ser sempre guiado por uma história clínica bem fundamentada. Esses exames são bons para confirmar ou descartar o envolvimento de IgE na hipersensibilidade alimentar, mas são incapazes de diferenciar clinicamente entre alergia e tolerância. A realização de testes alérgicos apenas para avaliar o perfil alergênico do paciente pode levar a erros diagnósticos, medidas terapêuticas inadequadas e dietas restritivas com grande potencial iatrogênico. A pesquisa da IgE específica tanto *in vitro* quanto *in vivo* são métodos fidedignos e comparáveis quando existe uma história compatível de alergia alimentar. O vasto conhecimento fornecido pela alergia molecular necessita de uma abordagem médica estruturada para ser adequadamente interpretado. A pesquisa dos CRDs fornece informações relevantes quando à gravidade e um possível prognóstico na alergia alimentar, já estando disponível para uso na prática clínica diária, entretanto o uso racional desse método deve ser sempre considerado. A pesquisa de IgE por meio da plataforma multiplex ImmunoCAP ISAC não deve ser empregada de maneira rotineira na abordagem dos pacientes portadores de alergia alimentar, devendo ser reservada para casos específicos em pacientes polissensibilizados, com alergias graves ou quando existe dificuldade de elucidação diagnóstica com os outros testes realizados.

Referências bibliográficas

1. Solé D, Silva LR, Cocco RR, Ferreira CT, Sarni RO, Oliveira LC, et al. Consenso Brasileiro sobre Alergia Alimentar: 2018 – Parte 2 – diagnóstico, tratamento e prevenção. Documento conjunto elaborado pela Sociedade Brasileira de Pediatria e Associacão Brasileira de Alergia e Imunologia. Arq Asma Alerg Imunol. 2018;2(1):39-82.
2. Tedner SG, Asarnoj A, Thulin H, Westman M, Konradsen JR, Nilsson C. Food allergy and hypersensitivity reactions in children and adults-A review. J Intern Med. 2022 Mar;291(3):283-302. doi: 10.1111/joim.13422. Epub 2021 Dec 22. PMID: 34875122.
3. Muraro A, Werfel T, Hoffmann-Sommergruber K, Roberts G, Beyer K, Bindslev-Jensen C, et al; EAACI Food Allergy and Anaphylaxis Guidelines Group. EAACI food allergy and anaphylaxis guidelines: diagnosis and management of food allergy. Allergy. 2014 Aug;69(8):1008-25. doi: 10.1111/all.12429. Epub 2014 Jun 9. PMID: 24909706.
4. Hamilton RG, Franklin Adkinson N Jr. In vitro assays for the diagnosis of IgE-mediated disorders. J Allergy Clin Immunol. 2004 Aug;114(2):213-25; quiz 226. doi: 10.1016/j.jaci.2004.06.046. PMID: 15316492.
5. Steering Committee Authors; Review Panel Members. A WAO - ARIA - GA2LEN consensus document on molecular-based allergy diagnosis (PAMD@): Update 2020. World Allergy Organ J. 2020 Mar 7;13(2):100091. doi: 10.1016/j.waojou.2019.100091. PMID: 32180890; PMCID: PMC7062937.
6. Ito K, Tagami K. Distinct differences in analytical performance of two commercially available assays for specific IgE to egg white and house dust mite allergens. Clin Mol Allergy. 2021 Aug 2;19(1):13. doi: 10.1186/s12948-021-00151-y. PMID: 34340696; PMCID: PMC8330041.
7. Valenta R, Lidholm J, Niederberger V, Hayek B, Kraft D, Grönlund H. The recombinant allergen-based concept of component-resolved diagnostics and

immunotherapy (CRD and CRIT). Clin Exp Allergy. 1999 Jul;29(7):896-904. doi: 10.1046/j.1365-2222.1999.00653.x. PMID: 10383589.

8. Matricardi PM, Kleine-Tebbe J, Hoffmann HJ, Valenta R, Hilger C, Hofmaier S, et al. EAACI Molecular Allergology User's Guide. Pediatr Allergy Immunol. 2016 May;27 Suppl 23:1-250. doi: 10.1111/pai.12563. PMID: 27288833.

9. Luengo O, Cardona V. Component resolved diagnosis: when should it be used? Clin Transl Allergy. 2014 Sep 8;4:28. doi: 10.1186/2045-7022-4-28. PMID: 25250172; PMCID: PMC4171720.

10. Cocco RR, Neto HJC, Aun MV, Pastorino AC, Wandalsen GF, Moraes LSL, et al. Aplicações práticas de uma plataforma multiplex para detecção de IgE específica por componentes alergênicos em doenças alérgicas. Arq Asma Alerg Imunol. 2018;2(1):83-94.

Capítulo
10

Testes de provocação oral nos diferentes fenótipos e endótipos de alergia alimentar

Jackeline Motta Franco
Fabiane Pomiecinski Frota

Introdução

O Teste de provocação oral (TPO), padrão-ouro no diagnóstico das alergias alimentares, consiste na administração oral do alimento suspeito, em ambiente controlado e padronizado, com o intuito de confirmar ou excluir o diagnóstico de alergia.[1] Pode ser realizado em qualquer idade, desde que riscos e benefícios sejam avaliados pelo médico e compartilhados com paciente e/ou familiares.[1] A decisão da escolha do tipo de TPO, do local em que será realizado e do momento de sua execução é afetada pelo fenótipo e endótipo do paciente.[2]

Fenótipo se refere a um conjunto de características observáveis de um indivíduo ou de um grupo. É definido como uma característica do paciente que resulta da interação da carga genética com influências ambientais. O endótipo seria um subtipo de fenótipo definido por um mecanismo funcional e imunológico distinto. Fenótipo e endótipo são determinados pelo genótipo, incluindo fatores epigenéticos com características ambientais.[2]

Incluir um paciente em um determinado fenótipo, ou grupo com características semelhantes, nos permite compreender melhor a patogênese, o caminho para a elaboração diagnóstica, o prognóstico, refinando, assim, a capacidade de tratá-los adequadamente.

Alergia IgE mediada clássica e seus endótipos

Uma série de fatores modula a resposta clínica dos pacientes com alergia alimentar, alguns dependentes do alérgeno e outros condicionados ao indivíduo. Como consequência da interação desses fatores, diferentes situações clínico-imunológicas podem ser encontradas, desde a sensibilização sem sintomas aparentes até a presença de manifestações clínicas, locais ou generalizadas, transitórias ou persistentes.

O fenótipo clássico das reações mediadas por IgE caracteriza-se por reações que ocorrem dentro de minutos a poucas horas após a ingestão do alimento. Os sintomas podem variar de quadros mais leves aos potencialmente fatais, no caso da anafilaxia.[3]

Dentro do fenótipo clássico das alergias mediadas por IgE, foram reconhecidos cinco endótipos de alergia (**Figura 10.1**):[2]

- Transitória.
- Persistente.
- Alergia induzida pelo exercício dependente do alimento (AIEDA).
- Alergia alimentar induzida por anti-inflamatório não hormonal.
- Alergia alimentar dependente do álcool.

Diferentes endótipos podem exigir cuidados específicos quando da realização do TPO. Sempre que houver um risco potencial para reação aguda e/ou grave, supervisão médica é obrigatória.[1] A decisão para essa supervisão inclui, mas não se limita, a um histórico de reações significativas anteriores e/ou testes positivos para IgE. A estrutura ideal é a do ambiente hospitalar, tanto para paciente internado como ambulatorial, porém, em casos de risco muito elevado para uma reação grave, podem ser realizados em unidade de terapia intensiva.[1]

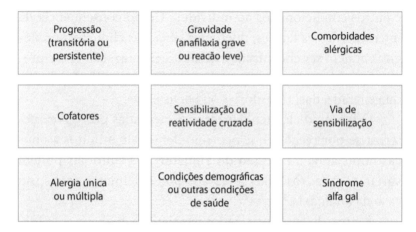

**FIGURA 10.1. Fenótipos de alergia alimentar IgE mediada mais comuns.
Fonte: adaptada de Baker et al,[2] Chong et al[4] e Dechildre et al.[5]**

Fenótipo de progressão da alergia alimentar – persistente × transitório

Os endótipos persistente e transitório distinguem pacientes com alergia alimentar mediada por IgE em sua história natural.[2] O persistente refere-se a pacientes que não superam sua alergia alimentar ao longo do tempo. Estima-se que 80% das crianças com alergia a amendoim, nozes e crustáceos tendem a permanecer alérgicas ao longo da vida.[6-8]

Estudos com amendoim auxiliaram a compreensão desses conceitos. Diferentes epítopos lineares e conformacionais estão relacionados a manifestações alérgicas distintas. Os principais componentes alergênicos do amendoim, constituídos pelos epítopos lineares Ara h 1, Ara h 2, Ara h 3 e Ara h 6, são resistentes a altas temperaturas e à digestão proteolítica, e estão associados às formas mais graves e persistentes da alergia.[9,11]

Estudo prospectivo, executado pelo Consórcio de Pesquisa em Alergia Alimentar (CoFAR), submeteu 125 lactentes, considerados de alto risco para o desenvolvimento de alergia alimentar, a exames clínicos e imunológicos seriados, e evidenciou que, nos primeiros 12 meses de vida, algumas crianças apresentavam elevados níveis de IgE específica (IgE) para amendoim direcionados aos epítopos conformacionais, mas não aos sequenciais (lineares).[12] Sendo presumido que esses pacientes reagiram, apesar do reconhecimento exclusivo dos epítopos conformacionais, devido ao aumento da absorção gastrointestinal e/ou baixa imunoglobulina G_4 e níveis de IgA.[13,14]

À medida que as crianças com alergia alimentar cresceram e sua alergia persistia, IgE para epítopos sequenciais foram sintetizadas, levando à permanência da alergia. O reconhecimento de epítopos sequenciais foi associado a uma maior ativação de basófilos com níveis mais baixos de antígeno e reações clínicas mais graves.[13,14] Estando a sensibilização a antígenos lineares relacionadas a maior persistência dos quadros alérgicos e seu reconhecimento pode adiar a execução de um TPO.

A seleção de fatores que contribuem para uma maior probabilidade de reação e de gravidade de reação em um TPO vai além da detecção de epítopos lineares e precisa ser sempre considerada. Pacientes com histórico de anafilaxia grave prévia (ou seja, refratários ao tratamento inicial de primeira linha com mais de 2 doses de adrenalina) podem fazer parte de um fenótipo distinto, mas esse é um grupo que até o momento não foi bem estudado.[2]

Crianças com alergia a ovo, soja, trigo e leite em mais de 80% dos casos superam sua alergia.[2] Notavelmente, a maioria dos pacientes com alergia a leite e ovo pode tolerar esses alimentos quando extensivamente aquecidos como ingredientes em produtos assados.[15,16] O consumo regular de leite e ovo termicamente processado por crianças tolerantes aos assados pode acelerar o desenvolvimento da tolerância.[15,16] Embora metanálise tenha constatado que os dados tendem a ser observacionais,[17] estudo recente de Nowak-Wegrzyn et al. demostrou que, com a incorporação regular de leite termicamente processado na dieta, metade das crianças tornaram-se tolerantes ao leite *in natura* em 36 meses, com tempo médio de tolerância de 18 meses.[18]

A IgE para caseína < 4,95 kU_A/L e ovomucoide < 4,40 kU_A/L também auxilia na identificação de crianças com probabilidade de tolerar leite e ovo termicamente processado, respectivamente.[19,20] Estes valores de IgE específica foram estudados para uma determinada população e talvez não reflitam dados da população brasileira.

O TPO para avaliar tolerância ao leite e ao ovo termicamente tratado pode ser realizado utilizando uma receita com 1 copo de leite e 2 ovos grandes. O conteúdo da receita deve render 6 bolos pequenos (*muffins*), com cada um contendo aproximadamente 1,3 g de proteína do leite e 2 g de proteína de ovo. Esse bolo deve ser assado a 180 °C por 30 minutos.[16] A realização de TPO com o alérgeno em diferentes graus de processamento é um avanço que permite avaliar graus diversos de tolerância e melhorar, de maneira significativa, a qualidade de vida do paciente, demonstrando que a tolerância é um processo e não um estado.

A comparação de níveis de IgE específica e visualização de queda destes níveis para um determinado paciente sugere também um fenótipo transitório, com maior chance de TPO negativo ao alimento termicamente processado ou até de tolerância oral ao alimento *in natura*. Devendo os dados de IgE específica serem sempre analisados em conjunto com a história clínica.

Estudo realizado no Brasil, demonstrou que medidas seriadas de diâmetro de pápulas de teste cutâneo de leitura imediata foram úteis para o diagnóstico e uma diminuição superior a 50% de diâmetro pode indicar o momento para realizar TPO ajudando a detectar tolerância em pacientes com alergia a proteína do leite de vaca.[21]

Pacientes que referiam anafilaxia em episódios iniciais e, no último episódio, apresentaram apenas discreta urticária, que estão há mais de um ano sem reações, que reagiam ao alimento via inalatória e não reagem a pequenas quantidades, são pacientes que podem ser considerados para avaliação de alimento processado termicamente.[1]

Fenótipo de cofatores

Outros endótipos, dentro do fenótipo clássico, são definidos por reações que ocorrem na presença de cofatores, como: alergia induzida pelo exercício dependente do alimento (AIEDA), alergia alimentar induzida por anti-inflamatório não hormonal e a alergia alimentar dependente do álcool.

A anafilaxia induzida por exercício dependente de alimentos (AIEDA) é o modelo mais bem estudado de anafilaxia induzida por cofatores.[22] O tempo entre a ingestão de trigo e o exercício normalmente varia de 30 minutos a 4 horas; no entanto, a exposição a alimentos após o esforço também pode causar uma reação. O alimento mais frequentemente associado a esse distúrbio é o trigo, mas também foram relatados casos com crustáceos, leite, soja, aipo, dentre outros. Para o trigo, a ômega 5 gliadina é o principal marcador.[23]

A reação pode ser provocada se uma grande quantidade de alimento for consumida ou se outros fatores potencializadores da reação estiverem presentes mesmo na ausência de exercício. Acredita-se que o exercício provoca a reação por aumento da absorção gastrointestinal ou redução do limiar de ativação de mastócitos e basófilos em indivíduos previamente sensibilizados.[23]

Outros fatores podem aumentar a probabilidade e a gravidade das reações alérgicas, incluindo o uso de anti-inflamatórios não esteroidais (AINEs) (p. ex., ibuprofeno, naproxeno, celecoxib), aspirina, e/ou álcool e às vezes pode provocar uma reação sem exercício físico. Hipotetiza-se que os AINEs aumentam a absorção do alérgeno por aumentar a permeabilidade gastrointestinal e por induzirem efeitos diretos nos mastócitos e basófilos amplificando sua ativação.[24]

O álcool também é implicado na gravidade das reações, por aumentar a absorção de alérgenos. Além disso, o efeito do álcool pode levar os indivíduos com alergia alimentar a consumir inadvertidamente alérgenos alimentares. Outros cofatores são infecção, uso de antiácidos e menstruação.[22]

Para diagnóstico, o TPO continua sendo o padrão-ouro. Esse teste é realizado fornecendo uma grande quantidade de alimento suspeito ao paciente, com ou sem uso de cofatores, seguido de provocação ergométrica em ambiente hospitalar. Embora nem sempre sejam reprodutíveis, porque múltiplos fatores, nem sempre relatados, possam estar envolvidos no desencadeamento de uma reação e isso torna o diagnóstico muito desafiador.

Pacientes reagem a grandes doses de glúten durante os TPO, enquanto, em sua história, a quantidade necessária para provocar uma reação é menor. Isso pode indicar que o limiar para reatividade na vida real possa ser influenciado por fatores adicionais, que ainda são apenas parcialmente reconhecidos.

A padronização de teste com exercício e trigo ainda não foi estabelecida, de modo que os protocolos utilizados variam muito entre centros, e essa variação pode afetar a taxa de positividade. O ideal para desencadeamento com exercício costuma envolver um rápido aumento da intensidade do exercício durante aproximadamente 2-4 minutos para atingir um alto nível de ventilação. A maioria dos serviços recomenda a respiração ar seco (10 mg H_2O/L) com um clipe nasal no lugar durante a execução ou pedalar com carga suficiente para elevar a frequência cardíaca para 80-90% do máximo previsto (frequência cardíaca máxima prevista (220 – idade em anos) ou ventilação para atingir 17,5-21 vezes VEF_1. Uma vez atingido esse nível de exercício, o paciente deve continuar o exercício nesse nível alto por mais 4 a 6 minutos. Essas metas são alcançadas mais rapidamente com exercício de corrida em comparação com o ciclismo.[25]

Função pulmonar pode ser medida antes e aos 0, 5, 15 e 30 minutos após a atividade. Definimos função pulmonar diminuída como uma diminuição de 15% no volume expiratório forçado em 1s ou uma diminuição de 20% no pico fluxo expiratório. O paciente deve ficar em observação pelo menos 6 horas após a ingestão, visto que as reações tendem a ser tardias. O tempo de observação e quantidade de alimento ingerida podem variar de acordo com a história clínica individual.[25]

Vários protocolos são propostos para realização do TPO avaliando cofatores. Aspirina (10 mg/kg, máximo 500 mg), álcool e o(s) alimento(s) suspeito(s) foram administrados 60 a 90 min antes do exercício, respectivamente (Tabela 10.1).[26]

TABELA 10.1. Cofatores mais comuns de anafilaxia de acordo com a idade

Crianças e adolescentes	Adultos
Exercício físico	Medicamentos
Infecção	Álcool
Medicamentos	Exercício físico
Estresse	Estresse
Outros (privação de sono, desidratação, menstruação)	Infecção e outros

Fonte: Adaptado de Shin M et al.[12]

Fenótipo da via de sensibilização (inalatória, contato ou ingestão)

Em contraste com os fenótipos clássicos e intermitentes e de reação cruzada em que a sensibilização a um antígeno alimentar ocorre após a ingestão de um alimento culpado, observou-se que os pacientes podem tornar-se sensibilizados a alimentos por meio da exposição a pólens homólogos de plantas transportadas pelo ar ou proteína alimentar em aerossol. No fenótipo de sensibilização por aerossol, a exposição aérea a um antígeno resulta em dois endótipos: reações locais a antígenos de reação cruzada aerossolizada e reações sistêmicas a formas aerossolizadas de antígenos específicos de alimentos.[2] Um TPO pode ser considerado em casos duvidosos.

Na alergia ao camarão, por exemplo, são descritos vários fenótipos com relação à via de sensibilização e elicitação da reação.[10] Nos que se sensibilizaram ao camarão por via inalatória, geralmente é identificada sensibilização IgE para tropomiosina e arginina quinase e estes pacientes tendem a ter reações graves com sintomas respiratórios, sendo pacientes de alto risco para TPO.[10] É importante questionar o paciente antes do TPO sobre a via de desencadeamento de reações prévias, se por inalação, ingestão ou contato.[27]

Fenótipo alfa gal

Um estudo que avaliou mais de 2.500 pacientes alérgicos a alfa gal sugere que o TPO pode ser realizado utilizando carne de porco, sendo recomendado para adultos pelo menos 70 gramas de carne cozida ou até uma quantidade maior para indivíduos > 70 kg, bem como aqueles que podem consumir essa quantidade. Devemos atentar que os sintomas geralmente ocorrem entre 3 e 8 horas após a ingestão.[28]

Alergia não IgE mediada clássica e a síndrome da enterocolite induzida pela proteína alimentar

A Síndrome de Enterocolite Induzida por Proteína Alimentar, reconhecida em inglês como FPIES (*Food Protein-Induced Enterocolitis Syndrome*), é classificada como alergia alimentar não mediada por IgE. Apesar de ser bem caracterizada clinicamente, sua fisiopatologia é pouco compreendida. A forma aguda é caracterizada por vômitos profusos e repetitivos, letargia e palidez, ocorrendo 1 a 4 horas (geralmente 2 horas) após a ingestão de alimentos. O vômito é a manifestação mais frequente, ocorrendo em mais de 95% dos casos. A letargia e a palidez são encontradas em até 40% a 100% dos pacientes com FPIES, enquanto apenas uma minoria de pacientes (20% a 50%) apresenta diarreia várias horas após a ingestão do alimento.[29]

O FPIES agudo pode apresentar diferentes graus de gravidade. A forma mais grave inclui pacientes com 3 ou mais episódios de vômitos, letargia, hipotonia, cianose e choque com necessidade de assistência médica e hidratação endovenosa. As manifestações agudas do FPIES podem ser clinicamente idênticas à anafilaxia, porém sintomas cutâneos e respiratórios obrigatoriamente não podem estar presentes.[29]

Um TPO confirmatório é considerado desnecessário no caso de uma história clínica consistente com FPIES agudo, especialmente se o paciente reagiu mais de uma vez com o mesmo alimento, e o paciente fica bem quando o alimento é eliminado da dieta. Os TPOs no FPIES podem ser considerados na avaliação diagnóstica inicial, nos casos em que a história não é clara, quando um gatilho alimentar não é identificado ou o curso dos sintomas é atípico, ou se os sintomas persistirem apesar da remoção do alimento ou alimentos suspeitos da dieta.

No FPIES, muitos especialistas recomendam garantir o acesso endovenoso (EV) antes do TPO, porque pelo menos 15% das reações podem resultar em hipotensão. A colocação de acesso venoso é fortemente considerada em pacientes com histórico de reação grave (isto é, uma reação anterior com necessidade de hidratação ou hospitalização) ou naqueles com acesso de emergência difícil.

Vários protocolos para TPO no FPIES foram publicados, nenhum validado por grandes estudos.[22] Diretrizes publicadas recentemente sugerem o uso de uma dose de 0,3 g de proteína alimentar por quilograma de peso corporal com um total máximo de 3 g de proteína (0,06-0,6 g/kg de peso corporal).[30] A dose de alimento pode ser administrada em dose única ou em 3 doses iguais por um período de 30 minutos e o paciente permanece em observação por pelo menos 4 horas.[30] Recentemente, Barni et al. administraram 25% da dose total (0,3 g/proteína alimentar/kg de peso corporal) seguido de uma dose completa 4 horas depois se nenhuma reação foi observada, revelando que um quarto da dose total foi suficiente para desencadear uma reação em sua população de pacientes.[31] Infante *et al.* investigaram se os desafios de vários dias eram necessários para pacientes com FPIES a peixes. No dia 1, 25% da porção foi administrado, seguido de 50% da porção 48 horas após e a porção completa não menos de 24 horas depois. Os autores relataram que 25% da dose foi suficiente para provocar sintomas na maioria dos pacientes.[32]

No entanto, para os FPIES atípicos, com IgE detectável para o alimento desencadeado, administração mais gradual é recomendada.[29]

Considerações finais

O TPO traz benefícios relacionados à confirmação do diagnóstico de alergia alimentar, à redução do risco de exposição acidental e da ansiedade sobre o desconhecido, além de validar o esforço do paciente e de seus familiares em evitar o alimento. Entretanto, para que ele seja realizado com total segurança para o paciente e para o médico, diversas variáveis precisam ser consideradas antes de sua execução. Sendo importante salientar que não deve deixar de ser realizado, quando necessário.

Referências bibliográficas

1. Nowak-Wegrzyn A, Assa'ad AH, Bahna SL, Bock SA, Sicherer SH, Teuber SS. Adverse Reactions to food Committee of American Academy of Allergy, Asthma & Immunology. Work group report: oral food challenge testing. J Allergy Clin Immunol 2009;123(Suppl): S365-83.
2. Baker MG, Sampson HA. Phenotypes and endotypes of food allergy: A path to better understanding the pathogenesis and prognosis of food allergy. Ann Allergy Asthma Immunol. 2018 Mar;120(3):245-53.
3. Fiocchi A, Dahda L, Dupont C, Campoy C, Fierro V, Nieto A. Cow's milk allergy: towards an update of DRACMA guidelines. World Allergy Organ J. 2016;15;9(1):35.
4. Chong KW, Ruiz-Garcia M, Patel N, Boyle RJ, Turner PJ. Reaction phenotypes in IgE-mediated food allergy and anaphylaxis. Ann Allergy Asthma Immunol. 2020 May;124(5):473-8.
5. Deschildre A, Lejeune S. How to cope with food allergy symptoms? Curr Opin Allergy Clin Immunol. 2018 Jun;18(3):234-242.

6. Skolnick HS, Conover-Walker MK, Koerner CB, Sampsom HA, Burks W, Wood RA et al. The natural history of peanut allergy. J Allergy Clin Immunol. 2001; 107:367-74.

7. Fleischer DM, Conover-Walker MK, Matsui EC, Wood RA. The natural history of tree nut allergy. J Allergy Clin Immunol. 2005; 116:1087-93.

8. Savage J, Sicherer S, Wood R. The natural history of food allergy. J Allergy Clin Immunol Pract. 2016; 4:196-203.

9. Molecular Allergology User´s Guide 2.0. EAACI. 2022.

10. WHO/IUIS Allergen Nomenclature: http://allergen.org/ (último acesso: outubro 2022).

11. Breiteneder H, Peng Ya-Qi, Agache I, Diamant Z, Eiwegger T, Fokkens W, et al. Biomarkers for diagnosis and prediction of therapy responses in allergic diseases and asthma. Allergy, 2020;75:3039-68.

12. Suarez-Farinas M, Gimenez G, Grishina G, et al. Peanut epitope-specific IgE binding in the first 2 years of life can predict clinical peanut allergy. Pre- sented at: European Academy of Allergy and Clinical Immunology; June 20, 2017; Helsinki, Finland.

13. Shreffler WG, Lencer DA, Bardina L, Sampson HA. IgE and IgG4 epitope mapping by microarray immunoassay reveals the diversity of immune response to the peanut allergen, Ara h 2. J Allergy Clin Immunol. 2005; 116:893-899.

14. Flinterman AE, Knol EF, Lencer DA, Bardina L, Jager CFH, Lin J et al. Peanut epitopes for IgE and IgG4 in peanut-sensitized children in relation to severity of peanut allergy. J Allergy Clin Immunol. 2008; 121:737-43, e710.

15. Kim JS, Nowak-Wegrzyn A, Sicherer SH, Noone S, Moshier EL, Sampson HA. Dietary baked milk accelerates the resolution of cow's milk allergy in children. J Allergy Clin Immunol. 2011; 128:125-31.

16. Leonard SA, Caubet JC, Kim JS, Groetch M, Nowak-Wegrzyn A. Baked milk- and egg-containing diet in the management of milk and egg allergy. J Allergy Clin Immunol Pract. 2015; 3:13-23.

17. Lambert R, Grimshaw KEC, Ellis B, et al. Evidence that eating baked egg or milk influences egg or milk allergy resolution: a systematic review. Clin Exp Allergy. 2017; 47:829-37.

18. Nowak-Wegrzyn A, Lawson K, Masilamani M, Kattan J, Bahnson HT, Sampson HA. Increased tolerance to less extensively heat-denatured (baked) milk products in milk-allergic children. J Allergy Clin Immunol Pract. 2018; 6(2): 486-95.e5.

19. Caubet JC, Nowak-Wegrzyn A, Moshier E, et al. Utility of casein-specific IgE levels in predicting reactivity to baked milk. J Allergy Clin Immunol. 2013; 131:222-4.

20. Ando H, Movérare R, Kondo Y, Tsuge I, Tanaga A, Borres MP. Utility of ovomucoid-specific IgE con- centrations in predicting symptomatic egg allergy. J Allergy Clin Immunol. 2008; 122:583–588.

21. Neves FVO, Beck CML, Gushken AKF, Yonamine GH, Castro APB, Dorna MB et al. Cow's milk allergy: Evaluating tolerance through skin-prick test. Rev Assoc Med Bras 2016; 62(6):537-43.

22. Shin M. Food allergies and food-induced anaphylaxis: role of cofactors. Clin Exp Pediatr. 2021 Aug;64(8):393-9.

23. Muñoz-Cano R, San Bartolome C, Casas-Saucedo R, Araujo G, Gelis S, Ruano-Zaragoza M, et al. Immune-Mediated Mechanisms in Cofactor-Dependent Food Allergy and Anaphylaxis: Effect of Cofactors in Basophils and Mast Cells. Front Immunol. 2021;17(11):623071.

24. Pascal M, Munoz-Cano R, Mila J, Sanz ML, Diaz-Perales A, Sánchez-López J et al. Nonsteroidal anti-inflammatory drugs enhance IgE-mediated activation of human basophils in patients with food anaphylaxis dependent on and independent of nonsteroidal anti-inflammatory drugs. Clin Exp Allergy 2016; 46:1111-9.

25. Parsons JP, Hallstrand TS, Mastronarde JG, Kaminsky DA, Rundell KW, Hull JH, et al. An official American Thoracic Society clinical practice guideline: exercise-induced bronchoconstriction. Am J Respir Crit Care Med. 2013;187:1016-27.

26. Kohno K, Matsuo H, Takahashi H, et al. Serum gliadin monitoring extracts patients with false negative results in challenge tests for the diagnosis of wheat-dependent exercise-induced anaphylaxis. Allergol Int 2013: 62: 229-38.

27. Gelis S, Rueda M, Valero A, Fernández EA, Moran M, Fernández-Caldas E. Shellfish Allergy: Unmet Needs in Diagnosis and Treatment. J Investig Allergol Clin Immunol. 2020;30(6):409-20. doi: 10.18176/jiaci.0565. Epub 2020 Jul 21. PMID: 32694101.

28. Commins SP. Diagnosis & management of alpha-gal syndrome: lessons from 2,500 patients. Expert Rev Clin Immunol. 2020 Jul;16(7):667-77.

29. CAUBET J, Cianferoni A, Groetch A, Groetch M, Nowak-Wegrzyn A. Food protein-induced enterocolitis syndrome. Clinical & Experimental Allergy. 2019;9; 1178–90.

30. Barni S, Sarti L, Mori F, Liotti L, Pucci N, Novembre E. A modified oral food challenge in children with food protein-induced enterocolitis syndrome. Clin Exp Allergy.2019;49(12):1633-6.

31. Infante S, Marco-Martin G, Zubeldia JM, Aparicio VF, Alvarez-Perea A, Cabrera-Freita, et al. Oral food challenge in food protein-induced enterocolitis syndrome by fish: is there any room for improvement? Int Arch Allergy Immunol. 2019;179(3):215-20.

Capítulo
11

Marcadores de persistência e gravidade em alergia alimentar

Marina Rigoni Costa Moreira
José Luiz de Magalhães Rios

Introdução

As alergias alimentares têm aumentado em prevalência e persistência nos últimos anos. Enquanto algumas podem ser superadas com aquisição espontânea de tolerância, outras podem ser duradouras e, eventualmente, persistir por toda a vida.[1]

Apesar das variações geográficas na prevalência das alergias, o amendoim, as oleaginosas, o leite de vaca (LV), o ovo e os crustáceos costumam ser os desencadeantes mais comuns de reações alimentares graves.[1-3]

Como reações graves/anafiláticas podem evoluir para fatalidade, é extremamente importante identificar, com precisão, os pacientes em maior risco, visando fornecer-lhes orientações e um plano de tratamento adequado e seguro.[1,4]

O método padrão-ouro para diagnóstico de alergias alimentares ainda é o teste de provocação oral (TPO). Entretanto, o custo, o tempo, a equipe especializada, o espaço e o risco de reações anafiláticas dificultam a sua aplicação na prática diária. Dessa maneira, a demanda por marcadores – indicadores mensuráveis utilizados para caracterizar a alergia – que possam auxiliar no manejo da alergia alimentar se faz presente. Os marcadores podem fornecer, além de diagnósticos mais precisos, melhor elucidação sobre limiar de reatividade, risco de reações graves e probabilidade de resolução natural ou persistência do quadro alérgico, dados que o TPO é limitado em fornecer.[5]

Embora seja uma área muito estudada, o acesso a novas tecnologias ainda está restrito a centros de pesquisa. Na prática clínica, os marcadores disponíveis até o momento são: teste cutâneo de puntura (extrato e *prick to prick*); IgE sérica específica para os alimentos alérgenos e para seus componentes moleculares (CRD – *Component Resolved Diagnostic*). Outros biomarcadores, como IgE específica para peptídeos de alérgenos, teste de ativação de basófilos (BAT) e teste de ativação de mastócitos (MAT), células B e T alérgeno-específicas e estudos genéticos ainda não estão disponíveis para a prática clínica no Brasil.

O foco deste capítulo são as alergias alimentares mediadas por IgE, as quais tendem a ser mais persistentes e com maior potencial de gravidade.

Leite de vaca

A alergia às proteínas do leite de vaca (APLV) é uma das principais causas de anafilaxia no mundo, especialmente no Brasil. Os dados epidemiológicos brasileiros são escassos, mas a literatura internacional mostra que, apesar da sua alta prevalência, a tolerância espontânea ao LV costuma ser adquirida pela maioria dos pacientes ($\approx 80\%$), geralmente, até os 4-6 anos de idade.[6,7] Segundo o estudo EuroPrevall, 57% dos pacientes com APLV IgE mediada tornaram-se tolerantes até os 2 anos.[8]

A persistência da APLV é associada a altos valores de IgE específica para LV, assim como para o seu principal componente, a caseína (Bos d 8), uma proteína termoestável e com elevado grau de alergenicidade.[4,7,9,10] Tais características também a estabelecem como marcador de reações mais intensas, sendo seus níveis correlacionados com a gravidade da alergia. Koike et al avaliaram 92 crianças com APLV e notaram que as que adquiriram tolerância mais tardiamente, aos 6 anos, apresentavam níveis mais elevados de IgE para LV e caseína, além de mais relatos de anafilaxias ao longo da vida (**Tabela 11.1**).[7]

A beta-lactoglobulina (Bos d 5) e a alfa-lactoalbumina (Bos d 4), proteínas do soro do LV, têm menor estabilidade e são termolábeis, sendo associadas à tolerância às formas assadas/cozidas do LV. Entretanto, a presença de sensibilidade a tais componentes é um marcador de persistência de alergia às formas cruas do LV.[6,10]

Um estudo retrospectivo da Dinamarca avaliou 78 crianças e concluiu que níveis elevados de IgEs específicas para LV e seus componentes aumentam o risco de alergias duradouras (tolerância tardia ou persistente). Em todos os 125 TPOs realizados, houve correlação direta entre as dosagens de IgE específica para LV e para caseína com a gravidade das reações durante os testes.[6]

TABELA 11.1. Leite de vaca (*Bos domesticus – Bos taurus*)

CRD	Nome da proteína	Características
Bos d 8	Caseína	Maior gravidade e persistência; Mais alergênica
Bos d 4	Alfa-lactoalbumina	≈ 65% das proteínas do soro; Persistência às formas cruas
Bos d 5	Beta-lactoglobulina	≈ 25% das proteínas do soro; Persistência às formas cruas
Bos d 6	Albumina sérica bovina	≈ 8% do soro do leite - reação cruzada com a carne bovina

Ovo

Alergia a ovo é uma das alergias alimentares mais comuns da infância e cerca de 60-80% das crianças irão adquirir tolerância espontânea nos primeiros anos de vida.[11]

A presença de níveis elevados de IgE específica para clara de ovo é um marcador da gravidade da alergia, assim como para os dois principais alérgenos do ovo, que estão presentes na clara: ovomucoide e ovoalbumina.[4,5,10,12]

A ovomucoide, Gal d 1, é responsável por 11% das proteínas, mas é considerada o alérgeno predominante devido à sua alta alergenicidade e resistência térmica, sendo associada à alergia persistente e reações graves, como anafilaxia.[4,9,12]

A ovoalbumina, Gal d 2, proteína mais abundante na clara do ovo (54%), no entanto, é termolábil e está mais associada com a persistência de alergia a ovo cru. Pela capacidade de desnaturação por meio de processamento térmico, a sensibilização isolada para ovoalbumina indica maior chance de tolerância ao ovo assado/cozido. Essa capacidade de tolerar o ovo assado (*baked*) é um potencial preditor de alergia transitória a ovo, e crianças que não toleram o ovo assado são cinco vezes mais prováveis de persistirem alérgicos (**Tabela 11.2**).[10,11]

Dang et al acompanharam 297 crianças. A sensibilização a Gal d 1 foi associada à persistência da alergia a ovo cru aos 4 anos, sendo considerado o melhor preditor de alergia persistente, com um aumento de 2,5 vezes no risco. O maior fator de risco para alergia persistente, no entanto, foi a sensibilização concomitante aos quatro componentes do ovo (Gal d 1, Gal d 2, Gal d 3 e Gal d 5), aumentando em quatro vezes a chance de persistência da doença, enquanto 60% dos pacientes sensibilizados para apenas Gal d 2 apresentaram resolução da alergia aos 2 anos e 93% aos 4 anos.[11]

TABELA 11.2. Ovo de galinha (*Gallus domesticus*)

CRD	Nome da proteína	Características
Gal d 1	Ovomucoide	Associado com alergia persistente e reações graves
Gal d 2	Ovoalbumina	Mais associado com persistência de alergia ao ovo cru Maior chance de tolerância ao ovo assado/aquecido
Gal d 3	Ovotransferrina	(Conalbumina)
Gal d 4	Lisozima	Resistência moderada ao aquecimento
Gal d 5	α-livetina	Proteína da gema do ovo (albumina sérica)

Alérgenos alimentares derivados de plantas (panalérgenos)

Os alimentos de origem vegetal possuem componentes antigênicos que são comuns aos diversos tipos de frutas, verduras, cereais, leguminosas e oleaginosas. Esses componentes estão classificados em quatro grupos, são responsáveis por reações cruzadas e podem auxiliar na predição da gravidade das reações alérgicas: profilinas, PR-10, proteínas de transferência de lipídeos (LTP) e proteínas de estocagem (PE).[12]

As profilinas e as PR-10 – proteínas homólogas à Bet v 1, alérgeno maior do pólen de bétula – são proteínas termolábeis e degradáveis ao processamento. A sensibilização a tais componentes é associada à Síndrome da Alergia Oral (SAO)/Sd. Pólen-fruta e as reações cursam com sintomas leves e de baixo risco para reações anafiláticas.[2]

Já as LTP e as proteínas de estocagem são resistentes ao processamento térmico e à degradação por enzimas digestivas.

A sensibilização a tais proteínas costuma estar associada a reações mais graves e à anafilaxia (**Figura 11.1**).[12]

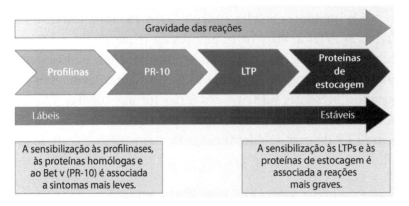

FIGURA 11.1. Classificação dos componentes alergênicos derivados de plantas.

Trigo

O trigo pode ser responsável por um grande espectro de manifestações clínicas alérgicas. Algumas podem ser transitórias e desaparecerem com o avanço da idade, enquanto outras podem surgir na idade adulta, dependendo do grau e da via de exposição. A maioria das crianças alérgicas (45 a 69%) se torna tolerante ao trigo por volta dos 6 anos de idade.[13,14]

Já foram identificados mais de 20 alérgenos do trigo, dos quais alguns estão associados às formas mais graves e/ou persistentes de alergia.[15]

As gliadinas são proteínas de estocagem e, portanto, marcadores de persistência para alergia ao trigo. Dentre elas, a Ômega-5-gliadina (Tri a 19) foi identificada como o marcador mais específico de persistência de alergia ao trigo e principal alérgeno relacionado com a anafilaxia induzida por exercício dependente de alimento (AIEDA) (Tabela 11.3).[14]

Os inibidores da alfa-amilase (Tri a 14, Tri a 15, Tri a 28, Tri a 29 e Tri a 30) e os inibidores da triptase (Tri a 33) são alguns dos alérgenos mais implicados na asma ocupacional, anafilaxia ao trigo e na AIEDA. São proteínas termoestáveis, estando presentes no trigo cru e nas formas cozidas. Dessas, a Tri a 14 tem sido considerada a principal delas. Trata-se de uma LTP de grande relevância para crianças com reatividade clínica ao trigo (Tabela 11.3).[14]

TABELA 11.3. Trigo (*Triticum aestivum*)

CRD	Tipo de proteína	Características
Tri a 14	Inibidores de alfa-amilase	LTP. Alérgeno principal
Tri a 19	Ômega 5 gliadina	Proteína de estocagem. Alérgeno principal
Tri a 33	Inibidores da triptase	LTP. Alérgeno principal

Amendoim

Ao contrário da maioria das alergias alimentares da infância, a alergia ao amendoim tende a ser persistente, com crescentes taxas de prevalência, alto risco de anafilaxias e já possui dezessete componentes alergênicos identificados oficialmente (Tabela 11.4).[10,15]

As proteínas de estocagem Ara h 1, Ara h 2 e Ara h 3 eram inicialmente reconhecidas como os alérgenos principais do amendoim, sendo 97% dos pacientes sensibilizados a pelo menos um deles.[10,16] Recentemente, o Ara h 6 foi também iden-

TABELA 11.4. Amendoim (*Arachis hypogaea*)

CRD	Classe	Características
Ara h 1	PE (Vicilin 7S globulina)	Alérgeno principal; menor valor preditivo que Ara h2 e Ara h6
Ara h 2	PE (2S albumina)	Mais associado a reações graves e persistência
Ara h 3	PE (Legumin 11S globulina)	Alérgeno principal; menor valor preditivo que Ara h2 e Ara h6
Ara h 6	PE (2S albumina)	Associado a reações graves e persistência
Ara h 7	PE (2S albumina)	
Ara h 8	PR-10	Sensibilização isolada: quadros menos graves, leves/locais
Ara h 9	LTP	Associado a reações mais graves na região do Mediterrâneo

tificado como um alérgeno principal. Ele compartilha 60% de homologia com a sequência do Ara h 2, além de serem ambos 2S albuminas, terem pesos moleculares e estruturas conformacionais similares.[16] São resistentes a altas temperaturas e à digestão proteolítica, sendo considerados os alérgenos com maior capacidade de induzir a ativação de células efetoras, além de estarem associados às formas mais graves e persistentes da alergia ao amendoim.[9,10,16]

Entretanto, dados recentes sugerem que o Ara h2 é o principal componente da alergia ao amendoim, com melhor correlação entre o nível de IgE e a reatividade clínica.[4,10] Um estudo inglês mostrou que mais de 50% dos pacientes alérgicos ao amendoim apresentavam sensibilização ao Ara h 2 e ao Ara h 6, mas a realização do MAT mostrou que o Ara h 2 foi capaz de induzir maior proporção de mastócitos ativados do que o Ara h 6 e que a cossensibilização estava associada a uma quantidade ainda maior de mastócitos ativados. O estudo sugere que o epítopo linear adicional de Ara h 2 possa ser o responsável por sua ligação mais forte à IgE.[16]

Uma publicação recente,[17] avaliando os dados do LEAP Study e outros estudos, mostrou que um resultado fortemente positivo no *prick test* (> 8 mm) e o nível de IgE específica para o amendoim ≥ 5 kU/L e para Ara h 2 ≥ 1,4 kU/L foram preditores de reações graves no TPO para amendoim.[17] Porém, o melhor biomarcador individual para prever a gravidade das reações alérgicas foi o BAT. Um resultado de 48% de basófilos ativados teve 100% de sensibilidade, 97% de especificidade, 41% VPP e 100% VPN para prever pacientes com alto risco de reações alérgicas graves durante os TPOs com amendoim.

O processamento também parece ser importante para a alergenicidade do alimento, visto que torrar o amendoim a altas temperaturas parece promover a formação de um agregado proteico globular e compacto, que pode aumentar a alergenicidade de Ara h 1, Ara h 2 e oleosinas (Ara h 10, 11, 14 e 15), enquanto o cozimento pode vir a reduzi-la.[10]

Oleaginosas

▪ Avelã

As sensibilizações aos componentes Cor a 14 e Cor a 9, proteínas de estocagem, são mais específicas para alergia primária à avelã, especialmente quando comparadas à IgE específica para avelã, e são marcadoras de reações clínicas mais graves (Tabela 11.5).[4,10,12]

Datema et al realizaram um amplo estudo[18] com 423 pacientes alérgicos à avelã (12,5% crianças), em 12 países europeus, no qual Cor a 9 e Cor a 14 foram positivamente associadas com sintomas graves. Em crianças belgas, ambos os componentes permitiram um diagnóstico correto de 90% dos pacientes alérgicos graves à avelã.[9]

Em contraste, sensibilização isolada a Cor a 1 (PR-10) é geralmente associada a tolerância clínica, reações leves ou sintomas orais, sugestivos de alergia secundária.[18]

TABELA 11.5. Avelã (*Corylus avellana*)

CRD	Tipo de proteína	Características
Cor a 1	PR-10	Associado a sintomas mais leves
Cor a 2	Profilina	Associado a sintomas mais leves
Cor a 8	LTP	Associado a reações mais graves na região do Mediterrâneo
Cor a 9	PE (Legumin 11S globulina)	Associado a reações graves
Cor a 14	PE (2S albumina)	Associado a reações graves; Melhor marcador de alergia
Cor a 11	PE (Vicilin 7S globulina)	

▪ Nozes

Reações mais graves e anafilaxias em pacientes alérgicos a nozes têm sido associadas à sensibilização às proteínas de estocagem Jug r 1 e Jug r 2[9,12] e Jug r 4[19] e Jug r 6,[20] A LTP, Jug r 3, já foi associada tanto a reações leves quanto intensas (Tabela 11.6).[21]

Um estudo italiano com 34 crianças mostrou associação entre Jug r 1, Jug r 2, Jug r 3 e anafilaxia.[9] Enquanto isso, um estudo prospectivo multicêntrico (Suíça, Alemanha e Espanha) com 91 alérgicos a nozes, concluiu que as reações graves foram relacionadas a maiores dosagens de IgE para Jug r 1 e Jug r 4.[9,20] Na mesma corrente, um recente estudo com dados de 12 países europeus concluiu que as sensibilizações a Jug r 5 e a Jug r 7 eram inversamente relacionadas com reações graves, e os níveis de IgE para as PE e LTPs apresentaram tendência a serem maiores nos pacientes com alergia grave.[20]

TABELA 11.6. Nozes (*Juglans regia*)

CRD	Tipo de proteína	Características
Jug r 1	PE (2S albumina)	Principal marcador de reação grave
Jug r 2	PE (Vicilin - 7S globulina)	Marcador de reação grave
Jug r 3	LTP	Associado a reações intensas ou leves
Jug r 4	PE (Legumin 11S globulina)	Associado a reações graves
Jug r 5	PR-10	Sintomas leves-moderados
Jug r 6	PE (Vicilin - 7S globulina)	Associado a reações graves
Jug r 7	Profilina	Sintomas leves-moderados

▪ Castanha-de-caju e pistache

A reatividade clínica e a gravidade das reações à castanha-de-caju são diretamente associadas a altos níveis de IgE específica para castanha de caju e para Ana o 3, uma proteína de estocagem.[12,21] Sato et al avaliaram 95 pacientes com suspeita de alergia à castanha de caju e os sintomas graves durante os TPOs foram associados a valores mais elevados de IgE específica para Ana o 3 e castanha de caju (Tabela 11.7).[22]

A análise, por Blazowski et al de dados retroativos de 237 pacientes hospitalizados por reações alérgicas sistêmicas/anafilaxias de causas alimentares, revelou que Ana o 3 é o principal componente desencadeante de reações graves. Nesse estudo, 82% dos pacientes com anafilaxia grave eram monossensibilizados para Ana o 3, sem sensibilização a qualquer outro componente da castanha-de-caju.[23]

Por serem da mesma família botânica, Anacardiaceae, a castanha-de-caju e o pistache apresentam alta reatividade cruzada, sorológica e clinicamente relevante. O componente Ana o 3 tem alta homologia com o Pis v 1, a proteína de estocagem do pistache, também marcador de reações graves.[10] Ana o 3 é um marcador diagnóstico altamente preciso para ambos os alimentos, com especificidade maior do que os testes sorológicos para os extratos inteiros de castanha-de-caju e pistache.[22]

**TABELA 11.7. Castanha-de-caju (*Anacardium occidentale*)
e Pistache (*Pistacia vera*)**

Alimento	CRD	Tipo de proteína	Características
Cast. caju	*Ana o 1*	PE (Vicilin 7S globulina)	
	Ana o 2	PE (Legumin 11S globulina)	
	Ana o 3	PE (2S albumina)	Associado a reações de maior gravidade
Pistache	*Pis v 1*	PE (2S albumina)	Associado a reações de maior gravidade

Soja

Dentre os oito componentes da soja comumente envolvidos em reações alérgicas, Gly m 5, Gly m 6 e Gly m 8, proteínas de estocagem com alto grau de estabilidade ao aquecimento e às enzimas digestivas, são considerados os alérgenos marcadores de sensibilização primária e de reações sistêmicas graves.[9,12,24,25] Dois estudos, no entanto, evidenciaram que Gly m 8 apresentou maior valor preditor de diagnóstico e associação a reações graves (Tabela 11.8).[9,26]

A sensibilização à Gly m 4, por ser homóloga à Bet v 1 (PR-10) e ter baixa estabilidade, costuma cursar apenas com síndrome da alergia oral. Apesar disso, a ingesta de grandes quantidades de soja parcialmente processada (como bebida de soja e proteína de soja em pó) pode induzir reações graves em pacientes alérgicos ao pólen de bétula.[25]

TABELA 11.8. Soja (*Glycine max*)

CRD	Tipo de proteína	Marcador
Gly m 1	LTP	Associada à asma por inalação de soja em pó
Gly m 2	Defensina	Associada à asma por inalação de soja em pó
Gly m 4	PR-10	Marcador de risco para reações intensas com ingestão de soja parcialmente processada, particularmente em alérgicos a Bet v 1
Gly m 5	PE (Vicilin 7S globulina)	Beta-Conglicinina. Alergeno principal. Associado a reações graves
Gly m 6	PE (Legumin 11S globulin)	Glicinina. Alérgeno principal. Associado a reações graves
Gly m 8	PE (2S albumina)	Alérgeno principal. Associado a reações graves

Frutos do mar e peixe

A alergia a camarão e a crustáceos está entre as alergias alimentares mais frequentes e costuma persistir toda a vida.

Estima-se que atinja 10,3% da população.[27] A tropomiosina muscular (TM), uma proteína de 41 kDa, altamente termoestável e solúvel, é o principal antígeno (Pen a 1) responsável pelas reações graves e pela reatividade cruzada com outros frutos do mar. Mas não é a única: dentre os alérgicos, apenas 23% a 83% são sensíveis à tropomiosina. *Arginino kinase* (AK) e *sarcoplasmic calcium binding protein* (SCP) respondem por 15% das sensibilizações e a *myosin light chain* (MLC), por mais de 50%. Recentemente três novas proteínas relevantes foram identificadas, a troponina C (TnC), a triose-phosphato isomerase (TIM) e a *fatty-acid-binding protein* (FABP), responsáveis por 10% a 23% das sensibilizações (**Tabelas 11.9 e 11.10**).[27]

TABELA 11.9. Crustáceos

CRD	Nome da proteína	Características
Pen a 1; Pen m 1; Pen b 1; Lit v 1; Met e 1	Tropomiosina (TM)	Associado com alergia persistente e reações cruzadas com outros crustáceos, moluscos, ácaros e baratas Altamente alergênico, termoestável e solúvel
Pen m 2; Lit v 2	Arginino kinase (AK)	Reação cruzada com outros crustáceos
Pen m 4; Lit v 4	*Sarcoplasmic calcium-binding protein* (SCP)	Reação cruzada com outros crustáceos
Pen m 3; Lit v 3	*Myosin light chain*	
Cra c 6	Troponina C	
Pen m 8; Cra c 8	Triose *phosphate* isomerase	

TABELA 11.10. Peixes

CRD	Nome da proteína	Características
Gad m 1 (Bacalhau); Sal s 1 (Salmão); Thu a 1 (Atum)	β-parvalbumin	Associado com alergia persistente e reações cruzadas Altamente alergênico e termoestável
Gad m 2 (Bacalhau); Sal s 2 (Salmão); Thu a 2 (Atum)	β-enolase	
Gad m 3 (Bacalhau); Sal s 3 (Salmão); Thu a 3 (Atum)	Aldolase A	

Alguns pacientes são sensibilizados a mais de uma proteína e o perfil de sensibilização varia nas diferentes populações, de acordo com fatores climáticos e dietéticos. Embora algumas destas proteínas possam estar presentes em alérgenos de outros crustáceos, a tropomiosina é o único alérgeno identificado como responsável por reações cruzadas entre os crustáceos comestíveis e as diferentes espécies de moluscos, como polvo e lula.[28]

A tropomiosina do camarão apresenta grande homologia com a tropomiosina dos demais crustáceos (98%), com a de outros artrópodes, como ácaros e baratas (81%), e com a dos moluscos (61%). A alta homologia entre as tropomiosinas de crustáceos e as de ácaros e baratas poderia explicar uma sensibilização por via inalatória como causa de alergia a crustáceos.[27]

A prevalência de alergia a peixes tem aumentado nos últimos anos, devido ao aumento do consumo tanto por adultos quanto por crianças, podendo chegar a 7% entre esses últimos.[29] Diversos antígenos podem ser responsáveis por reações alérgicas a peixes e frutos do mar, alguns identificados nos últimos anos. Porém nem todos têm seu papel bem estabelecido com relação à gravidade de reações e às reações cruzadas entre diferentes espécies do mesmo gênero e entre gêneros diferentes.

Dentre os peixes, o mais importante antígeno relacionado com persistência, gravidade e reatividade cruzada é a parvalbumina (Gad c 1), uma proteína de 12 kDa, abundante nas fibras musculares dos peixes, que é altamente resistente ao calor e à digestão enzimática. É classificada em duas subfamílias, alfa e beta-parvalbumina. A beta, mais alergênica, predomina nos peixes com esqueleto ósseo, enquanto a alfa, não alergênica, predomina nos peixes cartilaginosos, como arraia e tubarão.[29] Os músculos brancos dos peixes contêm maior concentração de parvalbumina do que os músculos escuros, fazendo com que as espécies de peixe de carne escura, como o atum, o peixe-espada e a anchova, sejam consideradas menos alergênicas. Já os de carne branca, como a carpa e o bacalhau, estão entre os mais alergênicos. Essas diferenças podem explicar por que é possível reagir a certas espécies de peixe e tolerar outras.[29]

A aldolase A e a β-enolase são outros dois antígenos relacionados à alergia a peixes, assim como o colágeno. São termolábeis, estão presentes na gelatina de peixe e seriam os responsáveis por reações a esse alimento, sobretudo quando não se detecta sensibilização à parvalbumina. No entanto, novos estudos questionam essa relação.[29]

Outros métodos e perspectivas futuras

Biomarcadores representam uma extensa área de pesquisa e, na alergia alimentar, os focos atuais têm sido fatores de risco genéticos e marcadores celulares (células T e B) alérgeno-específicos. Tais métodos, porém, são de alto custo e difícil acesso, e muitos ainda não foram completamente elucidados.[2,4,5,9]

No entanto, alguns já são estudados há mais tempo, como o BAT e o MAT, que avaliam a capacidade da IgE de induzir a ativação de células efetoras, após estimulação com o alérgeno, e a consequente degranulação de mediadores responsáveis pelos sintomas alérgicos. Uma proporção maior de basófilos e mastócitos ativados foi associada a reações alimentares mais graves.[4,9] A utilização desses métodos permite selecionar melhor os pacientes que devem ser submetidos ao TPO, pois o BAT ou o MAT positivos indicam que o paciente provavelmente reagirá se ingerir o alimento alergênico. O BAT, porém, pode apresentar 10-15% de não respondedores, uma limitação conhecida do método,[16] que parece não estar presente no MAT.

Os ensaios de *microarray* também têm permitido o mapeamento de epítopos da proteína alergênica. O epítopo é a parte do antígeno capaz de desencadear uma resposta alergênica, podendo ser sequencial (linear) ou conformacional, e o estudo da ligação de IgE a esses epítopos parece exercer um papel relevante e promissor na avaliação da alergia alimentar. Sanchez-Ruano et al revisaram 30 estudos e concluíram que sensibilizações a epítopos específicos do leite de vaca, amendoim e camarão são sugeridas como biomarcadores de reatividade clínica, persistência, gravidade das reações e resposta à imunoterapia oral. Porém, ainda carecem de padronização e de evidências mais robustas, sendo necessários ensaios de maior qualidade.[30]

Considerações finais

Ainda não há um marcador que, isoladamente, preveja a gravidade e a persistência da alergia a determinado alimento. Os determinantes de gravidade das reações alimentares são multifatoriais e a combinação de marcadores, associada à história clínica, pode ser usada para identificar pacientes com maior risco de anafilaxia e persistência.

Também não foram padronizados, ainda, pontos de corte (*cuff-offs*) de IgE específica ou de *prick test* que possam predizer a gravidade das reações. A imensa maioria dos *cut-offs* encontrados na literatura são marcadores de reatividade clínica e determinam se há maior chance do paciente ser verdadeiramente alérgico àquele alimento.

No entanto, parece ser um consenso que valores mais altos de IgE específica para o alérgeno têm maior sensibilidade e sugerem persistência e gravidade da doença. A dosagem de IgE específica para os componentes (CRDs) e seus epítopos trouxe maior especificidade para o diagnóstico, além de uma melhor elucidação a respeito da persistência e da tolerância de algumas alergias alimentares.

Qualquer biomarcador na alergia alimentar precisa ser interpretado à luz de toda informação clínica disponível no contexto daquele paciente. Ainda se buscam melhores biomarcadores preditores de anafilaxias que sejam acessíveis, permitindo a prevenção de reações que levem ao risco de vida e assegurem maior segurança para o paciente.

Referências bibliográficas

1. Santos AF. Food allergy severity prediction: quite a way to go yet? Expert Review of Clinical Immunology. 2020;16:543-6.
2. Conrado B, Patel, Turner. Global patterns in anaphylaxis due to specific food: a systematic review. J Allergy Clin Immunol. 2021;148(6):1515-25.
3. Cardona V, Ansotegui IJ, Ebisawa M, El-Gamal Y, Rivas MF, Finaman S, et al. World Allergy Organization Anaphylaxis Guidance 2020. WAO Journal. 2020; 13:100472.
4. Foong Ru-Xin, Dantzer JA, Wood RA, Santos AF. Improving diagnostic accuracy in food allergy. J Allery Clin Immunol Pract. 2021; 9(1):71-80.
5. Patil SU, Bunyavanich S, Berin MC. Emerging food allergy biomarkers. JACI Pract 2020; 8(8): 2516-2524.
6. Petersen TH, Mortz CG, Binslev-Jensen C, Eller E. Cow milk allergic children – Can Component-resolved diagnostic predict duration and severity? Ped Allerg Immunol. 2018;29 (2):194-9.
7. Koike Y, Sato S, Yanagida N, Asaumi T, Ogura K, Ohtani K et al. Predictors of Persistent Milk Allergy in Children: a Retrospective Cohort Study. Int Arch Allergy Immunol. 2018;175(3):177-80.
8. Schoemaker AA, Sprikkelman AB, Grimshaw KE, Roberts G, Grabenhenrich L, Rosenfeld L, et al. Incidence and natural history of challenge-proven cow's milk allergy in European children – EuroPrevall birth cohort. Allergy, 2015;70(8):963-72.
9. Breiteneder H, Peng Ya-Qi, Agache I, Diamant Z, Eiwegger T, Fokkens W et al. Biomarkers for diagnosis and prediction of therapy responses in allergic diseases and asthma. Allergy, 2020;75:3039-68.
10. Mollecular Allergology User´s Guide 2,0. EAACI. 2022.
11. Dang TD, Peters RL, Koplin JL, Dharmage SC, Gurrin LC, Ponsonby AL, et al. Egg allergen specific IgE diversity predicts resolution of egg allergy in the population cohort HealthNuts. Allergy. 2019;74;318-26.
12. Calamelli E, Liotti L, Beghetti I, Piccinno V, Serra L, Bottau P. Component-Resolved Diagnosis in Food Allergies. Medicina. 2019;55,498.
13. Koike Y, Yanagida N, Sato S, Asaumi T, Ogura K, Ohtani K, et al. Predictors of Persistent Wheat Allergy in Children: A Retrospective Cohort Study. Int. Arch. Allergy Immunol. 2018;176:249–54.
14. Ricci G, Androxxi L, Cipriani F, Giannetti A, Gallucci M, Caffarelli C, et al. Wheat Allergy in Children: A Comprehensive Update. Medicina. 2019;55:400.
15. WHO/IUIS Allergen Nomenclature: http://allergen.org/ Acesso em agosto de 2022.
16. Hemmings O, Du Toit G, Radulovic S, Lack G, Santos AF. Ara h2 is the dominant peanut allergen despite similarities with Ara h 6. J Allergy Clin Immunol. 2020; 146:3.

17. Santos AF, Du Toit G, O'Rourke C, Becares N, Couto-Francisco N, Radulovic S. Biomarkers of severity and threshold of allergic reactions during oral peanut challenges. J Allergy Clin Immunol. 2020;146(2):344-55.
18. Datema MR, Ree Rv, Asero R, Barreales L, Belohlavkova S, de Blay F, et al. Component-resolved diagnosis and beyond: Multivariable regression models to predict severity of hazelnut allergy. Allergy 2018;73:549-59.
19. Ballmer-Weber BK, Lidholm J, Lange L, Pascal M, Lang C, Gernet S et al. Allergen recognition patterns in walnut allergy are age dependente and correlate with the severity of allergic reactions. J Allergy Clin Immunol Pract. 2019;7(5):1560-67.
20. Lyons SA, Datema MR, Le TM, Asero R, Barreales L, Belohlavkova S, et al. Walnut Allergy Across Europe: Distribuition of Allergen Sensitization Patterns and Prediction of Severity. JACI Pract. 2021;9(1):225-235.
21. Lange L, Lasota L, Finger A, Vlajnic D, Busing S, Meister J, et al. Ana o 3 specific igE is a good predictor for clinically relevant cashew allergy in children. Allergy. 2017;72(4):598-603.
22. Sato S, Movérare R, Ohya Y, Ito K, NagaoM, Borres MP et al. Ana o 3- specifi IgE is a predictive marker for cashew oral food challenge failure. J Allergy Clin Immunol Pract. 2019;7(8):2909-11.
23. Blazowski L, Pawel M, Kurzawa R, Kuna P, Jerzynska J, et al. Food allergy endotype with high risk of severe anaphylaxis in children – Monosensitization to cashew 2S albumin Ana o 3. Allergy 2019;74(10):1945-55.
24. Holzhauser T, Wackermann O, Ballmer-Weber, Bindslev-Jensen C, Scibilia J, Perono-Garoffo L, et al. Soybean (glycine max) allergy in Europe: Gly m 5 (B-conglycinin) and Gly m 6 (glycinin) are potencial diagnostic markers for severe allergic reactions to soy. J Allergy Clin Immunol. 2009; 123(2):452-8.
25. Klemans RJB, Knol EF, Michelsen-Huisman A, Pasmans SGMA, Kruijf-Broekman W, Hoffen Evan et al. Allergy. Components in soy allergy diagnostics: Gly m 2S albumin has the best diagnostic value in adults. Allergy. 2013; 68:1396-402.
26. Ebisawa M, Brostedt P, Sjolander S, Sato S, Borres MP, Ito K. Gly m 2S albumin is a major alergen with high diagnostic value in soybean-allergic children. J Allergy Clin Immunol. 2013;132(4):976-8.
27. Wai CYY, Leung NYH, Chu KH, Leung PSC, Leung ASY, Wong GWK, et al. Overcoming Shellfish Allergy: How Far Have We Come? Int. J. Mol. Sci. 2020; 21: 2234.
28. Tong WS, Yuen AW, Wai CY, Leung NY, Chu KH,Leung PS et al. Diagnosis of fish and shellfish allergies. J Asthma and Allergy 2018; 11: 247-60.
29. Buyuktiryaki B, Masini M, Mori F, Barni S, Liccioli G, Sarti L, et al. IgE-Mediated Fish Allergy in Children. Medicina. 2021; 57: 76.
30. Sánchez-Ruano L, la Hoz B, Martínez-Botas J. Clinical Utility of Microarray B-cell epitope mapping in food allergies: A systematic review. Pediatr Allergy Immunol. 2020;31:175-85.

Capítulo
12

Novos alérgenos alimentares: um desafio na prática clínica

Lucila Camargo Lopes de Oliveira

Introdução

Mais de uma centena de alimentos já foi relacionada a alergia alimentar,[1] sendo os mais comuns: leite, ovo, soja, trigo, peixes, frutos do mar, amendoim e castanhas.[2] Não só a frequência das alergias alimentares tem se tornado maior, mas novos alérgenos são cada vez mais implicados. Enquanto o gergelim e tremoço foram incluídos na lista de alérgenos com necessidade de rotulagem de precaução no Reino Unido,[3] ninho de passarinho, base para uma iguaria da culinária asiática, foi considerado o quarto alimento mais responsável por anafilaxia em Singapura.[4] Infelizmente, dados nacionais quanto à prevalência de alergia alimentar são escassos. Hipersensibilidade a alérgenos alimentares incomuns apresentam relatos anedóticos: beterraba,[5] gergelim,[6] alfa-gal.[7] É nítido, embora não confirmado por levantamentos extensos, o aumento de reações a amendoim e castanhas no Brasil, pouco culpabilizados por reações até pouco tempo atrás. Amendoim e castanhas, assim como banana, estão entre as principais causas de anafilaxia por alimentos em um levantamento do serviço de emergência de um hospital infantil na cidade de São Paulo.[8]

Embora fatores genéticos contribuam para o desenvolvimento de alergias alimentares, fatores ambientais, epigenéticos, parecem ter maior relevância para justificar o abrupto aumento da prevalência. Definitivamente a exposição ao alérgeno é também condição básica necessária para que a reação ocorra. Insetos/vermes são causa de reações alimentares na África, já que estes também fazem parte da dieta.[9] É de se esperar que, não só a globalização do consumo de alimentos outrora disponíveis regionalmente, como mudanças no hábito alimentar, exemplificadas pelo maior consumo de leguminosas por parte de populações cada vez mais adeptas ao vegetarianismo, possa resultar em alergias a outrora considerados alérgenos incomuns.

De maneira interessante, carboidratos também podem suscitar reações alérgicas. O alfa-galactose-1,3-galactose, ou alfa-gal, presente em carnes de mamíferos não primatas, é conhecido por induzir anafilaxia tardia em indivíduos sensibilizados previamente por picada de carrapatos, principalmente nos Estados Unidos e na Europa.[10] Mais recentemente, identificou-se alergia a oligossacarídeos acrescidos em fórmulas a base de leite de vaca e também outras bebidas no sudeste asiático.[11] O mecanismo de sensibilização nestes casos permanece obscuro.

Os insetos têm sido considerados uma fonte proteica promissora para alimentar um mundo cada vez mais populoso, ainda mais que a produção tem pouco impacto ambiental.[12] Estes "novos alimentos", para muitas culturas, já foram implicados em reações alérgicas.[13]

Diagnóstico

Como para qualquer alergia alimentar, a suspeita deve advir de uma história clínica de exposição com sintomas sugestivos de hipersensibilidade alimentar. Neste âmbito, novos alérgenos alimentares têm sido apontados mais frequentemente no contexto de reações mediadas por IgE (imediatas) que tardias ou mistas. Frutas, vegetais e aves têm sido implicados em manifestações como *FPIES*, a síndrome de enterocolite induzida por proteína alimentar.[14]

Com relação à anamnese, é preciso ficar atento que algumas exposições podem não ser evidentes de início ou acontecerem por reatividade cruzada (Tabela 12.1). Geralmente isto ocorre quando a reação é decorrente de um ingrediente presente no alimento em menor quantidade. É o caso do tremoço, cuja farinha tem sido adicionada à de trigo em alguns países, ou de temperos como mostarda, coentro, cominho, pimenta e dentre outros.[15] Corantes naturais como o vermelho carmim, proveniente do inseto *Dactylopius coccus* também podem suscitar sintomas imunologicamente mediados.[15] A síndrome da panqueca (atualmente também chamada de anafilaxia oral por ácaro), quando os sintomas são deflagrados pelo consumo oral de farinhas contaminadas por ácaros pode ser um diagnóstico diferencial de alergia alimentar, bem como reações ao Anisakis, verme que pode estar presente em peixes.[15]

TABELA 12.1. Alérgenos ocultos presentes em alimentos

Alérgeno oculto	Alimentos que costumam conter o alérgeno	Alérgenos passíveis de reatividade cruzada
Aipo	Sopas, carnes, molhos, pizza, comidas prontas	Pólen de bétula e artemísia, mostarda, especiarias
Mostarda	Sopas, carnes, molhos, pizza, comidas prontas, pães, biscoitos, torradas.	Nozes, leguminosas, milho, frutas da família Rosaceae, especialmente o pêssego
Pimenta rosa	Pode ser adicionada como enfeite	Castanha de caju
Sumac (tempero árabe)	Culinária marroquina, mediterrânea e israelense e de países do Oriente Médio. Za'atar é condimento que contém sumac, hissopo, gergelim e especiarias	Castanha de caju

Continua

Continuação

TABELA 12.1. Alérgenos ocultos presentes em alimentos

Feno grego	As folhas, sementes e raízes são usadas na culinária indiana, turca, iraniana e egípcia. Misturas de especiarias como pó de *curry* (carril), *sambhar masala* (mistura de especiaria indiana) dentre outras.	Amendoim
Tremoço	Ingerido como aperitivo na região do Mediterrâneo e América do Sul. Pode estar presente ainda adicionado em massas, panquecas, pizza e produtos *gluten-free*	Amendoim
Pectina	Geralmente presente em geleias, mas também sobremesas, confeitarias e medicamentos	Castanha de caju
Cochonilha ou carmim	Doces, sorvetes, refrigerantes, bolos, biscoitos, batom e outras maquiagens	Ácaro
Trigo sarraceno	Panquecas francesas, macarrão, produtos *gluten-free*, travesseiros, sabonetes	
Aveia	Cereais matinais, biscoitos, sabonetes, produtos para banho, produtos *gluten-free*	
Micoproteína	Refeições pré-prontas vegetarianas/veganas	Mofos
Psyllium	Laxantes, espessantes de sorvetes e sobremesas	
Ácaros de cerais	Farinhas e cereais estocados	Ácaros domésticos
Anisakis	Peixe cru ou marinado	

Fonte: adaptada de Skypala 2019.[15]

Para investigação de sensibilização alérgica, fazem parte do arsenal a determinação da IgE sérica específica total/componentes e o teste cutâneo de hipersensibilidade imediata. A comercialização de testes *in vitro* e extratos alergênicos para o teste cutâneo pode ser carente para fontes inusuais.

No entanto, recentemente, mais de 40 componentes de fontes alimentares foram incluídos no banco de dados de nomenclatura de alérgenos da WHO/IUIS,[16] tanto de alimentos frequentemente alergênicos, como o Bos d 13 (miosina de cadeia leve) da carne bovina, como quanto de fontes menos usuais como linhaça, semente de abóbora e berinjela. Evidentemente a comercialização destes componentes para diagnóstico é ainda escassa, mas o ideal é sempre checar a disponibilidade quando houver necessidade.

Uma opção é a realização de teste de cutâneo de leitura imediata, por meio da técnica de *Prick to Prick* (**Figura 12.1**).

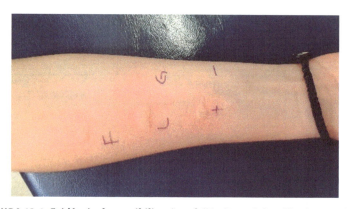

FIGURA 12.1. Evidência de sensibilização a feijão (5 mm), lentilha (9,5 mm) e grão-de-bico (2 mm) por meio da técnica de *prick to prick* com o alimento cozido e controles positivo (6,5 mm) e negativo em menor de 6 anos de idade. Teste de provocação oral evidenciou tolerância a estes alimentos.

Ressalta-se que a positividade nos testes alérgicos descritos nem sempre se correlaciona com sintomas alérgicos e, no caso de dúvida diagnóstica, é interessante realizar o teste de provocação oral.

Manejo e prognóstico

Uma vez firmado o diagnóstico, a dieta de restrição do alérgeno é ainda o pilar central na condução desses pacientes. A chance de reatividade cruzada com outras fontes deve ser investigada antes de se estabelecer uma dieta muito restritiva desnecessariamente. O manejo dietético deve ser ainda mais cauteloso em populações que já fazem restrições alimentares, como, por exemplo, os veganos, para não impor ainda mais riscos nutricionais.[17] Como já mencionado, deve se estar atento porque a maioria dos novos alérgenos não está contemplada na lista com rotulagem obrigatória com destaque para populações alérgicas e podem ainda estar contidos de maneira oculta.[15]

É evidente que um plano de ação deve ser prescrito para reações por consumo inadvertido. A inclusão de adrenalina dentre as medicações recomendadas é mandatória em caso de anafilaxia prévia.

Quanto ao prognóstico, pouco se sabe sobre a história natural da maioria dos novos alérgenos. Assim, é recomendável acompanhamento com especialista para reavaliar a sensibilização e considerar a execução de teste de provocação oral, quando os exames sugerirem possível resolução da manifestação alérgica.

Referências bibliográficas

1. Sampath V, Abrams EM, Adlou B, Akdis C, Akdis M, et al. Food allergy across the globe. J Allergy Clin Immunol. 2021 Dec;148(6):1347-1364. doi: 10.1016/j.jaci.2021.10.018. PMID: 34872649.

2. Gupta RS, Warren CM, Smith BM, Blumenstock JA, Jiang J, Davis MM, Nadeau KC. The Public Health Impact of Parent-Reported Childhood Food Allergies in the United States. Pediatrics. 2018 Dec;142(6):e20181235. doi: 10.1542/peds.2018-1235. Epub 2018 Nov 19. Erratum in: Pediatrics. 2019 Mar;143(3): PMID: 30455345; PMCID: PMC6317772.

3. Food Standards Agency [Internet]. Food allergy and intolerance;9 maio 2022[citado 29 ago 2022]. Disponível em: https://www.food.gov.uk/safety-hygiene/food-allergy-and-intolerance#allergens.

4. Lee AJ, Shek LP. Food allergy in Singapore: opening a new chapter. Singapore Med J. 2014 May;55(5):244-7. doi: 10.11622/smedj.2014065. PMID: 24862746; PMCID: PMC4291979.

5. Lopes de Oliveira LC, Genov IR, Cabral EDC, MF Mello YA, Mallozi MC, Solé D. Anaphylaxis to beetroot (Beta vulgaris): a case report. Clin Transl Allergy. 2011;1(Suppl 1):P51. Published 2011 Aug 12. doi:10.1186/2045-7022-1-S1-P51.

6. Costa Paschoalini M, Bernardes AF, Buzolin M, Zollner RL, Mansour E, Velloso LA, Yang AC. Successful Oral Desensitization in Sesame Allergy in an Adult Woman. J Investig Allergol Clin Immunol. 2019 Dec;29(6):463-5. doi: 10.18176/jiaci.0427. PMID: 31825315.

7. Lima RCPC, Cartaxo CGB, Silva-Brito WS. Anafilaxia a alfa-gal: um relato de caso paraibano. Arq Asma Alerg Imunol. 2021;5(3):302-305.

8. Nunes FA, Zanini F, Braga CD, da Silva AL, Fernandes FR, Solé D, Wandalsen GF. Incidence, triggering factors, symptoms, and treatment of anaphylaxis in a pediatric hospital. World Allergy Organ J. Set 2022;15(9)100689. doi: 10.1016/j.waojou.2022.100689.

9. Kung SJ, Fenemore B, Potter PC. Anaphylaxis to Mopane worms (Imbrasia belina). Ann Allergy Asthma Immunol. 2011 Jun;106(6):538-40. doi: 10.1016/j.anai.2011.02.003. Epub 2011 Mar 4. PMID: 21624756.

10. Platts-Mills TAE, Li RC, Keshavarz B, Smith AR, Wilson JM. Diagnosis and Management of Patients with the α-Gal Syndrome. J Allergy Clin Immunol Pract. 2020 Jan;8(1):15-23.e1. doi: 10.1016/j.jaip.2019.09.017. Epub 2019 Sep 28. PMID: 31568928; PMCID: PMC6980324.

11. Platts-Mills TA, Hilger C, Jappe U, van Hage M, Gadermaier G, Spillner E, et al. Carbohydrate epitopes currently recognized as targets for IgE antibodies. Allergy. 2021 Aug;76(8):2383-2394. doi: 10.1111/all.14802. PMID: 33655520; PMCID: PMC8489568.

12. Moraes B, Fernandes L.-Revista de jornalismo científico do Labjor [Internet]. O promissor mercado de insetos comesstíveis-; 8 maio 2018 [citado 29 ago 2022]. Disponível em: https://www.comciencia.br/putz-grila-insetos-na-comida/ visitado em 10.08.22.

13. De Marchi L, Wangorsch A, Zoccatelli G. Allergens from Edible Insects: Cross-reactivity and Effects of Processing. Curr Allergy Asthma Rep. 2021 May 30;21(5):35. doi: 10.1007/s11882-021-01012-z. PMID: 34056688; PMCID: PMC8165055.

14. Labrosse R, Graham F, Caubet JC. Non-IgE-Mediated Gastrointestinal Food Allergies in Children: An Update. Nutrients. 2020 Jul 14;12(7):2086. doi: 10.3390/nu12072086. PMID: 32674427; PMCID: PMC7400851.

15. Skypala IJ. Food-Induced Anaphylaxis: Role of Hidden Allergens and Cofactors. Front Immunol. 2019 Apr 3;10:673. doi: 10.3389/fimmu.2019.00673. PMID: 31001275; PMCID: PMC6457317.

16. Sudharson S, Kalic T, Hafner C, Breiteneder H. Newly defined allergens in the WHO/IUIS Allergen Nomenclature Database during 01/2019-03/2021. Allergy. 2021 Nov;76(11):3359-3373. doi: 10.1111/all.15021. Epub 2021 Aug 5. PMID: 34310736.

17. Jardim-Botelho A, de Oliveira LCL, Motta-Franco J, Solé D. Nutritional management of immediate hypersensitivity to legumes in vegetarians. Allergol Immunopathol (Madr). 2022 Jun 22;50(S Pt 1):37-45. doi: 10.15586/aei.v50iSP1.554. PMID: 35747909.

Capítulo
13

Alergia alimentar e cofatores

Germana Pimentel Stefani
Ingrid Pimentel Cunha Magalhães de Souza Lima

Conceito e mecanismos imunopatológicos propostos

As alergias alimentares compreendem doenças complexas, induzidas por diversos alérgenos distintos e com possibilidade de inúmeras manifestações clínicas diferentes. Na prática clínica, pacientes alérgicos a alimentos podem apresentar sintomas apenas em situações específicas. Cofatores e fatores potencializadores podem explicar por que é possível ocorrer anafilaxia diante da exposição a um alérgeno alimentar que pode ser tolerado ou provocar apenas uma reação leve em outras exposições.[1]

Os cofatores são definidos como circunstâncias relacionadas ao paciente, ou externas, que se associam a reações alérgicas mais graves. Circunstâncias endógenas incluem mastocitose sistêmica, asma não controlada, ou variações hormonais como período pré-menstrual. Circunstâncias exógenas incluem exercício físico, infecções, estresse emocional, privação de sono, ingestão de álcool e medicações.[2]

Os cofatores podem contribuir com três efeitos principais nas reações alérgicas:

- Abaixando o limiar de reação: a presença do cofator determina a ocorrência de reações alérgicas graves com doses muito menores de alérgeno.
- Aumentando a gravidade da reação: com o cofator, reações mais graves são provocadas pela mesma dose de alimento. Anafilaxia pode ser observada pela primeira vez.
- Revertendo a tolerância clínica adquirida: após adquirir tolerância clínica ao longo do tempo, as reações alérgicas podem ressurgir repentinamente devido à influência aguda de fatores potencializadores.[2]

Em alguns pacientes, mais de um cofator pode ser necessário para induzir anafilaxia, como exercício físico e uso de anti-inflamatórios não esteroides (AINE) ou exercício e consumo de álcool. Um cofator pode exercer efeito potencializador do outro, implicando em reações clinicamente mais graves (**Figura 13.1**).[3]

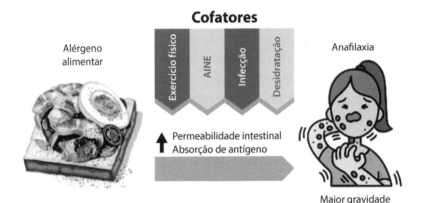

FIGURA 13.1. Efeitos dos cofatores no desencadeamento de reações alérgicas potencialmente graves a alimentos (adaptada de Shin et al.)[5]

Cofatores associados à ocorrência de alergia alimentar e/ou amplificação da gravidade da reação

▪ Exercícios físicos

Exercícios físicos constituem os cofatores mais reconhecidos como potencializadores de reação alérgica, tanto em crianças quanto em adultos.[5] Estima-se que a atividade física seja cofator em 3 a 10% das anafilaxias em geral, e esse papel seja mais significativo para alergias alimentares graves.[6] Existe uma relação dose-dependente, tanto com relação à quantidade de alimento ingerido quanto à intensidade da atividade física para desencadear manifestação clínica. Alguns mecanismos são propostos para justificar a ocorrência deste fenômeno:[1,5]

- A atividade muscular eleva a temperatura corporal e a circulação sanguínea e aumenta a permeabilidade intestinal, levando a maior absorção do alérgeno pelo intestino. O redirecionamento do fluxo sanguíneo dos vasos esplâncnicos para os músculos pode determinar isquemia, com danos à barreira epitelial e integridade das *tight-junctions*, aumentando a permeabilidade intestinal a alérgenos alimentares.
- Atividade física mais intensa provoca aumento na osmolaridade e redução do pH, levando a ativação de basófilos e aumento da liberação de histamina.
- Aumento de IL-6, elevação de transglutaminase tecidual formando agregados com hiperligação de IgE e *cross-linking*.

A Anafilaxia Induzida por Exercício Dependente de Alimento (AIEDA) constitui um endótipo do fenótipo clássico da Alergia Alimentar IgE mediada.[6] Nela, observa-se reação quando o alimento é consumido desde 4 horas antes do exercício até 1 hora após o exercício, de intensidade moderada a intensa. Os alimentos mais comumente implicados na AIEDA são trigo, grãos, castanhas e mariscos; no entanto, uma grande variedade de alimentos tem sido relatada. A proteína de transporte de lipídeos (*lipid transfer protein* – LTP), um panalérgeno encontrado em muitas frutas e vegetais, tem sido frequentemente responsabilizado como causador de AIEDA na Itália e Portugal.[7]

O trigo é o alérgeno mais comumente relatado no AIEDA, sendo a denominada Anafilaxia induzida pelo exercício dependente do trigo (AIEDT) a forma mais bem estudada de AIEDA. Ômega-5-gliadina, um componente proteico do glúten, é um importante alérgeno nesta doença. Brockow e cols. demonstraram que o exercício não era absolutamente necessário para induzir sintomas em todos os pacientes com AIEDT. A provocação oral realizada com altas doses de pão enriquecido com glúten, sozinho ou combinado com aspirina e álcool, tornou o exercício desnecessário como cofator na indução de anafilaxia para 14 de 16 pacientes testados.[8]

O diagnóstico de AIEDA é baseado na história clínica e deve ser complementado com testes de sensibilização e teste de provocação com alimento associado ao exercício. Os seguintes critérios são sugeridos: sinais e sintomas consistentes com anafilaxia que ocorreu durante (ou dentro de uma hora) do exercício, mas apenas quando o exercício foi precedido pela ingestão de alimentos; nenhum outro diagnóstico que explique a apresentação clínica; ausência de sintomas na ingestão desse alimento na ausência de esforço e ausência de sintomas se o exercício ocorrer sem ingestão desse alimento.[9] Se um alimento específico estiver envolvido, deve haver evidência de IgE específica para o alimento implicado por teste cutâneo – prick com extrato padronizado ou prick to prick com alimento fresco – ou por dosagem sérica de IgE específica para alimento. Não há achados físicos exclusivos de pacientes com AIEDA. A maioria dos pacientes desenvolve urticária durante os episódios, com pápulas que são maiores do que as lesões pontuais de urticárias colinérgicas. Mastocitose deve ser afastada como diagnóstico diferencial, sendo o nível sérico de triptase basal normal nos casos de AIEDA.

Um teste de provocação oral (TPO) em vigência de exercício com resultado positivo confirma o diagnóstico. Entretanto, um teste negativo não exclui de modo confiável o diagnóstico porque os sintomas podem ser difíceis de se induzir em laboratório e o procedimento não é padronizado.[9-11] Os TPOs devem ser realizados com consentimento informado e por especialistas em alergia com experiência, equipe e equipamentos disponíveis para reconhecer e tratar a anafilaxia, porque sintomas podem ocorrer.

O acompanhamento de pacientes com AIEDA deve estar centrado na identificação dos alimentos culpados, prevenção da ocorrência de novos episódios, e identificação de outros cofatores que possam ser importantes para esse indivíduo. Apesar de os pacientes não deverem ser desaconselhados à prática de atividades físicas, modificações na escolha de atividades do paciente podem ser necessárias, e vários cuidados com relação ao exercício são aconselhados, resumidos no **Quadro 13.1**. Indivíduos com AIEDA devem evitar os alimentos culpados por 4 a 6 horas antes do exercício inicialmente. Uma opção é exercitar-se pela manhã, antes de comer qualquer coisa. Para crianças, é particularmente difícil manter a prevenção das reações, uma vez que a atividade física é recorrente.[8,12]

Apesar da descrição de pequeno número de casos fatais e da característica de persistência ao longo da vida, a maioria dos pacientes com AIEDA relata menos ataques ao longo do tempo. Descobrir o alimento envolvido é fundamental para se evitar futuras reações.

QUADRO 13.1. Recomendações a pacientes com anafilaxia induzida por exercício dependente de alimento

Praticar atividades físicas portando dispositivo de adrenalina auto injetável e telefone celular para comunicação.
Portar um plano de ação detalhado em caso de reação, e treinar não só o paciente, como quem treina com ele. Manter a medicação de fácil acesso.
Interromper a atividade física imediatamente diante de qualquer sintoma.
Treinadores e professores devem estar cientes da possibilidade de reação e colaborarem tanto com o reconhecimento de crise quanto no apoio ao atleta que não deve persistir no exercício.
Evitar o alimento causador de reação por 4-6 horas antes do exercício.
Planejar lanches seguros para escola.
Evitar outros possíveis cofatores e estar atento a possíveis outras circunstâncias relacionadas. Ter uma lista de possíveis fatores aumentadores e revisá-la periodicamente.
Exercitar-se com outra pessoa que saiba do risco de reação e esteja apta a socorrer.
Se ocorrerem sintomas, procurar revisar as circunstâncias da reação enquanto a memória está recente e detalhada.
Evitar medicações de uso contínuo que possam aumentar o risco ou gravidade de reações, como betabloqueadores ou IECA. Revisar sempre as medicações em uso contínuo ou esporádico.
Em caso de procedimentos de dessensibilização/imunoterapia oral por alimento, estar atento a risco de reações a doses já toleradas, especialmente diante de quadros infecciosos agudos.

Adaptado de Feldweg AM[9]

■ Drogas/medicamentos

Os AINE constituem um grupo heterogêneo de drogas utilizadas como analgésicos, antipiréticos e propriedades anti-inflamatórias e atuam como cofatores em até 25% das anafilaxias induzidas por alimentos. Vários estudos apontam que essas drogas podem também induzir anafilaxia nos pacientes com AIEDA por meio de alteração da permeabilidade intestinal, levando a um aumento de absorção desses alérgenos, ou por efeito direto destes nos basófilo e mastócitos.

A explicação do mecanismo pelo qual os AINE agem como cofator é complexa. Alguns trabalhos demonstram a liberação de histamina dos basófilos por ativação da sinalização do receptor da IgE, indicando que não há relação com mecanismo de inibição da COX.[13] Outros já demonstram um mecanismo COX1 dependente, sendo reproduzido a reação ao alimento, por meio de teste de ativação de basófilo, utilizando aspirina como cofator, fato não observado quando se realizou com inibidor seletivo de COX2 ou inibidores preferenciais de COX2 como nimesulida e etodolaco.[14,15]

Há mecanismos que sugerem a participação de metabolismo dos eicosanoides no desenvolvimento da anafilaxia alimentar e AINE. A PGE2, resultante da ativação da via do ácido araquidônico, previne a degranulação de mastócito quando agindo através de seu receptor EP2, e induzem resposta pró-inflamatória quando agindo através de seu receptor EP3. Sugerindo que, dependendo de qual receptor EP que estiver expresso na superfície da célula, determina o tipo de reação. EP3 é considerado um mediador com atividade pro-inflamatória e EP2 e EP4 tem atividade anti-inflamatórios.[16]

O uso de AINE também pode exacerbar as alergias alimentares nos pacientes com AIEDA. Um estudo com pacientes com AIEDT demonstrou que os níveis de gliadina aumentaram 5 vezes 30 minutos após teste de provocação com aspirina e trigo, *versus* teste de provocação apenas com trigo. Aproximadamente 1/3 dos pacientes com alergia a vegetais relacionados à LTP eram dependentes de cofatores (principalmente AINE). Parece que a anafilaxia induzida por AINE dependentes de alimento é um fenótipo de anafilaxia em que o uso de AINE é o único cofator. Assim, se fizermos o teste de provocação somente com o medicamento suspeito seria negativo caso o alérgeno alimentar não estiver presente.[14,15]

Dentre outras medicações que podem atuar como cofatores, destacam-se os antagonistas de receptores H2 e inibidores de bomba de prótons, que são drogas que agem aumentando o pH gástrico, diminuindo a ação protetora do ácido gástrico contra alérgenos alimentares. O uso de antagonistas beta-adrenérgicos inibe os sinais destes nos mastócitos e basófilos levando à desestabilização dessas células efetoras da anafilaxia. Além desse mecanismo, as drogas beta-adrenérgicas inibem os mecanismos reguladores da pressão arterial facilitando a indução e gravidade da anafilaxia.[17,18]

▪ Álcool

O álcool é um cofator que pode estar presente em até 15% dos casos de anafilaxia por alimento.[5] Apesar de pouca evidência, algumas hipóteses se baseiam no efeito do álcool nas células imunes. Alguns autores mostraram que álcool altera a permeabilidade intestinal por meio da ativação dos mastócitos e modificação da expressão das proteínas dos *tight-junction* por um dos seus metabólitos, o acetaldeído. Álcool pode aumentar os níveis de histamina por inibição da diamino-oxidase, enzima esta que cataboliza a histamina. Outro mecanismo proposto é que o álcool induz a liberação de mediadores pro-inflamatórios (como IL6, IL10 e interferon gama) e produção de metabólitos eicosanoides como PGE2. O mecanismo da adenosina também pode estar envolvido na anafilaxia alimentar induzida por álcool. O álcool inibe a captação de adenosina, aumentando seus níveis extracelulares, sendo esse efeito somente observado em consumo agudo, não sendo observado no consumo crônico. Sugere-se que a liberação de adenosina por consumo de álcool pode aumentar a reação IgE mediada induzida por alérgenos alimentares.[19]

▪ Infecções agudas

Infecções agudas estão associadas a 2,5% – 3% das reações anafiláticas em crianças. A ação pode ocorrer principalmente devido à febre e consequente aumento da circulação sanguínea e influxo de alérgenos. Além disso, infecções gastrointestinais podem levar à passagem de proteínas alimentares maiores através da mucosa inflamada. Ao contrário de outros cofatores, isso não pode ser confirmado por meio de testes de provocação. Como as infecções são muito mais comuns em crianças, são elas as principais sujeitas ao efeito desse cofator. Este fenômeno é particularmente importante para pacientes pediátricos submetidos a protocolos de dessensibilização oral/imunoterapia com alérgenos alimentares. Durante a indução de tolerância oral em pacientes com alergias alimentares, muitos episódios sintomáticos inesperados, inclusive anafilaxias, ocorrem durante uma infecção. Portanto, pacientes submetidos à imunoterapia oral podem precisar diminuir a dosagem de proteína consumida durante uma infecção aguda.[20]

▪ Privação de sono e estresse

Doenças alérgicas como asma e dermatite atópica podem ser exacerbadas devido ao estresse agudo relacionado à liberação de neuropeptídeos e neurotransmissores no sistema nervoso central, que ativam a resposta inflamatória alérgica. O papel do estresse psicossocial nas alergias alimentares, entretanto, não está totalmente esclarecido. A privação do sono, por sua vez, já foi comprovadamente associada a redução de dose limiar de reatividade a alimento alergênico. Propõe-se que o mecanismo seja o aumento da permeabilidade intestinal induzida pelo estresse gastrointestinal associado à privação de sono.[21]

▪ Desidratação

A desidratação prejudica direta ou indiretamente o volume sistólico, o débito cardíaco e o fluxo sanguíneo cutâneo, resultando em aumento na temperatura central e na frequência cardíaca. Durante o exercício, pode ocorrer desidratação das vias aéreas. Embora o papel da desidratação nas reações alérgicas a alimentos exija avaliação, a desidratação pode aumentar o efeito negativo do exercício físico em pacientes com AIEDA.[20]

▪ Implicações práticas

Na abordagem diagnóstica e no manejo da Alergia Alimentar, a presença de cofatores como deflagradores ou potencializadores de reações deve ser lembrada e pesquisada. Muito ainda há que se esclarecer sobre a importância desses cofatores, os mecanismos fisiopatológicos envolvidos, inclusive diante de quadros de alergia alimentar não IgE mediada de maior gravidade, como FPIES. Em pacientes com história clínica sugestiva, mas com resultado negativo no teste de provocação oral com alimento isoladamente, o possível envolvimento de cofatores deve ser sempre considerado.[22] Se possível, os desafios alimentares orais combinados com um cofator suspeito devem ser realizados de maneira mais ativa. A existência do efeito dos cofatores é uma prova de que existem estados parciais de tolerância oral.

Pacientes com alergias alimentares graves em processo de dessensibilização precisam ser orientados sobre a possibilidade de redução do limiar de aceitação do alimento diante da exposição a cofatores, especialmente infecções na população pediátrica. Em casos de AIEDA, diante da ocorrência de qualquer sintoma suspeito, o paciente deve suspender a atividade física, não insistindo na realização do exercício. Outras recomendações importantes são citadas no **Quadro13.1**.[20]

Para casos em que cofatores foram identificados, tal como acontece com todas as formas de anafilaxia, a educação do paciente é um processo contínuo que deve ocorrer em visitas regulares de acompanhamento e após quaisquer sintomas recorrentes. O paciente deve estar familiarizado a um plano de emergência e preferencialmente portar adrenalina auto injetável (**Figura 13.2**).[23]

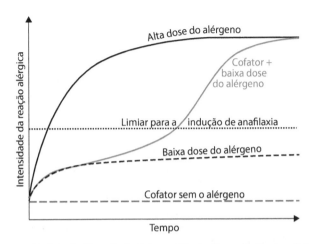

FIGURA 13.2. Modelo de "dose limite" de anafilaxia dependente de cofator. Altas doses de alérgenos induzem forte anafilaxia, enquanto baixas doses de alérgenos induzem reação alérgica subclínica, mas não anafilaxia. Em contraste, baixas doses de alérgenos em combinação com cofatores desencadeiam intensa reação alérgica, até anafilaxia. Adaptada de Wölbing F, et al.[24]

Referências bibliográficas

1. Muñoz-Cano R, San Bartolome C, Casas-Saucedo R, Araujo G, Gelis S, Ruano-Zaragoza M, et al. Immune-Mediated Mechanisms in Cofactor-Dependent Food Allergy and Anaphylaxis: Effect of Cofactors in Basophils and Mast Cells. Vol. 11, Frontiers in Immunology. Frontiers Media S.A., 2021.
2. Niggemann B, Beyer K. Factors augmenting allergic reactions. Vol. 69, Allergy: European Journal of Allergy and Clinical Immunology. 2014. p. 1582-7.
3. Wölbing F, Fischer J, Köberle M, Kaesler S, Biedermann T. About the role and underlying mechanisms of cofactors in anaphylaxis. Vol. 68, Allergy: European Journal of Allergy and Clinical Immunology. 2013. p. 1085-92.
4. Versluis A, van Os-Medendorp H, Kruizinga AG, Marty Blom W, Houben GF, Knulst AC. Cofactors in allergic reactions to food: Physical exercise and alcohol are the most important. Immun Inflamm Dis. 2016 dez 1;4(4):392-400.
5. Shin M. Food allergies and food-induced anaphylaxis: Role of cofactors. Vol. 64, Clinical and Experimental Pediatrics. Korean Pediatric Society; 2021. p. 393-9.

6. Baker MG, Sampson HA. Phenotypes and endotypes of food allergy: A path to better understanding the pathogenesis and prognosis of food allergy. Vol. 120, Annals of Allergy, Asthma and Immunology. American College of Allergy, Asthma and Immunology; 2018. p. 245-53.

7. Romano A, Scala E, Rumi G, Gaeta F, Caruso C, Alonzi C, et al. Lipid transfer proteins: The most frequent sensitizer in Italian subjects with food-dependent exercise-induced anaphylaxis. Clinical and Experimental Allergy. 2012 nov;42(11):1643-53.

8. Brockow K, Kneissl D, Valentini L, Zelger O, Grosber M, Kugler C, et al. Using a gluten oral food challenge protocol to improve diagnosis of wheat-dependent exercise-induced anaphylaxis. Journal of Allergy and Clinical Immunology. 2015 abr 1;135(4):977-984.e4.

9. Feldweg AM. Food-Dependent, Exercise-Induced Anaphylaxis: Diagnosis and Management in the Outpatient Setting. Vol. 5, Journal of Allergy and Clinical Immunology: In Practice. American Academy of Allergy, Asthma and Immunology; 2017. p. 283-8.

10. Turner PJ, Baumert JL, Beyer K, Boyle RJ, Chan CH, Clark AT, et al. Can we identify patients at risk of life-threatening allergic reactions to food? Vol. 71, Allergy: European Journal of Allergy and Clinical Immunology. Blackwell Publishing Ltd; 2016. p. 1241-55.

11. Casas-Saucedo R, de la Cruz C, Araujo-Sánchez G, Gelis S, Jimenez T, Riggioni S, et al. Risk Factors in Severe Anaphylaxis: Which Matters The Most, Food or Cofactors? J Investig Allergol Clin Immunol. 2021 maio 3;32(4).

12. Feldweg AM. Food-Dependent, Exercise-Induced Anaphylaxis: Diagnosis and Management in the Outpatient Setting. Vol. 5, Journal of Allergy and Clinical Immunology: In Practice. American Academy of Allergy, Asthma and Immunology; 2017. p. 283-8.

13. Matsuo H, Yokooji T, Morita H, Ooi M, Urata K, Ishii K, et al. Aspirin Augments IgE-Mediated Histamine Release from Human Peripheral Basophils via Syk Kinase Activation. Allergology International. 2013;62(4):503-11.

14. Matsukura S, Aihara M, Sugawara M, Kunimi Y, Matsuki M, Inoue Y, et al. Two cases of wheat-dependent anaphylaxis induced by aspirin administration but not by exercise. Clin Exp Dermatol. 2010 abr;35(3):233-7.

15. Aihara M, Miyazawa M, Osuna H, Tsubaki K, Ikebe T, Aihara Y, et al. Food-dependent exercise-induced anaphylaxis: influence of concurrent aspirin administration on skin testing and provocation. British Journal of Dermatology. 2002 mar;146(3):466-72.

16. Serra-Pages M, Olivera A, Torres R, Picado C, de Mora F, Rivera J. E-prostanoid 2 receptors dampen mast cell degranulation via cAMP/PKA-mediated suppression of IgE-dependent signaling. J Leukoc Biol. 2012 dez;92(6):1155-65.

17. Sánchez-Borges M, Caballero-Fonseca F, Capriles-Hulett A. Cofactors and comorbidities in patients with aspirin/NSAID hypersensitivity. Vol. 45, Allergologia et Immunopathologia. Elsevier Doyma; 2017. p. 573-8.
18. Versluis A, van Os-Medendorp H, Kruizinga A, Michelsen A, Blom M, Houben G, et al. The influence of cofactors on allergic reactions to food. Clin Transl Allergy. 2015 mar 30;5(S3).
19. van de Loo AJAE, Mackus M, Kwon O, Krishnakumar IM, Garssen J, Kraneveld AD, et al. The inflammatory response to alcohol consumption and its role in the pathology of alcohol hangover. J Clin Med. 2020 jul 1;9(7):1-12.
20. Shin M. Food allergies and food-induced anaphylaxis: Role of cofactors. Vol. 64, Clinical and Experimental Pediatrics. Korean Pediatric Society; 2021. p. 393-9.
21. Schreier HMC, Wright RJ. Stress and food allergy: Mechanistic considerations. Vol. 112, Annals of Allergy, Asthma and Immunology. American College of Allergy, Asthma and Immunology; 2014. p. 296-301.
22. Turner PJ, Arasi S, Ballmer-Weber B, Baseggio Conrado A, Deschildre A, Gerdts J, et al. Risk factors for severe reactions in food allergy: Rapid evidence review with meta-analysis. Allergy [Internet]. 2022 abr 28; Available from: https://onlinelibrary.wiley.com/doi/10.1111/all.15318
23. Cardona V, Ansotegui IJ, Ebisawa M, El-Gamal Y, Fernandez Rivas M, Fineman S, et al. World allergy organization anaphylaxis guidance 2020. World Allergy Organization Journal. 2020 out 1;13(10).
24. Wölbing F, Fischer J, Köberle M, Kaesler S, Biedermann T. About the role and underlying mechanisms of cofactors in anaphylaxis. Vol. 68, Allergy: European Journal of Allergy and Clinical Immunology. 2013. p. 1085-92.

Capítulo
14

Alergia alimentar no idoso

José Laerte Boechat Morandi
Elaine Cristina de Almeida Kotchetkoff

Introdução

Estudos epidemiológicos recentes sugerem que a prevalência de alergia alimentar (AA) está aumentando em diferentes regiões do mundo, e que o padrão da alergia a alimentos está sujeito a influências geográficas.[1] A grande questão é que o foco da maioria destes estudos está em crianças ou adultos jovens, levando à impressão de que a AA não afeta os idosos. Tal lacuna no conhecimento é facilmente perceptível ao se pesquisar o tema "alergia alimentar no idoso" em bases de dados da área de saúde. No Brasil, a realidade não é diferente, inexistindo trabalhos na área.

O fenômeno de imunosenescência (afetando tanto a imunidade adaptativa como inata), a deficiência de micronutrientes, e a diminuição da capacidade de digestão ácida do estômago são possíveis fatores de risco para o desenvolvimento de quadros de AA nos idosos. Entretanto, o subdiagnóstico e consequentemente o subtratamento ainda é a regra nesta faixa etária, não só para a AA, mas também para outras formas de doenças alérgicas.[2]

Com o objetivo de se minimizar esta ausência de dados epidemiológicos, está em curso no Brasil um estudo nacional sobre a prevalência de AA no idoso, coordenado pela Universidade Federal Fluminense e pela ASBAI.[3] Os resultados desta pesquisa serão fundamentais para lançarmos alguma luz sobre esse tema.

Epidemiologia

Antes de abordarmos os aspectos epidemiológicos da AA no idoso, algumas peculiaridades do tema merecem destaque:

- A maioria dos estudos sobre prevalência de AA em adultos contempla a faixa etária acima dos 18 anos, praticamente inexistindo estudos especificamente em idosos ($\geq$ 65 anos).
- Quase todos os estudos foram realizados na Europa ou nos Estados Unidos.
- Os dados de prevalência em diferentes regiões não são comparáveis, pois as metodologias diferem entre os estudos (utilização de questionários não padronizados/validados; dosagem dos níveis de IgE sérica e/ou *skin prick test*; testes de provocação oral etc.).
- Estudos com questionários (autopreenchidos ou não) tendem a superestimar a prevalência da AA em qualquer faixa etária; estudos com provocação oral com alimentos para confirmação diagnóstica são raros a nível populacional.

Burney et al.,[4] estudando a prevalência de sensibilização mediada por IgE a antígenos alimentares em adultos europeus (20-54 anos), observaram que a mesma variava de 6,6% a 23,6% da população estudada, sendo predominantemente relacionada à sensibilização mediada por IgE a alérgenos de pólens. Demonstrou-se que a sensibilização mediada por IgE a antígenos alimentares "verdadeiros" (e não por reação cruzada secundária à sensibilização para pólens) é rara nesta faixa etária, sendo observada principalmente para gergelim (4,5%), camarão (4,8%) e avelã (9,3%). Alimentos de origem animal, tais como peixe (0,2%), leite (0,8%) e ovo (0,9%) são sensibilizadores raros nesse grupo.

Estudo de base populacional por meio de questionário autoaplicável realizado nos Estados Unidos em 2015/2016 demonstrou uma prevalência geral estimada de AA em adultos de 10,8%.[5] Foram excluídos desta análise indivíduos com sintomas de síndrome da alergia oral (SAO). A prevalência geral idade-específica em maiores de 60 anos foi de 8,8%, sendo as maiores prevalências alimento-específicas observadas com mariscos (2,6%), leite (1,9%) e camarão (1,6%) (Tabela 14.1). É interessante destacar que 48% dos entrevistados neste estudo relataram desenvolvimento de AA a pelo menos um alimento na vida adulta, sendo os alimentos mais prevalentes, em ordem decrescente de frequência: trigo, mariscos, soja, frutas secas e peixe. Tal dado sugere que a AA de início no adulto é comum nos Estados Unidos. A AA de início na infância mais frequente (persistindo até a vida adulta) foi ao amendoim.

Na Europa, a forma mais prevalente de AA em adultos é a SAO, observada em indivíduos com rinite alérgica sazonal sensibilizados a pólens. Tal condição, caracterizada por sintomas orofaríngeos, ocorre devido ao reconhecimento cruzado de epítopos de proteínas alimentares de plantas por anticorpos previamente formados dirigidos a pólens, principalmente anticorpos anti-Bet v 1 (alérgeno principal da bétula), podendo envolver também pólens de outras árvores, gramíneas e ervas daninhas.[6] Infelizmente, não temos dados de prevalência de AA nos idosos no Brasil, mas é provável que a SAO não seja a forma mais frequente em nosso meio, devido à baixa sensibilização a pólens na maior parte do país.[7]

TABELA 14.1. Prevalência de alergia alimentar por alimento envolvido em indivíduos acima de 60 anos nos EUA

Alimento	Prevalência (%)
Pistache e oleaginosas em geral	0,1
Gergelim	0,1
Castanha de caju	0,2
Nozes, amêndoa, avelã	0,3
Outros peixes	0,3
Soja	0,4
Noz pecan	0,5
Ovo	0,5
Trigo	0,6
Amendoim	0,8
Lagosta e caranguejo	1,1
Molusco	1,2
Camarão	1,6
Leite	1,9
Marisco	2,6

Fonte: Gupta et al., 2019.[5]

Existe uma forte associação entre manifestações de AA em adultos e a presença de doenças atópicas, principalmente rinite alérgica.[8] Deve-se entretanto chamar a atenção para o fato de que a grande maioria destes estudos foi realizada na Europa ou nos Estados Unidos, onde o relato de rinite alérgica, principalmente na primavera, está ligado à sensibilização ao pólen de bétula (Bet v 1), que é o pólen mais frequentemente associado à síndrome pólen-fruta.[9] Tal padrão de sensibilização a pólens não é observado na grande maioria das regiões do

Brasil, e ainda não há estudos no nosso meio que demonstrem associação entre doenças atópicas e AA em idosos.

A prevalência de AA autorreportada é conhecidamente mais elevada que a prevalência de AA provável, definida pela sintomatologia, em associação com a determinação de IgE específica e/ou confirmada por testes de provocação oral (TPO).[10] Tal fato fica claro quando comparamos dois estudos europeus recentes sobre prevalência de AA em adultos. Nwaru et al[10] descrevem uma prevalência autorreportada de AA em adultos variando de 9,5 a 35%. Já Lyons et al demonstram uma prevalência de AA provável variando de 0,3 a 5,6%.[11]

Imunosenescência, *inflammaging*, alterações na microbiota intestinal e o aumento do risco de alergia alimentar

Alterações nutricionais (tanto qualitativas como quantitativas), desbalanço hormonal e inflamação, interagindo com a genética do indivíduo, podem alterar as respostas imunes, levando ao desenvolvimento de AA no idoso.

Entende-se por imunosenescência o remodelamento do sistema imune relacionado à idade, afetando tanto a imunidade inata como adaptativa.[12]

Com o envelhecimento há um desbalanço nas subpopulações de linfócitos, observando-se diminuição dos linfócitos naive e consequente acúmulo de linfócitos de memória e senescentes.[13]

O aumento dos níveis de interleucinas (IL) 4 e 5 observado em idosos sugere uma dominância Th2. Por outro lado, o aumento dos níveis de IL-17 também pode contribuir para a progressão da inflamação alérgica neste grupo etário. É importante ressaltar que os mecanismos que influenciam o equilíbrio entre populações Th1 e Th2 nesta faixa etária ainda não estão totalmente estabelecidos.[2,14]

O comprometimento da função T *helper*, assim como defeitos no *switch* de isotipos de imunoglobulinas nos idosos, prejudicam progressivamente a memória imunológica e a resposta vacinal. Entretanto, o isotipo IgE é menos comprometido pelo envelhecimento, já que o fenômeno da imunosenescência não influencia os níveis de IgE em idosos atópicos.[15,16]

No idoso, o processo inflamatório, favorecido pela imunossenescência, pelo envelhecimento da barreira epitelial intestinal, por alterações das funções digestivas, assim como pela inflamação crônica que caracteriza a senescência (*inflammaging*), desempenha um papel central na quebra de tolerância a antígenos alimentares, favorecendo o desenvolvimento de AA.[12]

Esta quebra da tolerância fisiológica a antígenos alimentares é desencadeada principalmente por sinais mediados por meio dos padrões moleculares associados a patógenos ou associados ao dano (PAMPs e DAMPS), que levam à produção de citocinas pró-inflamatórias pelas células epiteliais intestinais, como IL-25 e IL-31.[17]

Nessa complexa rede de interações entre imunidade inata, imunidade adaptativa, células epiteliais e alimentos, o papel da microbiota intestinal no estabelecimento e manutenção da tolerância alimentar vem sendo progressivamente reconhecido.

O microbioma intestinal no paciente idoso caracteriza-se por uma diminuição na diversidade bacteriana, menor número de espécies produtoras de ácidos graxos de cadeia curta (principalmente butirato) e por um predomínio de bactérias do filo Bacteroidetes (em detrimento do filo Firmicutes).[18]

Tais alterações na composição do microbioma intestinal favorecem o processo de *inflammaging* e o aumento de citocinas pró-inflamatórias. A interação entre estímulos pró-inflamatórios e anti-inflamatórios e o estilo de vida, aspectos nutricionais, atividade física e genética do indivíduo ao longo dos anos (ou seja, sua imunobiografia) será determinante para um processo de envelhecimento fisiológico e o desenvolvimento ou não de doenças associadas ao envelhecimento, entre elas os processos alérgicos.[19]

Deficiências nutricionais no idoso e alergia alimentar: causa ou consequência?

Idosos compõem um grupo diversificado e apresentam grande risco para desenvolver deficiências nutricionais (Tabela 14.2). A deficiência de micronutrientes é uma forma específica de desnutrição em idosos,[20,21] também conhecida como fome oculta, uma condição difícil de ser detectada de modo precoce, ou seja, antes que uma doença decorrente dessa carência se manifeste.

Existem vários fatores relacionados à deficiência de micronutrientes em idosos, entre os quais a ingestão calórica reduzida, a escolha dos alimentos, a monotonia da dieta, a condição socioeconômica, a má absorção, o processo de senescência, o consumo de medicamentos que interferem no metabolismo de nutrientes, a percepção sensorial prejudicada, o declínio de atividade física e a inflamação, que afeta o status sérico de micronutrientes.[22-24]

Em se tratando de AA, existem algumas linhas de pesquisa relacionando a deficiência de micronutrientes com a sensibilização a alérgenos alimentares, colaborando para o desencadeamento de reações alérgicas em idosos.[25,26] Os três micronutrientes de interesse são o zinco, a vitamina D e o ferro.

Alterações na homeostase do zinco somadas a menor biodisponibilidade poderiam comprometer a eficiência imunológica, com consequente aumento do risco do desenvolvimento de doenças alérgicas.[27-30] Já a deficiência de vitamina D poderia interferir nas reações IgE-mediadas aos alimentos.[31,32] A deficiência de ferro, muito encontrada em idosos, leva a uma diminuição da resposta de anticorpos, especialmente IgG4[2], e pode contribuir também para a alteração da permeabilidade intestinal.[33]

Outra importante questão com relação aos indivíduos idosos é a presença de comorbidades, pois estas podem favorecer o desenvolvimento de deficiências nutricionais e ainda dificultar o diagnóstico de AA nessa faixa etária. As intolerâncias ou quadros de má absorção, situações presentes em muitos indivíduos idosos, variam em função da idade, da região e população estudada. De acordo com meta-análise recente, o Brasil tem uma prevalência de cerca de 60% de indivíduos adultos com má absorção de lactose.[34] Este quadro compartilha manifestações clínicas em comum com alergia ao leite de vaca, podendo confundir o diagnóstico. Tanto o atraso do diagnóstico, quanto diagnósticos errôneos são circunstâncias que colocam o idoso em situação de risco nutricional.

TABELA 14.2. Nutrientes de preocupação em idosos

Nutriente	Benefícios	Fontes alimentares	Particularidades
Vitamina D	Prevenir e atrasar a progressão da osteoporose	Difícil de obter somente por meio de alimentos; óleo de fígado de peixe, carne de peixes gordos, gema de ovo, laticínios e cereais fortificados	Alguns fatores de risco como má absorção, obesidade, etnia, latitude, exposição solar inadequada, medicamentos e insuficiência hepática podem prejudicar a ativação da vitamina D ou aumentar sua depuração.
Cálcio	Prevenir e atrasar a progressão da osteoporose	Leite e derivados, repolho chinês, couve, gergelim, brócolis, castanha-do-Brasil, feijão, alimentos e bebidas fortificadas	O carbonato de cálcio deve ser consumido junto às refeições, deste modo costuma ser bem absorvido e tolerado pela maioria das pessoas. Idosos com problemas de absorção intestinal como acloridria ou doença inflamatória intestinal é recomendado o uso de citrato de cálcio.[50]
Vitamina B12	Prevenir anemia macrocítica, alterações sensoriais e funções motoras e comprometimento neurocognitivo	Cereais fortificados, carne, peixe e aves	Indivíduos com mais de 60 anos podem ter deficiência de vitamina B12 causada por diminuição da absorção, alterações fisiológicas próprias do envelhecimento, acloridria e supercrescimento bacteriano. A suplementação de vitamina B12 e alimentos fortificados são recomendados para indivíduos com mais de 50 anos. Além disso, idosos em uso de alguns medicamentos como inibidores de bomba de prótons também podem apresentar déficit devido ao tratamento.[51,52]

Continua

TABELA 14.2. Nutrientes de preocupação em idosos

Nutriente	Benefícios	Fontes alimentares	Particularidades
Ácido fólico	Previne o declínio do estado mental	Grãos de cereais enriquecidos, feijões, ervilhas e lentilhas, vegetais folhosos escuros, grãos integrais enriquecidos, cereais fortificados pronto para consumo	Baixas concentrações séricas de vitamina B12 somado a concentrações normais ou elevadas de folato estão relacionados a maior risco de comprometimento cognitivo.[53,54] Alguns medicamentos podem diminuir a absorção de folato.
Ferro	Compõe a hemoglobina e muitas enzimas, funcionamento do sistema imunológico	Fontes vegetais de ferro (não heme): frutas, hortaliças, pães e cereais fortificados; Fontes animais de ferro (heme): carne vermelha, fígado e aves	A biodisponibilidade do ferro não heme é afetada por fatores inibidores presentes nos alimentos de origem vegetal. Idosos com gastrite atrófica podem ter a absorção de ferro prejudicada.[55] Assim como hipocloridria associada a senescência ou o uso de medicamentos que diminuem a acidez do estomago também podem diminuir a biodisponibilidade do ferro.[56] Na presença de inflamação, a concentração de ferritina sérica aumenta, tornando-a menos sensível para avaliação de anemia. Para minimizar efeitos adversos gastrointestinais no tratamento de anemia por deficiência de ferro é aconselhável iniciar com 50% da dose alvo, porcionar ao longo do dia e consumir junto as refeições.

Fonte: adaptada de Black e colaboradores (2020),[57] Padovani e colaboradores (2006).[58]

A confluência de AA e senescência é complexa, pois, se por um lado os idosos são mais suscetíveis a deficiências nutricionais, e estas poderiam favorecer o desenvolvimento de reações alérgicas, por outro lado a AA também pode expor idosos a deficiências nutricionais. Logo, dietas de exclusão para tratar AA devem ser feitas com muito cuidado nesta faixa etária (ver Seção Tratamento).

Características clínicas

A história natural da AA difere em crianças e adultos. Reações alérgicas ao leite de vaca e ao ovo geralmente desaparecem com o passar dos anos, enquanto a alergia a amendoim, frutos secos e frutos do mar tende a persistir até a vida adulta. A presença de comorbidades, o uso de diversas medicações (polifarmácia), o declínio das funções fisiológicas e a imunossenescência são fatores que também devem ser levados em conta no diagnóstico e manejo de idosos com AA. Tais fatores podem modificar os achados clínicos de AA, que passam despercebidos, contribuindo para o subdiagnóstico da condição nesta faixa etária.[35]

Idosos tratados com inibidores de bomba de prótons ou bloqueadores H2 estão sob alto risco de novas sensibilizações a alimentos da dieta, devido à digestão incompleta das proteínas e sua maior absorção na barreira mucosa.[36] O alcoolismo também tem sido descrito como um importante fator de risco para a sensibilização a alimentos em idosos.[2]

Pelo descrito, fica claro que uma anamnese bem conduzida e um exame físico minucioso são fundamentais para a suspeita clínica e para o diagnóstico da AA no idoso.

A AA no idoso pode apresentar-se com uma variedade de sintomas, envolvendo reações cutâneas (urticária, angioedema, eczema), gastrointestinais (dor abdominal, vômitos, diarreia) ou generalizadas (anafilaxia). De modo resumido, destacamos abaixo as características clínicas de alguns destes quadros.

▪ Reações alérgicas agudas/anafilaxia

Episódios de anafilaxia podem ocorrer em qualquer idade. Apesar da anafilaxia por alimentos ser menos frequente no idoso em comparação a indivíduos mais jovens, os alimentos desencadeantes são essencialmente semelhantes, e o prognóstico costuma ser pior nas faixas etárias mais elevadas.[37]

A maior susceptibilidade do sistema cardiovascular do idoso a mediadores mastocitários e as comorbidades subjacentes (p. ex., doença coronariana) contribuem para o aumento da morbimortalidade em casos de reações agudas graves IgE mediadas. Além disso, a prescrição de múltiplos medicamentos (beta-bloqueadores, inibidores da enzima conversora de angiotensina e anti-inflamatórios não esteroidais) constitui-se em importante cofator, complicando a anafilaxia no idoso.[38]

▪ Colite eosinofílica

A colite eosinofílica está agrupada dentro das doenças eosinofílicas gastrointestinais, com sintomas e etiologias variadas. Alguns pacientes podem se apresentar com dor abdominal, sangramento nas fezes e associação com atopia e AA, características que se sobrepõem à proctocolite alérgica induzida por proteína alimentar, característica da infância.[39]

■ Enterocolite induzida por proteína alimentar (FPIES)

Relatos de FPIES em adultos vêm aumentando progressivamente desde sua primeira descrição em 2012.[40]

Apesar das semelhanças em termos de sintomatologia com os casos na infância (vômitos, letargia, palidez e diarreia 1 a 4 horas após a ingestão do alimento desencadeante), os gatilhos são distintos (principalmente peixes, frutos do mar, ovo e trigo), envolve alimentos previamente tolerados pelo paciente e acomete principalmente mulheres.

■ Esofagite eosinofílica (EEo)

Quadro clínico de azia, disfagia alimentar progressiva, dor torácica e impactação alimentar em um adulto atópico deve sempre levantar a suspeita de EEo. O diagnóstico requer a realização de biópsia de esôfago, com a demonstração de eosinofilia esofágica (> 15 eosinófilos por campo de grande aumento). Os achados endoscópicos e de biópsia podem variar com o passar dos anos, observando-se aumento de fibrose e estenose, consequência da inflamação crônica.[41]

■ Síndrome da alergia pólen-alimento/Síndrome da alergia oral

Ocorre em pacientes com alergia ao pólen, e diferentemente do que ocorre em países do hemisfério norte, no nosso meio a reatividade cruzada com aeroalérgenos é rara ou inexistente.[7,42]

Os pacientes tipicamente relatam prurido oral ou na orofaringe quando da ingestão de frutas ou vegetais crus que possuem proteínas homólogas às proteínas dos pólens. É a forma de AA mais frequente em adultos e idosos no hemisfério norte.[43]

Diagnóstico

História clínica, exame físico, testes de puntura, pesquisa de IgE sérica específica, dietas de exclusão e subsequente TPO com o alimento suspeito são ferramentas fundamentais para o diagnóstico de AA no idoso.[42]

Não há contraindicação para a realização de testes cutâneos de leitura imediata em idosos (inclusive *prick-in-prick* com alimentos *in natura*, se necessário). Entretanto, reações positivas no teste cutâneo podem estar parcialmente reduzidas devido à imunossenescência, aumentando o risco de resultados falso-negativos. A dosagem de IgE sérica específica é uma alternativa quando da suspeita de reações IgE mediadas ou mistas.[44]

Sempre que possível, a presença de AA no idoso deve ser confirmada com a realização de TPO duplo cego controlado por placebo. Dependendo da situação clínica, o teste aberto pode ser uma opção viável e de mais simples realização. Testes de provocação devem ser feitos sempre em ambiente hospitalar, ficando o paciente em observação por até 2 horas após a conclusão do mesmo.

Component-resolved diagnosis (CRD) e teste de ativação basofílica (BAT) são procedimentos úteis na melhora da acurácia diagnóstica, discriminação de alergias verdadeiras de reatividades cruzadas e na predição de risco de reações graves. Entretanto, sua disponibilidade ainda é bastante reduzida em nosso meio.

Tratamento

Como já mencionado, a AA em idosos ainda é um campo pouco estudado. Neste sentido, ainda não existem evidências voltadas ao manejo da AA em idosos. Mas existem estratégias e práticas seguras para indivíduos com AA, que podem ajudar no manejo desta doença para essa faixa etária.

Além da exclusão do alimento envolvido da dieta, também faz parte do manejo da doença a manutenção ou recuperação do estado nutricional, a educação continuada sobre prevenção a possíveis contatos acidentais com o alérgeno, reconhecimento precoce de uma reação mais grave e princípios de primeiros socorros para gestão de reações agudas, como o uso de adrenalina auto injetável, se necessário.

- Dieta de exclusão: Considerar em qual idade o diagnóstico da AA foi realizado, uma vez que o diagnóstico tardio pode dificultar a dieta de exclusão, uma vez que os hábitos alimentares já estão estabelecidos. Repor todos os nutrientes presentes no alimento excluído (Tabela 14.3) é importante, assim como individualizar a conduta e olhar a alimentação do idoso como um todo, dado que essa faixa etária está susceptível a deficiências nutricionais. Cumpridas estas etapas, propor uma alternativa de dieta de exclusão dentro das diretrizes do Guia Alimentar para População Brasileira,[45] que seja equilibrada, saudável e viável de ser realizada. Além disso, adaptação de receitas é fundamental, a fim de evitar prejuízos psicossociais.
- Educação continuada sobre AA em idosos/contato cruzado: Orientar quanto ao contato cruzado e verificar

possíveis dificuldades para evitar contato acidental com alérgeno. No caso de idosos institucionalizados ou que não têm capacidade para cuidar da própria alimentação, é necessário instruir o responsável pela alimentação do idoso. Além disso, o tipo de alimento envolvido nas reações alérgicas também deve ser considerado. Por exemplo, indivíduos com alergia a frutos do mar podem ter maior dificuldade de consumir alimentos de origem marinha em função de contato cruzado nos diferentes tipos de processamento de frutos do mar.[46] Não esquecer de orientar a respeito de substâncias não alimentares que podem conter o alérgeno, como cosméticos, produtos de higiene e medicamentos.

- Manutenção ou recuperação do estado nutricional: O manejo da AA no idoso vai além da reposição dos nutrientes presentes nos alimentos excluídos. Ele deve ter um olhar holístico, considerando toda a problemática da nutrição do idoso, a fim de evitar ou diminuir prejuízos nutricionais.

Deve haver atenção especial a alguns macros e micronutrientes, como proteína, cálcio, ferro, vitaminas D e B. Além disso, questões como dificuldade de mastigação, capacidade de deglutição diminuída e perda da acuidade visual são alguns dos fatores que podem contribuir para menor ingestão alimentar. Neste sentido, a escolha dos alimentos para essa faixa etária deve levar em consideração a densidade energética (gramas de alimentos dividido pelas calorias), ou seja, quanto menor e mais calórica a porção melhor, uma vez que os idosos apresentam diminuição do apetite e da ingestão alimentar.[47]

TABELA 14.3. Principais alimentos envolvidos em reações alérgicas de idosos, nutrientes e alimentos substitutos

Alimento excluído	Nutrientes fonte	Alimentos substitutos	Observações
Amendoim e oleaginosas**	Energia, proteína, gorduras saudáveis, micronutrientes* (complexo B – ácido fólico, tiamina, B6; vitamina E, cálcio, selênio, magnésio)	Sementes quando consumidas em boa quantidade podem prover perfil de nutrientes similares aos obtidos em oleaginosas. Gorduras saudáveis podem ser obtidas por meio de abacate e óleos vegetais, com exceção do óleo de palma. Vegetais e grãos podem ajudar a atingir vitaminas e minerais.	Outras oleaginosas que não causam sintomas podem ser consumidas (médico deverá avaliar quais são as opções seguras). Indivíduos com síndrome pólen-alimento podem não tolerar castanhas torradas.
Frutos do mar	Proteína, cálcio (ossos de peixes), vitaminas A, D, B12, ácidos graxos n-3 e iodo	A linhaça é fonte de n-3, mas é uma forma limitada. Iodo é adicionado ao sal de mesa. Algas marinhas, leite e ovos são outras fontes de iodo.	Indivíduos com alergia a frutos do mar raramente tem alergia a todos os tipos de frutos do mar. Pessoas com alergia a peixe talvez possam tolerar marisco e vice-versa. Mesmo aqueles com alergia a marisco pode tolerar outros tipos de frutos do mar (ex. alergia a camarões pode tolerar moluscos -amêijoas, mexilhões, vieiras e ostras). A liberação desses alimentos deve ser feita mediante avaliação médica.

Continua

Continuação

TABELA 14.3. Principais alimentos envolvidos em reações alérgicas de idosos, nutrientes e alimentos substitutos

Alimento excluído	Nutrientes fonte	Alimentos substitutos	Observações
Leite de vaca	Energia, proteína, gordura, cálcio, fósforo, magnésio, vitamina A, B6, B12, D (se fortificado), riboflavina e ácido pantotênico	O cálcio pode ser obtido por meio de bebidas vegetais fortificadas, iogurtes e queijos sem leite fortificados, feijões, vegetais verde escuro, sardinha e gergelim. A proteína pode ser obtida por meio de carnes, peixes, aves, ovos, produtos à base de soja, amendoim, outras leguminosas, castanhas e sementes. A vitamina A pode ser obtida por meio de fígado, gema de ovo, vegetais folhosos verde-escuros, frutas amarelo-alaranjadas, azeite de dendê, bebidas vegetais fortificadas. A vitamina B12 pode ser obtida por meio de carnes, aves, ovos, vísceras, frutos do mar, bebidas vegetais fortificadas.	Bebida à base de arroz pode conter concentrações de arsênio inorgânico acima do ideal, elemento considerado cancerígeno pela Agência Internacional de Pesquisa em Câncer.

Fonte: adaptada de Skypala e colaboradores, 2018[59]; Cozzolino, 2009[60]; Costa e Rosa, 2014[61]; Mendonça e colaboradores, 2021[62]; Nowak-Wegrzyn e Groetch, 2015 *a depender do tipo de oleaginosas excluída, **castanhas, amêndoas, nozes, avelãs, pinóli italiano, macadâmia e pistache

Deve-se também considerar quais medicamentos o idoso está usando, visto que alguns podem contribuir para menor biodisponibilidade de certos micronutrientes, assim como afetar a produção de ácidos estomacais e, deste modo, prejudicar a digestão dos alimentos. Além disso, verificar comorbidades existentes que podem levar a deficiências nutricionais no idoso.[47,48]

A suplementação deve ser considerada quando não for possível atingir as recomendações de energia e nutrientes para esta faixa etária apenas com a dieta, pois a manutenção de um estado nutricional adequado, assim como a ingestão recomendada de nutrientes, é imprescindível para a saúde e qualidade de vida do idoso, conforme definido pela OMS.

▪ Orientação para o reconhecimento precoce de reações e tratamento medicamentoso

Um ponto fundamental na educação do paciente idoso e/ou do seu cuidador refere-se ao reconhecimento imediato e tratamento adequado de reações alérgicas, incluindo anafilaxia. Para tal, deve ser estabelecido um plano para tratamento emergencial em caso de ingestão inadvertida do alimento.[49]

É importante destacar que a idade avançada não representa uma contraindicação para a prescrição de adrenalina autoinjetável em casos de risco de anafilaxia. Deve-se, entretanto, levar em consideração as limitações do paciente idoso (incoordenação neuromotora, hipomobilidade, patologias osteomusculares das mãos etc.), individualizando-se a prescrição.[12]

Em casos de pruridermia e urticária, a utilização de anti-histamínicos não sedantes de 2ª geração está indicada.[42]

A discussão do uso de biológicos, imunoterapia alérgeno-específica e intervenções sobre a microbiota intestinal no tratamento da AA no idoso está fora do escopo deste capítulo.

Considerações finais

Com o envelhecimento da população mundial, a AA tem-se mostrado um problema crescente nesta faixa etária. A escassez de dados epidemiológicos sobre o tema, a presença de comorbidades, a polifarmácia e os fenômenos de imunosenescência e *inflammaging* tornam o diagnóstico e o tratamento desta condição no idoso um grande desafio para o imunoalergologista e para o nutricionista.

Referências bibliográficas

1. Wong G. Food Allergy:molecular basis and clinical practice. In: Ebisawa M, Ballmer-Welser BK, Vieths S, Wood RA, editors. Karger; 2015. p. 30-6.
2. Diesner S, Untersmayr E, Pietschmann, Jensen-Jarolim E. Food Allergy: only a pediatric disease? Gerontology. 2011;57(1):28-32.
3. Boechat JL, Moraes JR, Taborda-Barata L, Lozoya-Ibáñez C, Sarinho E, Solé D. Alergia Alimentar autodeclarada em idosos no Brasil: prevalência e características clínicas - protocolo de estudo. Arq Asma Alerg Imunol. 2022;in press.
4. Burney PGJ, Potts J, Kummeling I, Mills ENC, Clausen M, Dubakiene R, et al. The prevalence and distribution of food sensitization in European adults. Allergy: European Journal of Allergy and Clinical Immunology. 2014;69(3):365-71.
5. Gupta RS, Warren CM, Smith BM, Jiang J, Blumenstock JA, Davis MM, et al. Prevalence and Severity of Food Allergies Among US Adults. JAMA Netw Open. 2019;2(1):e185630.
6. Katelaris CH. Food allergy and oral allergy or pollen-food syndrome. Curr Opin Allergy Clin Immunol. 2010;10(3):246-51.
7. Vieira FM, Porto Neto AC, Ferreira EN, Tumelero M, Rosário Filho NA. Síndrome de alergia pólen-alimento no Brasil. Arquivos de Asma, Alergia e Imunologia. 2018;2(1):153-4.

8. Schäfer T, Böhler E, Ruhdorfer S, Weigl L, Wessner D, Heinrich J, et al. Epidemiology of food allergy/food intolerance in adults: Associations with other manifestations of atopy. Allergy: European Journal of Allergy and Clinical Immunology. 2001;56(12):1172-9.

9. Skypala IJ, Bull S, Deegan K, Gruffydd-Jones K, Holmes S, Small I, et al. The prevalence of PFS and prevalence and characteristics of reported food allergy; a survey of UK adults aged 18-75 incorporating a validated PFS diagnostic questionnaire. Clinical and Experimental Allergy. 2013;43(8):928-40.

10. Nwaru BI, Hickstein L, Panesar SS, Muraro A, Werfel T, Cardona V, et al. The epidemiology of food allergy in Europe: A systematic review and meta-analysis. Allergy: European Journal of Allergy and Clinical Immunology. 2014;69(1):62-75.

11. Lyons SA, Burney PGJ, Ballmer-Weber BK, Fernandez-Rivas M, Barreales L, Clausen M, et al. Food Allergy in Adults: Substantial Variation in Prevalence and Causative Foods Across Europe. Journal of Allergy and Clinical Immunology: In Practice. 2019;7(6):1920-1928.e11.

12. de Martinis M, Sirufo MM, Viscido A, Ginaldi L. Food allergies and ageing. Int J Mol Sci. 2019;20(22):1-11.

13. Alberti S, Cevenini E, Ostan R, Capri M, Salvioli S, Bucci L, et al. Age-dependent modifications of Type 1 and Type 2 cytokines within virgin and memory CD4+ T cells in humans. Mech Ageing Dev. 2006;127(6):560-6.

14. Ginaldi L, de Martinis M, Saitta S, Sirufo MM, Mannucci C, Casciaro M, et al. Interleukin-33 serum levels in postmenopausal women with osteoporosis. Sci Rep. 2019;9(1):1-7.

15. Jensen-Jarolim E, Jensen SAF. Food allergies in the elderly: Collecting the evidence. Annals of Allergy, Asthma and Immunology. 2016;117(5):472-5.

16. Tanei R, Hasegawa Y, Sawabe M. Abundant immunoglobulin E-positive cells in skin lesions support an allergic etiology of atopic dermatitis in the elderly. Journal of the European Academy of Dermatology and Venereology. 2013;27(8):952-60.

17. Huang YJ, Marsland BJ, Bunyavanich S, Leung DYM, Muraro A, Fleisher TA, et al. The microbiome in allergic disease: Current understanding and future opportunities – 2017 PRACTALL document of the American Academy of Allergy, Asthma & Immunology and the European Academy of Allergy and Clinical Immunology. J Allergy Clin Immunol. 2017;139(4):1099-110.

18. Mangiola F, Nicoletti A, Gasbarrini A, Ponziani FR. Gut microbiota and aging. Eur Rev Med Pharmacol Sci. 2018;22(21):7404-13.

19. Santoro A, Bientinesi E, Monti D. Immunosenescence and inflammaging in the aging process: age-related diseases or longevity? Ageing Res Rev. 2021;71(August).

20. Conzade R, Koenig W, Heier M, Schneider A, Grill E, Peters A, et al. Prevalence and predictors of subclinical micronutrient deficiency in german older adults: Results from the population-based kora-age study. Nutrients. 2017;9(12).

21. Dean M, Raats MM, Grunert KG, Lumbers M. Factors influencing eating a varied diet in old age. Public Health Nutr. 2009;12(12):2421-7.

22. Gröber U, Schmidt J, Kisters K. Important drug-micronutrient interactions: A selection for clinical practice. Crit Rev Food Sci Nutr. 2020;60(2):257-75.

23. Karadima V, Kraniotou C, Bellos G, Tsangaris GT. Drug-micronutrient interactions: Food for thought and thought for action. EPMA Journal. 2016;7(1):1-5.

24. Kehoe L, Walton J, Flynn A. Nutritional challenges for older adults in Europe: Current status and future directions. Proceedings of the Nutrition Society. 2019;78(2):221-33.

25. Cardona V, Guilarte M, Luengo O, Labrador-Horrillo M, Sala-Cunill A, Garriga T. Allergic diseases in the elderly. Clin Transl Allergy. 2011;1(11).

26. Willits EK, Park MA, Hartz MF, Schleck CD, Weaver AL, Joshi AY. Food Allergy: A comprehensive popolation-based cohort study. Mayo Clin Proc. 2018;93:1423-30.

27. Haase H, Rink L. The immune system and the impact of zinc during aging. Immunity and Ageing. 2009;6:1-17.

28. Prasad AS. Zine and immunity. Biochemistry, Cellular. 1998;188:63-4.

29. Fulop T, Larbi A, Douziech N, Levesque I, Varin A, Herbein G. Cytokine receptor signalling and aging. Mech Ageing Dev. 2006;127(6):526-37.

30. Maywald M, Rink L. Journal of Trace Elements in Medicine and Biology Zinc homeostasis and immunosenescence. Journal of Trace Elements in Medicine and Biology [Internet]. 2015;29:24-30. Available from: http://dx.doi.org/10.1016/j.jtemb.2014.06.003.

31. Chambers ES, Hawrylowicz CM. The impact of vitamin D on regulatory T cells. Curr Allergy Asthma Rep. 2011;11(1):29-36.

32. Hyppönen E, Berry DJ, Wjst M, Power C. Serum 25-hydroxyvitamin D and IgE - A significant but nonlinear relationship. Allergy: European Journal of Allergy and Clinical Immunology. 2009;64(4):613-20.

33. Ahluwalia N, Sun J, Krause D, Mastro A, Handte G. Immune function is impaired in iron-deficient, homebound, older women. American Journal of Clinical Nutrition. 2004;79(3):516-21.

34. Storhaug CL, Fosse SK, Fadnes LT. Country, regional, and global estimates for lactose malabsorption in adults: a systematic review and meta-analysis. Lancet Gastroenterol Hepatol. 2017;2(10):738-46.

35. Ventura MT, D'Amato A, Giannini M, Carretta A, Tummolo RA, Buquicchio R. Incidence of allergic diseases in an elderly population. Immunopharmacol Immunotoxicol. 2010;32(1):165-70.

36. Möhrenschlager M, Ring J. Food allergy: An increasing problem for the elderly. Gerontology. 2010;57(1):33-6.
37. Aurich S, Dölle-Bierke S, Francuzik W, Bilo MB, Christoff G, Fernandez-Rivas M, et al. Anaphylaxis in Elderly Patients-Data From the European Anaphylaxis Registry. Front Immunol. 2019;10(April):750.
38. González-De-Olano D, Lombardo C, González-Mancebo E. The difficult management of anaphylaxis in the elderly. Curr Opin Allergy Clin Immunol. 2016;16(4):352-60.
39. Impellizzeri G, Marasco G, Eusebi LH, Salfi N, Bazzoli F, Zagari RM. Eosinophilic colitis: A clinical review. Digestive and Liver Disease. 2019;51(6):769-73.
40. Fernandes BN, Boyle RJ, Gore C, Simpson A, Custovic A. Food protein-induced enterocolitis syndrome can occur in adults. J Allergy Clin Immunol. 2012;130(5):1199-200.
41. Dellon ES, Liacouras CA, Molina-Infante J, Furuta GT, Spergel JM, Zevit N, et al. Updated International Consensus Diagnostic Criteria for Eosinophilic Esophagitis: Proceedings of the AGREE Conference. Gastroenterology. 2018;155(4):1022-1033.e10.
42. De Martinis M, Sirufo MM, Suppa M, Ginaldi L. New perspectives in food allergy. Int J Mol Sci. 2020;21(4):1-21.
43. Sicherer SH, Warren CM, Dant C, Gupta RS, Nadeau KC. Food Allergy from Infancy Through Adulthood. Journal of Allergy and Clinical Immunology: In Practice. 2020;8(6):1854-64.
44. Song WJ, Lee SM, Kim MH, Kim SH, Kim KW, Cho SH, et al. Histamine and allergen skin reactivity in the elderly population: Results from the Korean Longitudinal Study on Health and Aging. Annals of Allergy, Asthma and Immunology. 2011;107(4):344-52.
45. Monteiro, Carlos Augusto. Guia Alimentar para a População Brasileira. 2o Edição. Santa Maria: Gráfica e Editora Brasil Ltda; 2014. 152 p. Disponível em: https://bvsms.saude.gov.br/bvs/publicacoes/guia_alimentar_populacao_brasileira_2ed.pdf. Acesso em: 07 set. 2022.
46. Yun J, Katelaris CH. Food allergy in adolescents and adults: CLINICAL PERSPECTIVES. Intern Med J. 2009;39(7):475-8.
47. Baugreet S, Hamill RM, Kerry JP, McCarthy SN. Mitigating Nutrition and Health Deficiencies in Older Adults: A Role for Food Innovation? J Food Sci. 2017;82(4):848-55.
48. Norman K, Hab U, Pirlich M. Malnutrition in Older Adults - Recent Advances and Remaining Challenges. Nutrients. 2021;13(8):2764.
49. Sampath V, Abrams EM, Adlou B, Akdis CA, Akdis M, Brough HA, et al. Food allergy across the globe. J Allergy Clin Immunol. 2021;148(6):1347-64.

50. Straub DA. Calcium supplementation in clinical practice: A review of forms, doses, and indications. Nutrition in Clinical Practice. 2007;22(3):286-96.
51. National Institutes of Health. Dietary supplement fact sheet: vitamin B12. 2008. Disponível em: https://ods.od.nih.gov/pdf/factsheets/VitaminB12-Consumer.pdf. Acesso em: 07 set. 2022.
52. Berger MM, Shenkin A, Amrein K, Augsburger M, Biesalski HK, Bischoff SC, et al. ESPEN micronutrient guideline. Clinical Nutrition. 2022;41.
53. Smith AD. Folic acid fortification: The good, the bad, and the puzzle of vitamin B-12. American Journal of Clinical Nutrition. 2007;85(1):3-5.
54. Smith AD, Kim YI, Refsum H. Is folic acid good for everyone? American Journal of Clinical Nutrition. 2008;87(3):517-33.
55. Garry PJ, Hunt WC, Baumgartner RN. Effects of Iron Intake on Iron Stores in Elderly Men and Women: Longitudinal and Cross-Sectional Results. J Am Coll Nutr. 2000;19(2):262-9.
56. Henriques GS, Cozzolino SMF. Ferro. In: Biodisponibilidade de nutrientes. Barueri (SP): Manole; 2009. p. 569-96.
57. Black M, Bowman M. Nutrition and Healthy Aging. Clin Geriatr Med [Internet]. 2020;36(4):655-69. Available from: https://doi.org/10.1016/j.cger.2020.06.008.
58. Padovani RM, Amaya-Farfán J, Colugnati FAB, Domene SMÁ. Dietary reference intakes: Application of tables in nutritional studies. Revista de Nutricao. 2006;19(6):741-60.
59. Skypala IJ, McKenzie R. Nutritional Issues in Food Allergy. Clin Rev Allergy Immunol. 2018;1-13.
60. Cozzolino SMF. Biodisponibilidade de nutrientes. 3 ed. Barueri: Manole, 2009.
61. Costa NMB, Rosa C de OB. Alimentos funcionais. Rio de Janeiro: Editora Rubio, 2014.
62. Mendonça RB, Kotchetkoff EC de A, Sarni ROS, Oliveira LCL, Souza FIS, Cocco RR, et al. Alimentação saudável e alergia alimentar. São Paulo: Editora dos Editores, 2021.

Capítulo
15

Distúrbios nutricionais resultantes da alergia alimentar na criança

Anne Jardim Botelho
Raquel Bicudo Mendonça

Introdução

O manejo da alergia alimentar (AA) consiste na dieta de exclusão do alimento alérgeno, e os alimentos mais prevalentes na AA incluem o leite de vaca, ovos, soja, oleaginosas, trigo, peixe e frutos do mar. Tais alimentos têm importante papel na oferta de nutrientes essenciais na infância, em particular o leite de vaca, quando o aleitamento materno é inviável. Estudos demonstram que a alergia alimentar tem o potencial de afetar a nutrição do indivíduo em três importantes aspectos: déficit de peso e de crescimento, deficiência de micronutrientes e dificuldades alimentares. A dieta de exclusão, a redução da variedade alimentar e a ausência de substituto dietético adequado para o alérgeno excluído são fatores que podem afetar negativamente o crescimento e o *status* corporal de micronutrientes de crianças com alergia alimentar.[1,3] Entretanto, outras condições, clínicas e comportamentais, que ainda são objetos de investigação científica no contexto da alergia alimentar, também podem afetar o estado nutricional global do indivíduo alérgico, tais como o processo inflamatório remanescente, alterações na permeabilidade intestinal, comorbidades atópicas, o tipo e o número de alérgenos excluídos da dieta, demanda elevada de nutrientes específicos, atraso na introdução de alimentos na dieta da criança, reduzida variedade alimentar e experiências negativas relacionadas à alimentação devido aos sintomas alérgicos, em especial os sintomas gastrointestinais (**Figura 15.1**).[4-7]

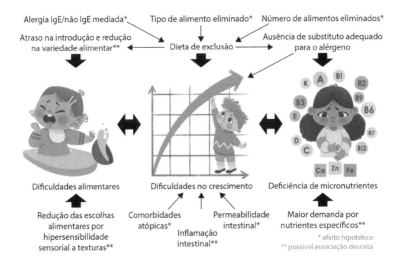

FIGURA 15.1. Resumo das possíveis interrelações entre as desordens nutricionais na alergia alimentar. Fonte: traduzida e adaptada de Meyer R, 2018.[7]

Alterações no crescimento

A dieta de eliminação necessária ao tratamento da AA pode limitar o consumo de nutrientes importantes para o crescimento da criança. De fato, revisão sistemática demonstrou que crianças com alergia a múltiplos alimentos apresentam maior risco de baixa estatura e de subnutrição.[8]

No caso da alergia às proteínas do leite de vaca (APLV), vários estudos transversais demonstraram preocupações sobre o crescimento linear em crianças com APLV seguindo uma dieta de eliminação.[7,9,10] Uma possível explicação seria a importância do leite de vaca no aporte de macro e micronutrientes, em especial para lactentes em uso de fórmula infantil. Além disso, as proteínas do leite de vaca (caseína e proteínas do soro) podem estimular o crescimento linear por seus efeitos no receptor de fator de crescimento semelhante à insulina 1 (IGF1R – *Insulin-like growth factor 1 receptor*) e na insulina.[11]

Estudos de acompanhamento de curto prazo não conseguiram demonstrar recuperação significativa no crescimento estatural em crianças com APLV consumindo uma dieta de eliminação,[1,12] provavelmente devido ao tipo de dieta de eliminação (com ou sem fórmula substituta) ou ao tempo insuficiente para que as crianças se adaptassem ao sabor da fórmula hipoalergênica e à adesão rigorosa à dieta de eliminação de maneira continuada. Estudo longitudinal recente demonstrou que lactentes com APLV que receberam uma dieta de eliminação com fórmula substituta apresentaram menor incremento nos escores de peso/idade e de estatura/idade em idade inferior aos 4 meses. No entanto, esses lactentes atingiram os escores antropométricos dos controles saudáveis no segundo ano de vida.[13] Da mesma maneira, um ensaio clínico randomizado conduzido em pacientes ambulatoriais com APLV com idade entre 5-12 meses demostrou que os escores de peso das crianças com APLV tratadas com fórmulas de aminoácidos ou extensamente hidrolisadas foram semelhantes aos escores do grupo controle saudável ao final de 12 meses de acompanhamento.[14] Esses achados sugerem que crianças com APLV com diagnóstico precoce e tratamento adequado podem apresentar parâmetros antropométricos semelhantes aos de crianças não alérgicas, num contexto de uma nutrição adequada.

No entanto, é importante mencionar que alguns estudos demonstraram que crianças com APLV persistente até a adolescência ou na idade adulta apresentaram menor estatura final com relação a indivíduos não alérgicos. Esses achados sugerem que crianças com APLV podem apresentar uma recuperação nutricional no início do tratamento da doença durante a infância, mas um declínio no crescimento em longo prazo com a persistência da APLV, resultando em menor estatura na idade adulta.[15-17]

O impacto de comorbidades alérgicas no estado nutricional de crianças com alergia alimentar ainda é pouco estudado, mas evidências sugerem tendência de maior prejuízo nutricional na dermatite atópica (DA).[7] Jhamnani et al. (2019) demonstraram que o crescimento de crianças com DA foi significativamente prejudicado na presença simultânea de alergia alimentar IgE-mediada, particularmente alergia ao leite de vaca. Em contraste, os pacientes com DA moderada/grave, isoladamente, foram mais propensos a ter IMC e peso elevados, o que levou os autores a concluir que todas as crianças com DA moderada a grave podem se beneficiar do acompanhamento nutricional.[18]

Nutrientes-problema na alergia alimentar

A depender da faixa etária do indivíduo alérgico e dos hábitos alimentares da região onde ele vive, a exclusão de um ou mais alimentos alérgenos pode representar importante fator de risco nutricional, caso não haja um bom planejamento alimentar prevendo a oferta de fontes dietéticas alternativas. A Tabela 15.1, descreve os principais nutrientes presentes nos alimentos com maior potencial alergênico.

TABELA 15.1. Principais alimentos potencialmente alergênicos e seus principais nutrientes

Alimentos	Principais nutrientes
Leite de vaca	Proteína, cálcio, magnésio, fósforo, vitaminas A, B_6, B_{12} e D, riboflavina e ácido pantotênico.
Soja	Proteína, cálcio, fósforo, magnésio, ferro, zinco, tiamina, riboflavina, vitamina B_6 e folato.
Ovos	Proteína, ferro, selênio, biotina, vitamina A, vitamina B_{12}, ácido pantotênico, folato, riboflavina, colina e vitamina D.
Trigo	Carboidrato, zinco, selênio, tiamina, niacina, riboflavina, ácido fólico, ferro, magnésio e fibra.
Amendoim e castanhas	Proteína, selênio, zinco, manganês, magnésio, niacina, fósforo, vitaminas E e B_6, biotina, ácido alfa linolênico e ácido linoleico.
Peixes e crustáceos	Proteína, iodo, zinco, fósforo, selênio, niacina, vitamina B_{12}. Peixes gordurosos: vitaminas A, D e E e ácido graxos ômega-3.

Fonte: traduzida e adaptada de Groetch et al., 2017.[19]

Considerando o valor nutricional dos alimentos listados na Tabela 15.1, é possível perceber que nem sempre é fácil encontrar alternativas dietéticas nutricionalmente equiparáveis. Ou seja, dificilmente um substituto alimentar terá exatamente o mesmo valor nutricional do alimento excluído. Sendo assim, ao elaborarmos o plano alimentar precisamos incluir estrategicamente diferentes fontes dietéticas alternativas para cada um dos nutrientes que deixarão de ser veiculados pelo alimento excluído.

Avaliação de deficiência de macro e micronutrientes na AA

O diagnóstico de deficiência de nutrientes na prática clínica é complexo e requer uma avaliação cuidadosa de um conjunto de fatores, incluindo o consumo dietético, a história clínica, antropometria, exame físico e exames laboratoriais. Os estudos de avaliação nutricional em crianças alérgicas avaliam basicamente a antropometria, o consumo dietético e alguns marcadores bioquímicos de macro e micronutrientes.[7]

Estudos antropométricos demonstram que crianças com alergia alimentar apresentam, predominantemente, um comprometimento no crescimento linear, como já descrito previamente nesse capítulo. Os resultados dos estudos de consumo alimentar são variáveis, a depender do alérgeno excluído e do uso ou não de substitutos alimentares. Vários estudos demonstram que crianças com alergia alimentar em dieta de exclusão apresentam baixa ingestão de nutrientes-chave, como cálcio, vitamina D, zinco, ferro, e vitaminas do complexo B.[7] Mais recentemente, um estudo demonstrou baixa concentração urinária de iodo em crianças em dieta de eliminação do leite de vaca, indicando deficiência corporal de iodo.[20]

Entretanto, a baixa ingestão de nutrientes observada por meio de diário de frequência alimentar e de recordatório alimentar não necessariamente representa deficiências corporais de nutrientes.[7] Desse modo, o uso de exames bioquímicos pode ser necessário para a confirmação diagnóstica nos casos em que as histórias clínica e dietética sugerem deficiências nutricionais. No entanto, é importante considerar a acurácia dos biomarcadores utilizados para cada nutriente, visto que a dosagem sérica de alguns nutrientes não é fidedigna para a avaliação da deficiência nutricional, a exemplo do cálcio e do zinco séricos. Além disso, alguns biomarcadores podem ser afetados pelo processo inflamatório, potencialmente presente no paciente alérgico como, por exemplo, a concentração sérica de ferritina e de pré-albumina, que pode estar elevada em estados inflamatórios.[21] Portanto, diferentes aspectos avaliados na consulta nutricional devem ser considerados para mensurar déficits nutricionais na criança alérgica, e a solicitação de exames laboratoriais é reservada em casos de suspeita clínica adequadamente embasada, considerando-se a fidedignidade dos biomarcadores disponíveis. A Tabela 15.2 sumariza a investigação clínica, dietética e laboratorial de nutrientes-chave na alergia alimentar.

TABELA 15. 2. Indicadores de deficiência de nutrientes na alergia alimentar

Nutriente	Indicadores de deficiência na alergia alimentar
Calorias	• Déficits de peso e/ou estatura; *faltering growth* • Avaliação dietética (baixo consumo de alimentos e/ou fórmula) • Queixa de apetite limitado/desinteresse pelos alimentos • Veganismo[22]
Proteínas	• Déficits de peso e/ou estatura; *faltering growth* • Alergia a múltiplos alimentos • Avaliação dietética (baixo consumo de alimentos proteicos) • Atraso nas habilidades mastigatórias/alterações no processamento sensorial (na presença de dificuldade de ingestão de alimentos de texturas complexas, como carnes e grãos) • Veganismo concomitante à alergia a leguminosas[23] • Exames laboratoriais: pré-albumina < 20 mg/dL[24] (recomendado avaliar proteína C reativa conjuntamente, por ser uma proteína de fase aguda). Mais utilizada em estudos. Pouco utilizada na prática clínica devido ao custo[21]
Vitamina D	• Falta de exposição solar regular/sedentarismo[25] • Obesidade[25,26] • Avaliação dietética: é bastante desafiador estimar a ingestão dietética de vitamina D, visto que poucos alimentos contêm naturalmente essa vitamina, como alguns peixes (salmão, sardinha, atum e cavala), gema de ovo e cogumelos shitake; e poucos alimentos são enriquecidos com essa vitamina (alguns leites, fórmulas infantis, algumas bebidas vegetais, manteiga, margarina e alguns cereais e iogurtes).[7,27] Checar consumo via suplementação. • Exames laboratoriais: 25-hidroxi-vitamina D < 30;[27] fosfatase alcalina e paratormônio elevados sugerem deficiência desta vitamina.[25]

Continua

Continuação

TABELA 15. 2. **Indicadores de deficiência de nutrientes na alergia alimentar**

Nutriente	Indicadores de deficiência na alergia alimentar
Vitamina B12	• *Faltering growth*[28] • Lactentes em aleitamento materno exclusivo cujas mães possuem doenças autoimunes (diabetes, hipotiroidismo, anemia perniciosa) e/ou condições de má-absorção intestinal (insuficiência pancreática, ressecção ileal ou gástrica, doença celíaca, doença de Crohn) e/ou uso de metformina e/ou antiácidos e/ou condições de pobreza/desnutrição materna e/ou alcoolismo[29] • Veganismo materno (lactentes) e veganismo infantil • Consumo de antiácidos por mais de 12 meses e de metformina por mais de 4 meses[30] • Sinais e sintomas da deficiência: letargia, perda de cabelo, perda de peso, palidez cutânea, diarreia, recusa alimentar, irritabilidade, hipotonia e regressão no desenvolvimento do neuropsicomotor[28,29] • Alergia a múltiplos alimentos (de origem animal) • Avaliação dietética: consumo insuficiente de carnes, aves, peixes, leite, ovos. • Atraso nas habilidades mastigatórias/dificuldade de ingestão de carnes. • Exames laboratoriais: vitamina B12 sérica < 203 pg/mL (< 150 pmol/L) indica deficiência,[30,31] níveis séricos entre 150 e 399 pg/mL (111 e 294 pmol/L) sugerem deficiência e níveis ≥ 400 pg/mL (295 pmol/L) indicam ausência de deficiência.[23] Visto que 80% da cianocobalamina total está ligada à haptocorrina, uma parte metabolicamente inerte que não pode liberar a vitamina aos tecidos,[32] a utilização do algoritmo vitamina B12 sérica < 338 pg/mL (< 250 pmol/L) + homocisteína sérica > 6,5 μmol/L, em pacientes com folato sérico normal (≥ 10 nml/L ou ≥ 4 ng/mL), pode auxiliar no diagnóstico mais preciso da deficiência da vitamina B12.[32,33]

Continua

Continuação

TABELA 15. 2. Indicadores de deficiência de nutrientes na alergia alimentar

Nutriente	Indicadores de deficiência na alergia alimentar
Cálcio	• O cálcio sérico não representa a adequação corporal desse mineral, devido ao seu forte mecanismo homeostático.[7,34] Portanto, a avaliação da adequação do consumo dietético de cálcio é mais indicada na prática clínica para verificar a necessidade de adequação dietética e/ou da suplementação, que pode ser facilmente verificada pela quantificação do consumo dietético desse nutriente, comparando-se com as recomendações de ingestão diária. • Alguns estudos têm realizado a análise da densitometria óssea para avaliar a saúde óssea de pacientes com alergia ao leite de vaca.[35,36] Entretanto, esse método é pouco utilizado na prática clínica devido ao custo. A dosagem sérica da vitamina D, paratormônio e da fosfatase alcalina podem contribuir para melhor compreensão do metabolismo ósseo desses pacientes.[25]
Ferro	• Atraso no crescimento/*faltering growth*.[37] • Alergia a múltiplos alimentos. • Avaliação dietética (baixo consumo de alimentos fonte de ferro heme: carnes, aves, peixe).[34] Checar consumo via suplementação. • Atraso nas habilidades mastigatórias/alterações no processamento sensorial (na presença de dificuldade de ingestão de alimentos de texturas complexas como carnes e grãos). • Veganismo concomitante à alergia a leguminosas.[23] • Exames laboratoriais: ferritina sérica < 15 ng/mL indica depleção dos estoques de ferro e saturação de transferrina < 12% indica depleção do ferro funcional.[24]

Continua

Continuação

TABELA 15. 2. Indicadores de deficiência de nutrientes na alergia alimentar

Nutriente	Indicadores de deficiência na alergia alimentar
Zinco	• Atraso no crescimento/*faltering growth*.[38,39] • Alergia a múltiplos alimentos • Avaliação dietética: baixo consumo de alimentos fonte (carne bovina, frango, peixe e mariscos, fígado, gérmen de trigo, grãos integrais, castanhas.[7,38] Checar consumo via suplementação. • Sinais e sintomas da deficiência: anorexia, alterações no paladar e no comportamento, intolerância à glicose, hipogonadismo, disfunções imunológicas, hipogeusia e atraso na maturação sexual.[34] • Atraso nas habilidades mastigatórias/alterações no processamento sensorial (na presença de dificuldade de ingestão de alimentos de texturas complexas como carnes e grãos). • Veganismo concomitante à alergia a leguminosas.[23] • Exame laboratorial: a deficiência leve a moderada de zinco é difícil de ser identificada na prática clínica pela baixa especificidade dos sinais clínicos da deficiência e pela limitação de marcadores bioquímicos confiáveis. É importante observar que 80% do zinco do sangue encontram-se nos eritrócitos, e apenas 16% no soro. Além disso, a concentração sérica de zinco sofre influência de fatores como estresse, hipoalbuminemia, infecções, catabolismo e baixo consumo dietético.[40]

Fonte: elaborada pelas autoras.

Dificuldade alimentar em crianças com alergia alimentar

Comportamentos de recusa alimentar, seletividade alimentar e medo de se alimentar são dificuldades alimentares frequentemente relatas por pais de crianças com AA, especialmente nos casos de manifestações não mediadas por IgE e esofagite eosinofílica. Sintomas gastrointestinais, tais como refluxo gastroesofágico, vômitos, diarreia, disfagia, saciedade precoce e dor abdominal podem gerar registros negativos ligados à alimentação em crianças com alergia alimentar (Tabela 15.3).

A dificuldade no crescimento na criança alérgica também está associada a dificuldades alimentares, especialmente pelo modo como alguns pais lidam com essa situação, pois acabam ficando ansiosos para que a criança se alimente, visando à recuperação do seu crescimento. Nesse processo, muitos pais assumem uma postura autoritária como cuidadores, adotando práticas alimentares negativas, como forçar a criança a comer, fazer chantagens para que a criança coma e substituições alimentares inadequadas frente à recusa alimentar, enfim, desrespeitam os sinais de fome e saciedade da criança. Esse comportamento dos pais pode gerar traumas na criança, culminando em dificuldade alimentar.[38]

TABELA 15.3. Dificuldades alimentares associadas a sintomas gastrointestinais presentes na alergia alimentar não mediada por IgE

Desordens gastrointestinais – manifestações de alergia alimentar não mediada por IgE	Sintomas associados com o desenvolvimento de dificuldades alimentares	Dificuldade alimentar frequentemente presente
Esofagite eosinofílica	Vômitos, dor abdominal, disfagia, saciedade precoce, falha no crescimento	Medo de comer (medo de engolir ou de se engasgar, possível dor ao comer) Alimentação seletiva (seletividade quanto às texturas) Apetite limitado e recusa alimentar (come pouca quantidade)
Doenças eosinofílicas gastrointestinais	Vômitos, dor abdominal, diarreia	Medo de comer (medo de dor abdominal e de desconforto) Alimentação seletiva (seletividade quanto à textura) Apetite limitado (atribuível à dismotilidade que afeta o apetite e à saciedade)
Enterocolite	Vômito agudo, choque	Medo de comer (preocupação com outras reações) Alimentação seletiva (limitada variedade de alimentos por causa do medo de novas reações)
Proctocolite	Sangue nas fezes	Mãe tem medo de se alimentar
Distúrbios de motilidade*	Vômito, diarreia, constipação** falha no crescimento	Medo de se alimentar Ingestão seletiva Apetite limitado

* Doença do refluxo gastroesofágico e constipação. ** Só deve ser considerada na alergia alimentar se estiver associado a outros sintomas de atopia e se o tratamento convencional não for efetivo. Fonte: traduzida e adaptada de Chehade M, Meyer R, Beauregard A, 2019.[41]

Considerações finais

Devido aos potenciais prejuízos nutricionais na alergia alimentar e de suas consequências para a saúde e para o desenvolvimento da criança, a avaliação nutricional detalhada e o adequado seguimento nutricional desses pacientes são essenciais ao tratamento da doença, com atenção especial em situações de alergia a múltiplos alimentos, dificuldades alimentares, vegetarianismo, limitadas condições socioeconômicas e tempo prolongado da dieta de eliminação.

Referências bibliográficas

1. Isolauri E, Sutas Y, Salo MK, Isosomppi R, Kaila M. Elimination diet in cow's milk allergy: risk for impaired growth in young children. The Journal of pediatrics. 1998;132(6):1004-9. Epub 1998/06/17.

2. Flammarion S, Santos C, Guimber D, Jouannic L, Thumerelle C, Gottrand F, et al. Diet and nutritional status of children with food allergies. Pediatric allergy and immunology: official publication of the European Society of Pediatric Allergy and Immunology. 2011;22(2):161-5. Epub 2010/06/22.

3. Meyer R, De Koker C, Dziubak R, Godwin H, Dominguez-Ortega G, Shah N. Dietary elimination of children with food protein induced gastrointestinal allergy - micronutrient adequacy with and without a hypoallergenic formula? Clinical and translational allergy. 2014;4(1):31. Epub 2014/10/21.

4. Jarvinen KM, Konstantinou GN, Pilapil M, Arrieta MC, Noone S, Sampson HA, et al. Intestinal permeability in children with food allergy on specific elimination diets. Pediatric allergy and immunology: official publication of the European Society of Pediatric Allergy and Immunology. 2013;24(6):589-95. Epub 2013/08/06.

5. Maslin K, Grundy J, Glasbey G, Dean T, Arshad SH, Grimshaw K, et al. Cows' milk exclusion diet during infancy: Is there a long-term effect on children's eating behaviour and food preferences? Pediatric allergy and immunology: official publication of the European Society of Pediatric Allergy and Immunology. 2016;27(2):141-6. Epub 2015/11/26.

6. Wright CM, Parkinson KN, Drewett RF. How does maternal and child feeding behavior relate to weight gain and failure to thrive? Data from a prospective birth cohort. Pediatrics. 2006;117(4):1262-9. Epub 2006/04/06.

7. Meyer R. Nutritional disorders resulting from food allergy in children. Pediatric allergy and immunology: official publication of the European Society of Pediatric Allergy and Immunology. 2018;29(7):689-704. Epub 2018/07/26.

8. Sova C, Feuling MB, Baumler M, Gleason L, Tam JS, Zafra H, et al. Systematic review of nutrient intake and growth in children with multiple IgE-mediated food allergies. Nutrition in clinical practice: official publication of the American Society for Parenteral and Enteral Nutrition. 2013;28(6):669-75. Epub 2013/10/30.

9. Medeiros LC, Speridiao PG, Sdepanian VL, Fagundes-Neto U, Morais MB. [Nutrient intake and nutritional status of children following a diet free from cow's milk and cow's milk by-products]. Jornal de pediatria. 2004;80(5):363-70. Epub 2004/10/27. Ingestão de nutrientes e estado nutricional de crianças em dieta isenta de leite de vaca e derivados.

10. Boaventura RM, Mendonca RB, Fonseca FA, Mallozi M, Souza FS, Sarni ROS. Nutritional status and food intake of children with cow's milk allergy. Allergologia et immunopathologia. 2019;47(6):544-50. Epub 2019/06/07.

11. Michaelsen KF. Effect of protein intake from 6 to 24 months on insulin-like growth factor 1 (IGF-1) levels, body composition, linear growth velocity, and linear growth acceleration: what are the implications for stunting and wasting? Food and nutrition bulletin. 2013;34(2):268-71. Epub 2013/08/24.

12. Paganus A, Juntunen-Backman K, Savilahti E. Follow-up of nutritional status and dietary survey in children with cow's milk allergy. Acta Paediatr. 1992;81(6-7):518-21. Epub 1992/06/01.

13. Dong P, Feng JJ, Yan DY, Lyu YJ, Xu X. Children with cow's milk allergy following an elimination diet had normal growth but relatively low plasma leptin at age two. Acta Paediatr. 2018;107(7):1247-52. Epub 2018/02/21.

14. Canani RB, Nocerino R, Frediani T, Lucarelli S, Di Scala C, Varin E, et al. Amino Acid-based Formula in Cow's Milk Allergy: Long-term Effects on Body Growth and Protein Metabolism. Journal of pediatric gastroenterology and nutrition. 2017;64(4):632-8. Epub 2016/07/21.

15. Sinai T, Goldberg MR, Nachshon L, Amitzur-Levy R, Yichie T, Katz Y, et al. Reduced Final Height and Inadequate Nutritional Intake in Cow's Milk-Allergic Young Adults. The journal of allergy and clinical immunology In practice. 2019;7(2):509-15. Epub 2018/12/12.

16. Robbins KA, Wood RA, Keet CA. Milk allergy is associated with decreased growth in US children. The Journal of allergy and clinical immunology. 2014;134(6):1466-8 e6. Epub 2014/10/15.

17. Mukaida K, Kusunoki T, Morimoto T, Yasumi T, Nishikomori R, Heike T, et al. The effect of past food avoidance due to allergic symptoms on the growth of

children at school age. Allergology international: official journal of the Japanese Society of Allergology. 2010;59(4):369-74. Epub 2010/09/25.

18. Jhamnani RD, Levin S, Rasooly M, Stone KD, Milner JD, Nelson C, et al. Impact of food allergy on the growth of children with moderate-severe atopic dermatitis. The Journal of allergy and clinical immunology. 2018;141(4):1526-9 e4. Epub 2018/01/30.

19. Groetch M, Venter C, Skypala I, Vlieg-Boerstra B, Grimshaw K, Durban R, et al. Dietary Therapy and Nutrition Management of Eosinophilic Esophagitis: A Work Group Report of the American Academy of Allergy, Asthma, and Immunology. The journal of allergy and clinical immunology In practice. 2017;5(2):312-24 e29. Epub 2017/03/12.

20. Thomassen RA, Kvammen JA, Eskerud MB, Juliusson PB, Henriksen C, Rugtveit J. Iodine Status and Growth In 0-2-Year-Old Infants With Cow's Milk Protein Allergy. Journal of pediatric gastroenterology and nutrition. 2017;64(5):806-11. Epub 2016/10/16.

21. Calixto-Lima L, Reis NT. Interpretação de exames laboratoriais aplicados à nutrição clínica. Rio de Janeiro: Rubio; 2012.

22. Clarys P, Deliens T, Huybrechts I, Deriemaeker P, Vanaelst B, De Keyzer W, et al. Comparison of nutritional quality of the vegan, vegetarian, semi-vegetarian, pesco-vegetarian and omnivorous diet. Nutrients. 2014;6(3):1318-32. Epub 2014/03/29.

23. Jardim-Botelho A, de Oliveira LCL, Motta-Franco J, Sole D. Nutritional management of immediate hypersensitivity to legumes in vegetarians. Allergologia et immunopathologia. 2022;50(S Pt 1):37-45. Epub 2022/06/25.

24. Weffort VRS, Maranhão HS, Mello ED, barreto JR, Fisberg M, Moretzsohn MA, et al. Manual de Avaliação Nutricional da criança e do adolescente. In: Nutrologia Dd, editor. São Paulo: SBP; 2021.

25. Pediatria SBd. Hipovitaminose D em pediatria: recomendações para o diagnóstico, tratamento e prevenção. In: Endocrinologia DCd, editor. 2016.

26. Savastano S, Barrea L, Savanelli MC, Nappi F, Di Somma C, Orio F, et al. Low vitamin D status and obesity: Role of nutritionist. Reviews in endocrine & metabolic disorders. 2017;18(2):215-25. Epub 2017/02/24.

27. Holick MF, Binkley NC, Bischoff-Ferrari HA, Gordon CM, Hanley DA, Heaney RP, et al. Evaluation, treatment, and prevention of vitamin D deficiency: an Endocrine Society clinical practice guideline. The Journal of clinical endocrinology and metabolism. 2011;96(7):1911-30. Epub 2011/06/08.

28. Akcaboy M, Malbora B, Zorlu P, Altinel E, Oguz MM, Senel S. Vitamin B12 Deficiency in Infants. Indian journal of pediatrics. 2015;82(7):619-24. Epub 2015/04/05.

29. Sukumar N, Saravanan P. Investigating vitamin B12 deficiency. BMJ. 2019;365:l1865. Epub 2019/05/12.
30. Langan RC, Goodbred AJ. Vitamin B12 Deficiency: Recognition and Management. American family physician. 2017;96(6):384-9. Epub 2017/09/20.
31. de Benoist B. Conclusions of a WHO Technical Consultation on folate and vitamin B12 deficiencies. Food and nutrition bulletin. 2008;29(2 Suppl):S238-44. Epub 2008/08/20.
32. Herrmann W, Obeid R. Cobalamin deficiency. Sub-cellular biochemistry. 2012;56:301-22. Epub 2011/11/26.
33. Kvammen JA, Thomassen RA, Eskerud MB, Rugtveit J, Henriksen C. Micronutrient Status and Nutritional Intake in 0- to 2-Year-old Children Consuming a Cows' Milk Exclusion Diet. Journal of pediatric gastroenterology and nutrition. 2018;66(5):831-7. Epub 2018/02/27.
34. Cozzolino SMF. Biodisponibilidade de Nutrientes. São Paulo: Manole; 2012. 1334 p.
35. Mailhot G, Perrone V, Alos N, Dubois J, Delvin E, Paradis L, et al. Cow's Milk Allergy and Bone Mineral Density in Prepubertal Children. Pediatrics. 2016;137(5). Epub 2016/06/01.
36. Nachshon L, Goldberg MR, Schwartz N, Sinai T, Amitzur-Levy R, Elizur A, et al. Decreased bone mineral density in young adult IgE-mediated cow's milk-allergic patients. The Journal of allergy and clinical immunology. 2014;134(5):1108-13 e3. Epub 2014/08/06.
37. Yadav D, Chandra J. Iron deficiency: beyond anemia. Indian journal of pediatrics. 2011;78(1):65-72. Epub 2010/09/04.
38. Meyer R, De Koker C, Dziubak R, Venter C, Dominguez-Ortega G, Cutts R, et al. Malnutrition in children with food allergies in the UK. Journal of human nutrition and dietetics: the official journal of the British Dietetic Association. 2014;27(3):227-35. Epub 2013/08/14.
39. Salgueiro MJ, Zubillaga MB, Lysionek AE, Caro RA, Weill R, Boccio JR. The role of zinc in the growth and development of children. Nutrition. 2002;18(6):510-9. Epub 2002/06/05.
40. Vallee F. The biochemical basis of zinc physiology. Physiological Rev. 1993;73:79-118.
41. Chehade M, Meyer R, Beauregard A. Feeding difficulties in children with non--IgE-mediated food allergic gastrointestinal disorders. Annals of allergy, asthma & immunology: official publication of the American College of Allergy, Asthma, & Immunology. 2019;122(6):603-9. Epub 2019/03/30.

Capítulo
16

Traços, rotulagem e alergenicidade

Glauce Hiromi Yonamine
Renata Pinotti Alves

Introdução

Um dos pilares do tratamento da alergia alimentar consiste em garantir a completa isenção do alérgeno alimentar da dieta do paciente. Neste contexto, a compreensão acerca dos cuidados necessários para prevenir o contato cruzado durante a seleção e preparo dos alimentos, bem como a leitura de rótulos de produtos industrializados são fundamentais para prevenir reações alérgicas acidentais.[1]

A dose mínima necessária para deflagrar uma reação alérgica pode variar de pessoa para pessoa, segundo o tipo de alérgeno e da manifestação clínica. Indivíduos que toleram quantidades ínfimas de alérgeno sem apresentar sintomas podem consumir os alimentos que as contêm.[2,3]

Neste sentido, para auxiliar a comunicar o risco da presença não intencional de alérgenos, conhecido como traços, as declarações de precaução dos rótulos de produtos industrializados foram introduzidas pela indústria.[4]

No cenário atual, a declaração de precaução pode ser confusa, tanto para o profissional de saúde, como para os pacientes e familiares, pois não existe uma padronização e abordagem consistente quanto à sua utilização pela indústria.[4] Além disso, ela pode acarretar restrições severas e desnecessárias caso as orientações não sejam individualizadas.

Neste capítulo, discutiremos sobre os conceitos de traços e contato cruzado, o cenário atual da legislação de rotulagem de alergênicos, as evidências da literatura sobre a dose desencadeante de sintomas e riscos ambientais e, por fim, sobre a tomada de decisão na orientação dos pacientes com relação aos cuidados na seleção e preparo dos alimentos.

Traços e contato cruzado

Um alérgeno alimentar pode estar presente em preparações culinárias ou produtos alimentícios de modo direto, ao se utilizar o alimento fonte dessa proteína alergênica, ou seus derivados, no preparo; de modo oculto, quando o ingrediente que o contém é um aditivo alimentar e sua composição é desconhecida pela maioria da população, ou por contato cruzado.

Define-se como contato cruzado a transferência inadvertida do alérgeno alimentar de um alimento que o contém para uma preparação ou produto que não o contém durante seu preparo e manipulação. A quantidade do alérgeno nesse caso é tão ínfima (traços) que não pode ser percebida ou sentida.[3,5,6]

Um exemplo de contato cruzado é mexer uma preparação sem leite com a mesma colher que foi usada para mexer uma preparação com leite; utilizar os mesmo utensílios ou maquinários sem a devida higienização; remover o queijo de um sanduiche. Isso pode acontecer tanto em ambiente doméstico quanto comercial ou industrial.[3,5,6]

A expressão "contato cruzado" é nova e ainda pouco usada. A expressão mais conhecida e utilizada de modo equivocado é "contaminação cruzada".[3,5,6]

Por definição, contaminação cruzada refere-se à transferência de microrganismos de um meio, utensílio ou alimento contaminado para outro. Portanto, as orientações preconizadas pela vigilância sanitária, portaria CVS n.5/2013, são pertinentes à prevenção de contaminação dos alimentos por microrganismos e não são eficazes para a remoção de alérgeno alimentar.[7]

Utilizar a expressão contaminação cruzada nesse contexto é equivocada e pode gerar muitos fatores de confusão, como acreditar que esterilizar, ferver, utilizar álcool ou vinagre podem remover alérgenos alimentares de utensílios e ambientes, o que não é verdade. A utilização do termo correto, contato cruzado, se faz necessária a fim de garantir a correta orientação dos manipuladores de alimentos, consequentemente, segurança dos indivíduos com alergia alimentar.[3,5,6]

Legislação de rotulagem de alergênicos

As leis e resoluções, como a Lei de Rotulagem de Alergênicos Alimentares e a Lei de Defesa do Consumidor de 2004 (FALCPA), regulamentada pelo FDA (EUA);[8] as normatizações da União Europeia (n.172/2002, n.1169/2011)[9,10] e, mais recentemente no Brasil, a RDC n.26/2015, vêm tornando mais fácil a vida das pessoas com alergias alimentares.[11]

No Brasil, desde 3 de julho de 2015, ficou determinado que as indústrias de alimentos são obrigadas a declarar a presença dos principais alimentos causadores de alergia alimentar: leite de todos os mamíferos, ovo, soja, crustáceos, peixes, amendoim, amêndoa, avelã, castanha de caju, castanha do pará, macadâmia, noz pecã, pistaches, pinoli, trigo (centeio, cevada, aveia e sua principais estirpes hibridizadas) e látex natural.[11]

Essa informação precisa estar presente no rótulo de todo alimento embalado na ausência do consumidor (incluindo bebidas, alimentos destinados ao processamento industrial e aos serviços de alimentação), em letra legível, em corpo maior do que a lista de ingredientes, e caixa-alta e em negrito, como exemplificado a seguir:[11,12]

ALÉRGICOS: CONTÉM... (nome dos alimentos que causam alergia alimentar)

ALÉRGICOS: CONTÉM DERIVADOS DE (nome dos alimentos que causam alergia alimentar)

ALÉRGICOS: CONTÉM... (nome dos alimentos que causam alergia alimentar) E DERIVADOS

Situações em que o alérgeno não está presente na relação de ingredientes, porém há o risco de contato cruzado em alguma etapa do preparo, a RDC n26/2015 preconiza que as indústrias de alimentos deverão aplicar a declaração de precaução no rótulo de seus produtos, conforme exemplo a seguir:[11,12]

ALÉRGICOS: PODE CONTER... (nome comum dos alimentos que causam alergia alimentar).

Um problema global acerca da declaração de precaução no rótulo de produtos industrializados é que o fato de um alimento, preparação ou produto ter entrado em contato com um alérgeno, não significa que ele terá quantidades suficientes desse alérgeno para desencadear uma reação.[3]

Devido à ausência de evidências científicas quanto ao limiar desencadeante de sintomas e à falta de padronização dos métodos de análise para detectar resíduos alergênicos, a RDC n. 26/2015 não estabeleceu doses mínimas de referência que possam ser utilizadas pelas empresas para determinar a necessidade de declaração da advertência de contato cruzado com alimentos alergênicos. A recomendação é que as empresas adotem um programa de controle de alergênicos, estabeleçam e sigam o manual de boas práticas de manipulação, sendo opcional utilizar métodos analíticos. Devido a este fato, muitas indústrias de alimentos têm rotulado, por cautela, quase toda sua linha de produtos com a declaração de precaução "pode conter".[3,11,12]

Essa medida, por mais que seja compreensível do ponto de vista jurídico, tem gerado restrições desnecessárias e medo na população em consumir alimentos, o que tem comprometido a qualidade de vida das famílias de pessoas com alergia alimentar.

No Brasil, um exemplo atual dessa problemática é o que tem acontecido com os grãos. Praticamente todas as indústrias que comercializam grãos (feijão, grão de bico, lentilha, trigo, arroz, aveia, dentre outros) estão rotulando-os como "pode conter soja" devido ao rodízio de solo durante o plantio. Por essa razão, a maioria das pessoas alérgicas à soja está com medo de consumir todos os tipos de grãos.

O desafio atual é estabelecer doses de referência para os diferentes alimentos alergênicos e validar os métodos de análise de detecção de traços de alérgenos em alimentos industrializados, bem como torná-los acessíveis à realidade das indústrias de alimentos.[3]

Evidências da literatura

Por muitos anos, não estava claro se existia um limiar desencadeante de sintomas na alergia alimentar, isto é, um nível de exposição abaixo do qual não ocorriam sintomas.[13] Atualmente, sabe-se que este limiar existe, mas com considerável variação individual.[14]

A partir deste conhecimento, o desafio é determinar uma dose segura do ponto de vista populacional para o estabelecimento de uma legislação uniforme internacional para a declaração de precaução e entender quais são os limiares individuais para personalizar a orientação.[4,13] A seguir serão discutidas algumas evidências da literatura quanto à declaração de precaução, à dose desencadeante de sintomas e aos riscos ambientais.

A literatura ressalta que a declaração de precaução é um assunto extremamente polêmico. Pela perspectiva dos pacientes e familiares, o objetivo é atingir o risco zero de reações para todos os indivíduos com alergia alimentar. Entretanto, isto implicaria em doses tão baixas para a maioria dos alérgenos, que não seria prático e resultaria em uso excessivo da declaração de precaução, limitando a disponibilidade de produtos para essa população.[4,13]

Tendo em vista que o risco zero não é possível, as pesquisas atuais têm como objetivo determinar a quantidade total de proteína alergênica – denominada dose desencadeante, em inglês, *eliciting dose* (ED) – em que uma determinada porcentagem da população alérgica provavelmente apresentaria sintomas alérgicos.[13] É importante destacar que a ED pode ter influência da matriz alimentar e varia de alérgeno para alérgeno.[4]

Na literatura, as doses de referência estimadas mais comuns são ED_{01} e/ou ED_{05}, isto é a dose esperada que 1% e/ou 5% da população responda com reação objetiva.[13] Ressalta-se que estes valores de ED são derivados de múltiplos estudos, obtidos por meio de cálculos, e apenas os valores de ED_{05} para leite (0,5 mg) e amendoim (1,5 mg) foram validados prospectivamente em estudos especificamente desenhados. Nesses estudos de testes de provocação oral, 5% dos indivíduos apresentaram reações leves com estas doses e, em geral, não foi necessário intervenção médica.[15]

Estudo de Patel et al.,[16] por meio de revisão sistemática e metanálise de 19 estudos envolvendo teste de provocação oral (TPO) duplo cego controlado por placebo para amendoim (n = 3151 participantes), avaliaram a taxa de anafilaxia em resposta a ED_{01} (1 mg ou menos de proteína do amendoim) e ED_{05} (5 mg ou menos de proteína do amendoim), bem como a reprodutibilidade dos limiares de reação (e de anafilaxia) em TPO subsequentes. Verificou-se que 4,5% daqueles que reagiram a 5 mg ou menos de proteína do amendoim, apresentaram anafilaxia. Ao todo, 2,4% dos pacientes inicialmente toleraram 5 mg de proteína do amendoim, mas apresentaram reação a esta dose em provocações subsequentes, nenhum com anafilaxia. Este estudo estimou a ocorrência de 1 e 6 eventos de anafilaxia por 2.500 pacientes expostos à ED_{01} ou ED_{05}, respectivamente, considerando a população total de alérgicos a amendoim. Os autores esperam que os resultados deste estudo possam ser utilizados para estabelecer regulamentações de controle de alérgenos baseadas em evidências e que, possivelmente, sejam aceitáveis pelos consumidores com alergia a amendoim, particularmente se os indivíduos mais sensíveis possam ser identificados por meio de TPO de dose única.

Uma revisão sistemática recente, realizada por Zuberbier et al.,[17] constatou que não existem relatos na literatura de reações fatais com exposição abaixo de 5 mg de proteína em pacientes alérgicos a alimentos. Considerando uma margem de segurança com relação à porção de alimentos processados consumidos, os autores propõem a dose de referência de 0,5 mg de proteína/100 g de alimento processado para a declaração de precaução.

É importante destacar que os estudos com objetivo de determinar valores de ED_{01} ou ED_{05} demonstram que poucos pacientes com alergia alimentar são "extremamente alérgicos", isto é, sempre apresentam reações graves e sempre reagem a pequeníssimas quantidades. Além disso, nem sempre essas duas condições estão presentes no mesmo paciente.[15]

Dados de publicações sobre TPO demonstram que há uma curva dose-resposta sigmoidal no limiar desencadeante de sintomas. A **Tabela 16.1** ilustra exemplos de ED50 para alguns alimentos. Vale ressaltar que metade dos pacientes alérgicos conseguirá ingerir esta dose ou mais.[15]

TABELA 16.1. Exemplos de dose desencadeante de sintomas para 50% das pessoas alérgicas

Alimento	Quantidade (mg)
Ovo	150
Leite	166
Trigo	250
Gergelim	300
Avelã	600
Castanha-de-caju	200
Amendoim	200

Fonte: Sicherer et al. 2022[15]

Estudos mostram que grande parte dos indivíduos alérgicos à soja toleram óleo de soja altamente refinado, por exemplo.[5,8] Grande parte das pessoas com alergia à soja podem tolerar pequenas ou moderadas quantidades de proteína de soja, fato observado na alta tolerância às fórmulas à base de proteína extensamente hidrolisada de soja por alérgicos a esse alimento. Avalia-se que a dose típica necessária para induzir uma forte resposta alérgica em uma pessoa com alergia a soja leve é cerca de 100 vezes maior do que para muitos outros alérgenos alimentares.[18]

Com relação à presença de alérgenos alimentares em grãos devido ao contato cruzado no plantio, estocagem e transporte, não foram encontrados artigos que avaliaram a presença de proteínas da soja, apenas de glúten. Estudo realizado em 2021, a fim de verificar a presença de glúten em 25 marcas diferentes lentilha seca, verificaram que em 2 dos 25 pacotes de lentilhas continham, equivocadamente, a presença de grãos com glúten. Um saco de 454 g continha um grão de trigo, outro saco de 454 g continha um grão de trigo e um grão de cevada. Atualmente nos Estados Unidos, para um produto ser considerado sem glúten ele deve conter < 20 mg de glúten/kg, ou 20 partes por milhão de glúten. Um produto no nível de 20 ppm de glúten não pode conter mais que 2 grãos intactos contendo glúten por quilograma ou 1 grão intacto contendo glúten em 500 g de alimentos. Com base nesses cálculos, os autores desse estudo concluíram que os sacos de lentilhas (454 g) que continham 1 e 2 grãos de cereal formador de glúten não poderiam ser classificados como "sem glúten". A orientação final dos autores é que o consumidor deve, nesses casos, remover os grãos "estrangeiros" e lavar a lentilha com água corrente para remover o pó dos demais grãos antes de cozinhar, não era necessário proibir o consumo das lentilhas rotuladas como "pode conter glúten".[19]

Com relação à exposição ambiental, Perry et al.[20] realizaram um importante estudo que avaliou a presença e exposição de amendoim em diversas situações, bem como os riscos de reações associadas. Os autores verificaram que o principal alérgeno do amendoim (Ara h 1) foi facilmente removido das mãos pela lavagem adequada com água e sabão. A lavagem das mãos apenas com água ou uso de álcool gel não foram eficazes na remoção total do alérgeno. Este estudo foi usado como referência de base para as recomendações sobre métodos eficazes de limpeza para mãos no site de Pesquisa e Educação de Alergia Alimentar (FARE),[5] aconselhando o uso de sabonetes ao invés de desinfetante à base de álcool para remover alergênicos alimentares das mãos.[6]

Outro estudo semelhante foi realizado por Brough et al.,[20] onde os pesquisadores colocaram uma pequena quantidade de manteiga de amendoim (< 0,5 mL) em três tipos de superfície de mesa e avaliaram sua presença após a aplicação de lenço umedecido, detergente e, em seguida, limpeza vigorosa com mais detergente. Os autores verificaram que uma única limpeza com água e detergente não removeu a proteína de amendoim dessas superfícies (usando o método ELISA policlonal para proteína inteira do amendoim). Após a segunda aplicação de detergente, com limpeza vigorosa, o amendoim foi removido das mesas de granito, mas não das mesas de material laminado ou madeira. Provavelmente devido à superfície mais áspera e porosa reter mais resíduos alimentares e ser de difícil higienização. A FARE aconselha o uso de agentes de limpeza comerciais contendo alvejante ao invés de sabonete líquido ou detergente comum para remover o amendoim das superfícies da mesa.[5,6]

Em conjunto, essas evidências da literatura auxiliam os profissionais de saúde a entender que podem ser discutidas alternativas à dieta de eliminação estrita. Nos últimos anos houve uma mudança de paradigma, em que os pacientes eram categorizados em alérgicos ou não alérgicos, para a constatação de que há diferentes limiares de reatividade, permitindo estratégias mais individualizadas durante o acompanhamento.[22]

Na prática, não conseguimos predizer o quanto de traço de alérgeno contém em um produto específico, mas a decisão de liberação de traços pode ser compartilhada com o paciente após a realização de TPO, em que se observa um limiar alto para o início das reações.[15]

O que fazer na prática

Diante de um cenário ainda incerto sobre a presença e os riscos reais de reatividade clínica mediante a ingestão resíduos de alérgenos alimentares em preparações e produtos alimentícios, a recomendação na prática é individualizar a conduta quanto ao nível de contato de acordo com o tipo de alérgeno, a manifestação clínica, a fase da dieta (diagnóstico ou tratamento) e o histórico do paciente.[3,22]

A fase de diagnóstico é muito desafiadora, pois alguns sinais e sintomas são tardios e demoram a ter sua remissão completa; a família ainda conhece pouco sobre os alimentos, ingredientes e modo de preparado das refeições que contêm o alérgeno, além de toda insegurança e dúvida sobre o diagnóstico. Diante de toda complexidade dessa fase é importante minimizar os fatores de confusão. Por essa razão, recomenda-se um cuidado especial acerca dos cuidados na seleção e preparo dos alimentos a fim de evitar o contato cruzado (**Quadro 16.1**) e evitar comer fora de casa.

QUADRO 16.1. Cuidados na seleção e manipulação de alimentos, indicada para ambientes domésticos, restaurantes, escolas, hospitais ou em qualquer tipo de unidade de alimentação e nutrição[3,5,19,23,24]

- Ler cuidadosamente o rótulo dos alimentos industrializados, verificando se o alérgeno está ou não na lista de ingredientes.
- Todo alimento industrializado com possível presença de determinado alérgeno deverá conter a expressão "pode conter" descrita no rótulo, segundo a RDC 26/15, que regulamenta a rotulagem de alérgeno.
- Evitar adquirir produtos a granel.
- Escolher cuidadosamente os grãos (arroz, milho, feijão, lentilha) e lavar bem antes de cozinhar.
- Todos os equipamentos, utensílios e superfícies devem sempre ser bem higienizados entre o preparo de diferentes alimentos com água e sabão.
- Evitar a utilização de utensílios à base de material poroso e aderente (plástico, borracha, madeira, silicone, porcelana), que já tenham sido utilizados com alimentos que contém o alérgeno que precisa ser evitado. Exemplo: copo do liquidificador utilizado para preparações com leite, embalagens plásticas, tábuas de madeira usadas para cortar queijo.
- Lavar bem as mãos com água e sabão antes e depois das refeições, especialmente antes de servir refeições isentas do alérgeno e após a ingestão do alérgeno. A utilização de álcool gel não elimina o alérgeno.
- Não compartilhar utensílios utilizados para servir os diferentes alimentos e preparações. Cada preparação deve ser servida com um utensílio próprio.
- Não é obrigatório comprar todos os utensílios novos, estes devem apenas estar bem higienizados no momento do uso.
- Alimentos e preparações que serão consumidos pela pessoa alérgica devem ser armazenados na geladeira e despensa em embalagens/potes fechados e, de preferência em prateleira superior, evitando que algum outro alimento caia sobre eles.
- Cozinhar primeiro as preparações sem o alérgeno e depois as outras, quando for preparar mais tipos de preparações na mesma cozinha.
- Após preparar os alimentos sem o alérgeno, manter eles separados e cobertos depois de prontos, a fim de prevenir que outros alimentos respinguem.

Após a remissão dos sintomas e a confirmação do diagnóstico, os profissionais podem fazer o escalonamento dos cuidados e liberar, gradativamente, algumas restrições, como consumir alimentos em restaurantes, com os devidos cuidados; consumir alguns alimentos rotulados como "pode conter". Com relação aos restaurantes, recomenda-se preferir os restaurantes *à la carte*, que sejam empáticos aos cuidados de prevenção de contato cruzado na seleção e preparo dos alimentos. Evitar restaurantes por quilo, *self service* e que possuem o alérgeno como ingrediente base da sua culinária. Por exemplo: pessoas alérgicas a camarão devem evitar restaurantes à base de frutos do mar, peruanos, espanhóis.[3,5,23,24]

Essa tomada de decisão deve ser realizada em conjunto com a equipe de saúde e a família do paciente, uma vez que a restrição de contato restringe o acesso a alimentos prontos para o consumo, a socialização de todos os membros da casa e impacta diretamente na qualidade de vida da família.

Não há recomendação na literatura específica com relação ao tipo de utensílio e a prevenção de contato cruzado com o alérgeno. No Brasil, a portaria CVS n.5/13, dispõe que os equipamentos, utensílios e móveis que entraram em contato com alimentos devem ser de fácil higienização e não devem transmitir substâncias tóxicas, odores ou sabores.[7]

Para todos os casos recomenda-se que utensílios, equipamentos e ambientes sejam cuidadosamente higienizados.[5]

Grande parte das pessoas com alergia alimentar toleram ínfimas quantidades sem apresentar sintomas. Doses toleradas devem ser liberadas assim que possível. Testes de provocação oral sob supervisão médica podem ser realizados para auxiliar os profissionais de saúde na tomada de decisão.

Considerações finais

Nos últimos anos, houve avanço no conhecimento quanto ao limiar desencadeante de sintomas nos pacientes com alergia alimentar, o que proporcionou mudanças de paradigma. É importante considerar o balanço entre a prevenção de reações alérgicas e a qualidade de vida, com orientações que sejam adequadas e sem sobrecarga excessiva quanto aos cuidados com contato cruzado. Atualmente sabe-se que o tratamento deve ser individualizado e, sempre que possível, pode-se avaliar a possibilidade de liberação de traços na dieta.

Quanto à rotulagem, há necessidade de uma legislação mundial uniforme, melhor padronização dos métodos de análise e dos limites de detecção destes métodos. Novos estudos sobre análise laboratorial de produtos industrializados utilizando método de espectrometria de massa são promissores.[25]

É importante o trabalho em conjunto (indústria, pesquisa, governo, organizações de alergia, pacientes, profissionais de saúde) para que seja possível melhorar a qualidade de vida dos pacientes e familiares.

Referências bibliográficas

1. Kim JS, Sicherer SH. Living with food allergy: allergen avoidance. Pediatr Clin North Am. 2011 Apr;58(2):459-70.
2. Bartuzi Z, Cocco RR, Muraro A, Nowak-Węgrzyn A. Contribution of Molecular Allergen Analysis in Diagnosis of Milk Allergy. Curr Allergy Asthma Rep. 2017 Jul;17(7):46.

3. Yonamine GH, Pinotti R, Mendonça RB, Castro APBM, Claudino MC, Toma RK, Vieira MC. Cuidados na seleção e manipulação de alimentos. In: Yonamine, GH, Pinotti R. Alergia alimentar: alimentação, nutrição e terapia nutricional. 1ª ed. Barueri [SP]: Manole, 2021.301-14.

4. DunnGalvin A, Roberts G, Schnadt S, Astley S, Austin M, Blom WM, et al. Evidence-based approaches to the application of precautionary allergen labelling: Report from two iFAAM workshops. Clin Exp Allergy. 2019 Sep;49(9):1191-200.

5. [FARE] Food allergy research and education. Cleaning Methods-Esp.pdf. Disponível em. Materiais e Recursos de Alergia Alimentar em Espanhol (foodallergy.org) Acessado em 26 jun 2022.

6. Sheehan WJ, Taylor SL, Phipatanakul W, Brough HA. Environmental food exposure: what is the risk of clinical reactivity from cross-contact and what is the risk of sensitization. Allergy Clin Immunol Pract. 2018; 6(6): 1825-1832.

7. Secretaria de Estado da Saúde. Portaria CVS-5, de 09 de abril de 2013. Aprova o regulamento técnico sobre boas práticas para estabelecimentos comerciais de alimentos e para serviços de alimentação, e o roteiro de inspeção, anexo. DOE de 19/04/2013 – n.73 – Poder Executivo – Seção I – p. 32-5.

8. [FDA] Food and Drug Administration. Food Allergen Labeling and Consumer Protection Act of 2004. 21 USC 301 note. Public Law 108-282, Title II. Disponível em: Food Allergen Labeling and Consumer Protection Act of 2004 (FALCPA) | FDA. Acessado em: 29 jun 2022.

9. The European parliament and the council of the european union. Regulation (EU) No 1169/2011 of 25 October 2011 on the provision of food information to consumers.

10. The European Food Information Council. EUFIC Review – Food Allergens. 2013 (cited 18/07/2014). Available at http://wwweuficorg/article/en/expid/EUFIC_Review_on_Food_Allergen.

11. BRASIL. Agência Nacional de Vigilância Sanitária – ANVISA. Resolução da Diretoria Colegiada - RDC nº 26, de 2 de junho de 2015. Dispõe sobre os requisitos para a rotulagem obrigatória dos principais alimentos que causam alergias alimentares. ANVISA: Brasília, 2015.

12. BRASIL. Agência Nacional de Vigilância Sanitária – ANVISA. Rotulagem de Alimentos Alergênicos. Perguntas & Respostas. Brasília, 5ª ed. ANVISA: Brasília, 2017.

13. Madsen CB, van den Dungen MW, Cochrane S, Houben GF, Knibb RC, Knulst AC, et al. Can we define a level of protection for allergic consumers that everyone can accept? Regul Toxicol Pharmacol. 2020 Nov;117:104751.

14. National Academies of Sciences, Engineering, and Medicine. 2017. Finding a path to safety in food allergy: Assessment of the global burden, causes, pre-

vention, management, and public policy. Washington, DC: The National Academies Press. doi: 10.17226/23658.

15. Sicherer SH, Abrams EM, Nowak-Wegrzyn A, Hourihane JO. Managing Food Allergy When the Patient Is Not Highly Allergic. J Allergy Clin Immunol Pract. 2022 Jan;10(1):46-55.

16. Patel N, Adelman DC, Anagnostou K, Baumert JL, Blom WM, Campbell DE, et al. Using data from food challenges to inform management of consumers with food allergy: A systematic review with individual participant data meta-analysis. J Allergy Clin Immunol. 2021 Jun;147(6):2249-62.e7.

17. Zuberbier T, Dörr T, Aberer W, Alvaro M, Angier E, Arasi S, et al. Proposal of 0.5 mg of protein/100 g of processed food as threshold for voluntary declaration of food allergen traces in processed food-A first step in an initiative to better inform patients and avoid fatal allergic reactions: A GA²LEN position paper. Allergy. 2021 Nov 6. doi: 10.1111/all.15167. Epub ahead of print. PMID: 34741557.

18. Cordle CT. Soy protein allergy: incidence and relative severity. J Nutr. 2004 May;134(5):1213S-1219S.

19. Thompson T, Lyons Trisha Bury, Keller Amy. Lentils and Gluten Cross Contact. Frontiers in Nutrition. 1 April 2022 | Volume 9 www.frontiersin.org.

20. Perry TT, Conover-Walker MK, Pomes A, Chapman MD, Wood RA. Distribution of peanut allergen in the environment. J Allergy Clin Immunol 2004;113:973-6.

21. Brough HA, Stephens AC, Turcanu V, Lack G. Distribution of peanut in the home environment. Allergy 2009;64:543.

22. Graham F, Eigenmann PA. Clinical implications of food allergen thresholds. Clin Exp Allergy. 2018 Jun;48(6):632-640.

23. Kim JS, Sicherer SH. Living with food allergy: allergen avoidance. Pediatr Clin North Am. 2011 Apr;58(2):459-70.

24. National Allergy Strategy. https://www.foodallergyeducation.org.au/at-home Egan M, Greenhawt M. Common questions in food allergy avoidance. Ann Allergy Asthma Immunol. 2018 Mar;120(3):263-271.

25. Fiocchi A, Risso D, DunnGalvin A, González Díaz SN, Monaci L, Fierro V, Ansotegui IJ. Food labeling issues for severe food allergic patients. World Allergy Organ J. 2021 Oct 5;14(10):100598.

Capítulo
17

Alergia alimentar e vegetarianismo: como conduzir a dieta?

Anne Jardim Botelho
Elaine Cristina de Almeida Kotchetkoff

Introdução

O vegetarianismo é definido como uma dieta que exclui todos ou quase todos os alimentos de origem animal.[1] As dietas vegetarianas são classificadas de acordo com o alimento ou grupo alimentar envolvido.

- Dieta ovolactovegetariana: dos alimentos de origem animal, utilizam-se apenas ovo, leite e derivados na alimentação.
- Dieta lactovegetariana: dos alimentos de origem animal, utilizam-se apenas leite e derivados na alimentação.
- Dieta ovovegetariana: dos alimentos de origem animal utiliza-se apenas ovo na alimentação.
- Vegetarianos estritos: não se utilizam nenhum produto de origem animal na alimentação.
- Dieta vegana: não se utiliza nenhum produto de origem animal na alimentação ou qualquer produto que gere exploração e/ou sofrimento animal. Vai além de escolhas alimentares, é um estilo de vida.

Em uma revisão sistemática, avaliando o consumo alimentar e o estado nutricional de crianças e adolescentes em uso de dieta vegetariana, os autores não conseguiram concluir se tais dietas trazem riscos ou benefícios para esses grupos etários, pois há poucos estudos publicados e os encontrados que tratam desse tema são muito heterogêneos. De modo geral, os estudos reunidos nessa revisão sistemática mostraram consumo inadequado de vitaminas B12 e D, ferro e cálcio.[2] Além do mais, é possível que deficiências nutricionais tenham maior probabilidade de ocorrer em crianças menores de 4 anos do que em crianças maiores e adolescentes. Existem relatos de casos publicados sobre o consumo de dieta vegetariana em bebês mostrando risco de desnutrição, deficiência no crescimento e atraso no desenvolvimento, quando os indivíduos estavam sem adequação da dieta e/ou uso de suplementação.[3-5] Até o momento, estudos comprovando benefícios ou riscos do uso de dieta vegetariana na faixa etária pediátrica ainda são escassos e há necessidade de mais estudos, com metodologia adequada, para se obter melhor grau de evidência.

Nesse sentido, diretrizes europeias e norte-americanas para dietas veganas em crianças[6-8] apoiam tais dietas para essa faixa etária, com a ressalva de que elas devem ser bem planejadas e acompanhadas por médicos e nutricionistas para garantir que as necessidades nutricionais das crianças sejam atendidas.[9]

A alergia alimentar (AA) também implica em exclusão alimentar, visto que esta é a maneira mais eficaz de evitar reações. Na AA, quanto mais alimentos excluídos da dieta, maiores são os riscos de deficiências nutricionais na criança. Na dieta vegetariana não é diferente, mais nutrientes podem estar em deficiência à medida que a dieta da criança se torna mais restrita, como mostrado na **Tabela 17.1**.

A coocorrência da AA e do vegetarianismo aumenta a dificuldade de conduzir a dieta, pois há um risco maior de deficiências nutricionais, especialmente na infância.[10] Neste capítulo discutiremos os principais pontos pertinentes ao manejo nutricional das duas situações.

TABELA 17.1. Nutrientes que podem estar em deficiência em uma dieta vegetariana e vegana

Nutriente	Tipo de dieta			
	Ovolactovegetarianas	Lactovegetarianos	Ovovegetarianos	Veganos
Ferro	✓	✓	✓	✓
Zinco	✓	✓	✓	✓
Cálcio			✓	✓
Vitamina B12			✓	✓
Vitamina B2				✓
Vitamina D	✓	✓	✓	✓
Vitamina A				✓
n-3 (DHA)	✓	✓	✓	✓
Proteína	✓	✓	✓	✓

Fonte: adaptada de Fewtrell et al., 2017.[6]

Proteína, aminoácidos presentes nos alimentos e digestibilidade

A maior preocupação sobre a adequação proteica na dieta vegetariana diz respeito à biodisponibilidade das proteínas vegetais,[11] especialmente sobre a concentração fisiologicamente disponível de aminoácidos essenciais. As proteínas animais apresentam níveis ótimos dos aminoácidos essenciais para o crescimento e a manutenção do organismo humano. As proteínas vegetais apresentam alguns aminoácidos essenciais em menor concentração e, por isso, a complementação dietética dessas proteínas se faz necessária para a obtenção de aporte proteico de qualidade.[12] Por exemplo: as proteínas dos cereais possuem menor concentração do aminoácido lisina, já as proteínas das leguminosas, do aminoácido metionina. A combinação desses alimentos contribui para a complementação aminoacídica, mas não necessita ser numa mesma refeição, pois o fígado é capaz de armazenar aminoácidos indispensáveis.[7,13]

Conforme o posicionamento da American *Dietetic Association and Dietitians of Canada*, as proteínas vegetais podem atender às necessidades de aminoácidos numa dieta vegetariana se houver uma variedade de alimentos vegetais e se as necessidades de energia são supridas, para que haja a retenção adequada de nitrogênio.[14] Entretanto, estima-se que a dieta vegana apresenta maior limitação do aminoácido lisina, pelo consumo em maior proporção de proteínas provenientes dos cereais.[11,15,16] Por isso, a avaliação dietética de indivíduos veganos com alergia a leguminosas deve considerar, também, a ingestão diária recomendada de aminoácidos essenciais e ingestão variada de alimentos fonte de lisina,[8] como quinoa, oleaginosas e sementes de abóbora. No caso de alergia a leguminosas, é recomendada a adequada avaliação médica para certificar sobre a ingestão segura de leguminosas específicas toleradas em nível individual e, assim, evitar a exclusão de todos os alimentos desse grupo alimentar.

Como demonstrado na Tabela 17.2, com uma dieta bem planejada para indivíduos vegetarianos com alergia a leguminosas, é possível atingir a recomendação média estimada de 30 mg/kg de lisina,[17] a partir de outros vegetais e/ou leguminosas toleradas.

Outra preocupação sobre a adequação proteica em dietas vegetarianas diz respeito à menor digestibilidade das proteínas dos alimentos de origem vegetal, apesar de ainda haver discussões sobre esse tópico.[16] De qualquer modo, pode ser apropriado para indivíduos vegetarianos o consumo de maior quantidade de proteínas com relação ao recomendado para a população em geral, em especial para indivíduos que não podem consumir leguminosas (fonte proteica mais tradicional em dietas vegetarianas), o que não é considerado um problema, visto que a ingestão proteica tende a ultrapassar os requerimentos dietéticos, tanto em indivíduos onívoros, quanto em vegetarianos.[16,19]

TABELA 17.2. Teor de lisina em alimentos de origem vegetal

Alimento (100 g)	Lisina (mg)	Alimento (100 g)	Lisina (mg)
Cereais e pseudocereais		**Oleaginosas**	
Arroz cozido	86	Amendoim torrado	205
Macarrão cozido	130	Amêndoas	575
Milho cozido	282	Avelã	420
Aveia	700	Castanha-de-caju	823
Pão branco	224	Nozes	428
Pão integral	166	**Sementes**	
Quinoa cozida	240	Semente de abóbora torrada	1200
Leguminosas		Gergelim torrada	540
Lentilha cozida	624	Linhaça	860
Ervilha cozida	490		
Grão-de-bico cozido	593		
Feijão cozido (média)	560		
Soja cozida	1.100		
Bebida de soja	439		
Tofu	462		

Fonte: adaptada de Tabela USDA, 2016 em Jardim-Botelho et al., 2022.[18]

Micronutrientes na dieta vegetariana

Os micronutrientes mais limitantes na dieta vegetariana são ferro, zinco, cálcio, riboflavina, vitamina B12, ácidos graxos da série n-3 e iodo (Tabela 17.3).[8,20] Devido ao *status* corporal da vitamina D depender primordialmente da exposição solar, baixos níveis de vitamina D e reduzida massa óssea corporal têm sido observados em algumas populações veganas de latitudes do norte que não consumiam suplementos ou alimentos fortificados.[7]

TABELA 17.3. Nutrientes de maior risco de deficiência na dieta vegetariana

Nutriente	Particularidades no veganismo	Fontes alimentares vegetarianas	Dicas e observações
Ferro	Os vegetais contêm apenas o ferro não heme que são mais sensíveis aos inibidores da absorção, como fitatos, cálcio, chás, café, cacau e fibras. Desses, os fitatos são os principais inibidores da absorção do ferro. De acordo com o Instituto de Medicina (2001), a recomendação de ingestão de ferro para vegetarianos é 1,8 vezes a recomendação para indivíduos não vegetarianos, por questões de biodisponibilidade.	Leguminosas, vegetais folhosos, brócolis, semente de abóbora, amêndoas, castanha de caju, *tahini* (pasta de gergelim), semente de girassol, quinoa e alimentos fortificados.	A vitamina C e alguns ácidos orgânicos presentes em frutas e vegetais, quando consumidos juntos com fontes vegetais de ferro, reduzem o efeito dos inibidores da absorção. Algumas técnicas de preparo dos alimentos, como o remolho, a germinação e a fermentação de grãos e sementes podem hidrolisar o fitato e favorecer a absorção do ferro.
Zinco	A ingestão de zinco por indivíduos veganos pode estar comprometida, pois carnes, peixes e aves contribuem com 40% e laticínios com 20% deste nutriente na dieta. Embora não se observe deficiência de zinco em vegetarianos, os efeitos da deficiência marginal são pouco compreendidos, e a dosagem sérica desse nutriente não é fidedigna para verificar o *status* corporal de zinco. Como o fitato se liga ao zinco e a proteína animal parece favorecer a absorção, a biodisponibilidade do zinco parece ser inferior nas dietas vegetarianas.	Leguminosas, amêndoas, amendoim, castanha-de-caju, semente de abóbora, *tahini* (pasta de gergelim), semente de girassol, gérmen de trigo e alimentos fortificados.	As técnicas indicadas para aumentar a absorção de ferro também se aplicam ao zinco.

Continua

TABELA 17.3. Nutrientes de maior risco de deficiência na dieta vegetariana

Nutriente	Particularidades no veganismo	Fontes alimentares vegetarianas	Dicas e observações
Cálcio	A ingestão de cálcio por veganos tende a ser inferior do que a ingestão por indivíduos lactovegetarianos e não vegetarianos.[7,21]	*Tahini* (pasta de gergelim), figos desidratados, acelga chinesa, brócolis, couve, quiabo, folhas de nabo, couve kale, melado de cana e produtos fortificados.	O oxalato presente em alguns alimentos, como espinafre, folha de beterraba e acelga, pode reduzir significativamente a absorção de cálcio. Fitato também pode reduzir a absorção de cálcio. Fatores que aumentam a absorção de cálcio incluem vitamina D e proteína. Folhas e inflorescências com baixo teor de oxalato provêm cálcio de alta biodisponibilidade (50-60%), como acelga chinesa, brócolis, couve, quiabo, couve kale e folhas de nabo. O consumo excessivo de sódio pode promover perdas urinárias de cálcio. Portanto, o consumo de sódio também deve ser considerado na orientação dietética, apesar de a dieta vegana apresentar níveis mais reduzidos desse nutriente.[7,21]
Riboflavina	Estudos apontam que indivíduos veganos têm baixa ingestão de riboflavina em comparação a indivíduos não vegetarianos.	Aspargos, bananas, leguminosas, brócolis, figo, couve kale, sementes, *Tahini* (pasta de gergelim), batata-doce, tofu, trigo germinado, *tempeh*.	Esses alimentos oferecem, em média, 1 mg de riboflavina por porção.

Continua

TABELA 17.3. Nutrientes de maior risco de deficiência na dieta vegetariana

Nutriente	Particularidades no veganismo	Fontes alimentares vegetarianas	Dicas e observações
Vitamina B12	Nenhum alimento vegetal contém quantidade significativa de vitamina B12. Vegetais marinhos, spirulina e *tempeh* podem conter análogos inativos da vitamina B12 e, por isso, não podem ser considerados fontes dessa vitamina.[22] Ao contrário, por competirem pelo mesmo sítio de absorção, esses análogos podem levar à deficiência de vitamina B12 mais rapidamente. Dietas vegetarianas apresentam tipicamente elevado conteúdo de ácido fólico que pode mascarar os sintomas hematológicos da deficiência da vitamina B12. Por isso, se houver suspeita de deficiência de B12, deve-se dosar a homocisteína, o ácido metilmalônico e a holotranscobalamina II séricos. Avaliar apenas os níveis de vitamina B12 e parâmetros hematológicos geralmente não estabelece o diagnóstico de deficiência.[23,24]	Alimentos fortificados, como levedura nutricional, cereais e produtos da soja enriquecidos com tal vitamina. Indivíduos veganos devem ser encorajados a consumir fontes confiáveis de vitamina B12, como alimentos fortificados ou suplementos.	Dependendo do *status* da vitamina B12 e da idade do indivíduo, suplementos orais de 5 a 25 μg/dia de vitamina B12 são recomendados; as recomendações de 1 a 3 μg/dia referem-se apenas a indivíduos que possuem reservas suficientes.[23] Em caso de deficiência manifesta de vitamina B12[25], é aconselhado tratar inicialmente com uma única injeção intramuscular de 1000 μg,[14] embora haja vários protocolos de tratamento descritos. Tratamento com altas doses orais (ex.: 1000 μg/dia por 10 dias e, depois, semanalmente por 4 semanas) também é efetivo e tem sido cada vez mais adotado pelo caráter não invasivo e de menor custo.[19,26] Vários estudos mostram que lactentes de mães veganas possuem risco aumentado de desenvolver deficiência de vitamina B12 com dano neurológico irreversível.[14,27] Portanto, mães veganas precisam receber suplementação de vitamina B12 durante a gestação e a lactação.[23]

Continuação

TABELA 17.3. Nutrientes de maior risco de deficiência na dieta vegetariana

Nutriente	Particularidades no veganismo	Fontes alimentares vegetarianas	Dicas e observações
Ácidos graxos n-3	Indivíduos com requerimentos aumentados como lactentes, gestantes, lactantes e indivíduos em risco de baixa conversão (ex. idosos, diabetes e outras doenças crônicas) podem ser beneficiados com o consumo de fontes veganas diretas de DHA ou suplementação.[19,25] Além disso, a conversão do ácido α-linolênico em EPA e DHA é influenciada pela dieta: alta concentração de ácido linoléico (série n-6), ingestão inadequada de energia, de proteína e de alguns micronutrientes, como cálcio, cobre, magnésio, zinco e biotina, podem reduzir a conversão.[19]	O único ácido graxo da série n-3 presente em quantidades úteis em alimentos vegetais é o ácido α-linolênico (ALA). Suas principais fontes são nozes, linhaça, chia e seus óleos.[19] Alguns vegetais marinhos são fontes diretas de EPA e DHA.[25]	Indivíduos vegetarianos podem melhorar a conversão de ALA em EPA e DHA com a redução do consumo de fontes de ácido linoléico, como óleo de milho e de girassol, e com adequada ingestão energético-proteica. Há fontes veganas de suplementos de DHA derivados de microalgas em cápsulas que não são de gelatina.

Continua

Continuação

TABELA 17.3. Nutrientes de maior risco de deficiência na dieta vegetariana

Nutriente	Particularidades no veganismo	Fontes alimentares vegetarianas	Dicas e observações
Iodo	A ingestão pode ser deficiente por indivíduos vegetarianos que não consomem sal iodado.	Vegetais marinhos e sal iodado.	Sal marinho e sal grosso (*kosher salt*) geralmente não são iodados.
Vitamina D	A vitamina D3 (colecalciferol) é de origem animal e a vitamina D2 (ergocalciferol) é o modo aceitável para veganos. A vitamina D2 parece ser menos eficaz do que a vitamina D3 na elevação da concentração sérica total de 25(OH)D,[25,27] o que pode aumentar os requerimentos de vegetarianos que dependem de suplementos de D2 para atingir as necessidades da vitamina D.[7]	Alimentos fortificados, como cereais e bebidas vegetais enriquecidos com a vitamina D2.	A exposição solar representa a principal fonte de vitamina D, via síntese corporal.

Fonte: Jardim-Botelho et al., 2022.[18]

Além da necessidade de assegurar adequado aporte proteico total e do aminoácido lisina na dieta de indivíduos veganos alérgicos a leguminosas, atenção especial deve ser dada ao aporte de ferro, zinco e riboflavina, visto que as leguminosas contribuem para a oferta desses micronutrientes. Além disso, a ingestão energética deve ser cuidadosamente monitorada no manejo dietético do vegano com alergia a leguminosas, pelo maior risco de dietas veganas apresentarem aporte energético insuficiente e maior quantidade de calorias vazias.[21]

Na Tabela 17.4, são descritas as quantidades de ferro, zinco, cálcio e ácidos graxos da série n-3 por porção de alimento normalmente consumida.

TABELA 17.4. Teor de ferro, zinco, cálcio e ácidos graxos da série n-3 por porção de alimento normalmente consumida

Alimento	Porção habitualmente consumida	Peso (g)/ volume (mL)	Quantidade do nutriente por porção
Ferro			mg
Leguminosas (média)	½ xícara	125 mL	2,3
Amêndoas	¼ xícara	60 mL	1,5
Castanha-de-caju	¼ xícara	60 mL	2,1
Semente de abóbora torrada	¼ xícara	60 mL	5,2
Tahini	2 colheres de sopa	30 mL	2,7
Semente de girassol torrada	¼ xícara	60 mL	2,3
Quinoa cozida	½ xícara	120 mL	2,1
Batata cozida com pele	1 unidade média	170 g	2,3
Brócolis cozido	1 xícara	95 g	0,5
Couve cozida	½ xícara	95 g	1,1

Continua

Continuação

TABELA 17.4. Teor de ferro, zinco, cálcio e ácidos graxos da série n-3 por porção de alimento normalmente consumida

Alimento	Porção habitualmente consumida	Peso (g)/ volume (mL)	Quantidade do nutriente por porção
Zinco			mg
Leguminosas (média)	½ xícara	120 mL	1,4
Amêndoas	¼ xícara	60 mL	1,2
Castanha-de-caju	¼ xícara	60 mL	1,9
Amendoim torrado	¼ xícara	60 mL	1,2
Semente de abóbora torrada	¼ xícara	60 mL	2,6
Tahini	2 colheres de sopa	30 mL	1,4
Semente de girassol	¼ xícara	60 mL	1,8
Gérmen de trigo	2 colheres de sopa	14 g	1,8
Cálcio			mg
Tahini	2 colheres de sopa	30 mL	128
Figo desidratado	2 unidades	100 g	162
Acelga chinesa cozida	1 xícara	250 mL	167-188
Brócolis	1 xícara	95 g	95
Couve cozida	1 xícara	250 mL	239
Couve kale cozido	1 xícara	250 mL	181
Quiabo cozido	1 xícara	250 mL	107
Folhas de nabo cozidas	1 xícara	250 mL	208
Melado de cana	1 colher de sopa	15 mL	172
Ácido α-linolênico			g
Óleo canola	1 colher de sopa	15 mL	1,3-1,6
Farinha de linhaça	1 colher de sopa	15 mL	1,9-2,2
Óleo de linhaça	1 colher de sopa	15 mL	2,7

Continua

Continuação

TABELA 17.4. Teor de ferro, zinco, cálcio e ácidos graxos da série n-3 por porção de alimento normalmente consumida

Alimento	Porção habitualmente consumida	Peso (g)/ volume (mL)	Quantidade do nutriente por porção
Óleo de soja	1 colher de sopa	15 mL	0,9
Soja cozida	½ xícara	120 mL	1,0
Nozes	¼ xícara	60 mL	2,7
Óleo de nozes	1 colher de sopa	15 mL	1,4-1,7

Fonte: adaptada de ADA, 2003; tabela USDA, 2016 em Jardim-Botelho et al., 2022.[18]

Substitutos do leite de vaca na dieta de crianças vegetarianas e/ou com alergia ao leite de vaca

As bebidas vegetais (BV) talvez sejam a primeira opção que vem à mente quando se pensa em um substituto do leite de vaca (LV) em uma dieta vegetariana. Porém, alguns prejuízos nutricionais pelo uso indevido de BV têm sido documentados e incluem atraso de crescimento, kwashiorkor e deficiências nutricionais graves, como anemia ferropriva, raquitismo e escorbuto.[29] Esses prejuízos nutricionais são documentados em crianças mais novas e quando a BV é usada de modo predominante ou única na dieta da criança.[30-32]

De acordo com diretrizes europeias e norte americanas, BV não devem ser usadas para substituir o leite materno em lactentes.[6,7] Na impossibilidade do aleitamento materno no primeiro ano de vida da criança, esse alimento deve ser substituído por uma fórmula infantil adequada à condição do bebê. Já para crianças com alergia ao leite de vaca (ALV) e/ou vegetariana acima de 1 ano de idade que não estão em aleitamento materno, o uso de fórmulas infantis especiais podem ser uma alternativa ao LV, especialmente quando a fórmula compuser uma fonte representativa de nutrientes ausentes ou insuficientes na dieta de exclusão da criança.[33]

Tanto bebês com ALV quanto bebês veganos têm, nas fórmulas à base de proteína isolada de soja, uma alternativa comum. No entanto, é importante ressaltar que elas não podem ser prescritas para bebês abaixo de 6 meses de idade.[34]

Quanto às fórmulas infantis à base de proteína hidrolisada de arroz, até o momento não há um consenso quanto à recomendação do uso delas para lactentes com ALV, e os principais guias sobre o assunto divergem quanto à recomendação de tais fórmulas como uma opção às extensamente hidrolisadas. O DRACMA sugere o uso de fórmulas à base de proteína hidrolisada de arroz como uma escolha equivalente às extensamente hidrolisadas.[35] Por outro lado, nas diretrizes do ESPGHAN, do EAACI e da Academia Americana de Pediatria não há menção ao uso de fórmulas infantis à base de proteína hidrolisada de arroz.[36-38] Já o Consenso Brasileiro sobre Alergia Alimentar ressalta que ainda são necessários mais estudos sobre o uso das fórmulas infantis de arroz em lactentes para uma recomendação segura.[39]

Uma grande dificuldade no uso de BV diz respeito à variabilidade de sua qualidade nutricional (Tabela 17.5). Fatores como insumo utilizado, se enriquecida ou não com macro e micronutrientes; e método de extração e processamento, se caseiras ou industrializadas, vão determinar a qualidade nutricional das BV.[40] É importante lembrar que BV industrializadas são consideradas alimentos ultra processados, ou seja, estão dentro de uma classe de alimentos que não devem ser ofertados para lactentes. Além disso, a maioria tem adição de açúcar, fato que por si só já é um impeditivo para ser ofertada para crianças menores de 2 anos de idade.[41] Quanto às BV caseiras, até o momento pelo nosso conhecimento, não há estudos publicados que avaliem sua qualidade nutricional. Pressupomos, porém, que boa parte das BV caseiras, especialmente as elaboradas com um insumo apenas, podem ter menor quantidade de macro e micronutrientes, visto que as BV industrializadas sempre são enriquecidas desses nutrientes para melhorar o perfil nutricional.

Com relação às crianças maiores de 2 anos, o uso de BV como substituto de LV deve ser avaliado caso a caso, sempre dentro de um contexto de uma alimentação saudável e equilibrada, priorizando alimentos *in natura* e minimamente processados. As BV são uma alternativa na dieta de crianças vegetarianas e/ou ALV para substituir o LV em preparações culinárias, tornando a dieta dessas crianças mais inclusiva.

TABELA 17.5. Comparação nutricional entre leite de vaca e bebidas vegetais

Bebidas	Nutrientes presentes em 240 mL						
	Kcal	Proteína (g)	Gordura (g)	Carboidrato (g)	Açúcar (g)	Cálcio (mg)	Vitamina D (UI)
LV	150	8	8	13	12	300	120
Amêndoa	30-100	1-5	3	9-22	7-20	300	110
Castanha de caju	25-80	0-1	2-3,5	1-20	0-18	100-450	125
Coco	45-90	0-1	5	8-13	0-9	100-450	125
Linhaça	55	0	2,5	9	9	300	100
Cânhamo	70-170	2-4	5-6	1-35	0-23	400	150
Aveia	130	4	2,5	24	19	350	120
Ervilha	115	8	5	11	10	450	150
Arroz	110	1	2,5	20	13	300	120
Soja	90	6	3,5	15	9	400	120

Existem variações nos nutrientes das BV devido aos diferentes produtos disponíveis: médias ou intervalos são relatados.
Fonte: adaptada de Merrit e colaboradores (2020).[33]

Alergia Alimentar

A seguir, recomendações no atendimento de alergia alimentar e vegetarianismo (**Quadro 17.1**).

QUADRO 17.1. Recomendações específicas para atendimento de pacientes com AA seguindo dieta vegetariana

- Avaliação regular.
- Inclusão, na história clínica, de informações sobre alimentação do paciente.
- Triagem para rastrear possíveis deficiências nutricionais.
- Rastreamento de rotina de marcadores séricos de nutrientes que estão presentes em maior concentração em alimentos de origem animal – iodo, ferro, zinco, cálcio, vitaminas B12, D, B2 e A, n-3 e proteínas.
- Consideração, no planejamento dietético, de comorbidades que podem aumentar as necessidades de energia e nutrientes, como a asma e a dermatite atópica.
- Avaliação antropométrica com intervalos regulares, em lactentes e crianças, utilizando as curvas de crescimento e ganho de peso para rastrear qualquer desvio do padrão de crescimento e desenvolvimento anterior da criança.
- No diagnóstico da AA, não excluir fontes importantes de proteína desnecessariamente, especialmente em um paciente vegano.
- Em caso de ALV e/ou dieta vegetariana sem LV, avaliar se o substituto do LV, assim como o volume que a criança está consumindo estão de acordo com as necessidades nutricionais por faixa etária.

Fonte: adaptada de Protudjer, Mikkelsen (2020);[10] Merrit et al (2020).[33]

Além disso, no Guia Alimentar para Crianças Menores de 2 anos[42], podem ser encontradas recomendações específicas para crianças vegetarianas. Segue abaixo os pontos em destaque dessas recomendações:

- A criança vegetariana deve ser amamentada por dois anos ou mais.
- Se não for possível fazer o aleitamento materno, não é recomendado o uso de bv para crianças pequenas.

- A criança maior de 6 meses que continua em aleitamento materno tem boa parte das suas necessidades de cálcio suprida pelo leite materno. O restante deve ser suprido por alimentos de origem vegetal ricos em cálcio.
- Crianças que estão restritas de carnes e ovos devem ter atenção redobrada na alimentação, visto que esse é um importante grupo alimentar nessa fase de crescimento e desenvolvimento. Além disso, há maior risco de deficiência de ferro na faixa etária pediátrica. Alguns alimentos de origem vegetal são fonte de ferro, no entanto, este não apresenta a mesma absorção que o ferro presente na carne. Para melhorar a absorção do ferro presente nos vegetais, adicione uma fruta rica em vitamina C após as refeições.
- Todas as crianças em dieta de restrição devem ser acompanhadas por um médico ou nutricionista, para que eles orientem quanto à adequação da alimentação e, se necessário, à suplementação de algum nutriente. Lembrando que a vitamina B12 está presente somente em alimentos de origem animal, sendo necessária sua suplementação quando não há ingestão de alimentos de origem animal.

Considerações finais

Exclusões alimentares sempre devem ter acompanhamento médico e nutricional quando se trata de crianças. Quando temos a coexistência de AA e vegetarianismo, vimos que há um risco aumentado de deficiências nutricionais, pois ambas as situações carregam consigo seus próprios desafios. Além disso, a dificuldade para adequar a dieta de exclusão aumenta conforme o tipo de dieta vegetariana seguida pelo paciente. Portanto, é importante que o profissional de saúde responsável pelos cuidados de crianças com essas condições esteja preparado para fazer uma avaliação minuciosa e propor uma conduta assertiva para esses pacientes, de maneira que as crianças tenham asseguradas boas condições de crescimento e desenvolvimento. Além disso, prevenir possíveis problemas causados pela exclusão alimentar nas demais faixas etárias.

Referências bibliográficas

1. Sociedade Vegetariana Brasileira. 19 maio 2022. [Online]. Available: https://www.svb.org.br/vegetarianismo1/o-que-e#:~:text=Vegetarianismo%20%C3%A9%20o%20regime%20alimentar,e%20latic%C3%ADnios%20na%20sua%20alimenta%C3%A7%C3%A3o.
2. S. Schurmann, M. Kersting e U. Alexy, "Vegetarian diets in children: a systematic review," Eur J Nutr, vol. 56, pp. 1797-817, Aug 2017.
3. Guez S, Chiarelli G, Menni F, Salera S, Principi N, Esposito S., "Severe vitamin B12 deficiency in an exclusively breastfed 5-month-old italian infant born to a mother receiving multivitamin supplementation during pregnancy," BMC Pediatr, vol. 85, pp. 1471-2431, 2012.
4. Farella I, Panza R, Baldassarre ME., "The difficult Alliance between Vegan Parents and Pediatrician: A Case Report," Int J Environ Res Public Health, vol. 17, pp. 6380-84, 2020.
5. Lemoine A, Giabicani E, Lockhart V, Grimprel E, Tounian P., "Case report of nutricional rickets in an infant following a vegan diet," Arch Pediatr, vol. 27, pp. 219-22, 2020.
6. Fewtrell M, Bronsky J, Campoy C, Domellof M, Embleton N, Fidler NM."Complementary feeding: a position paper by the European Society for Paediatric Gastroenterology, hepatology, and Nutrition (ESPGHAN)," J Pediatr Gastrenterol Nutr, vol. 64, pp. 119-32, 2017.
7. American Dietetic Association, Dietitians of Canada, "Position of the American Dietetic Association and Dietetics of Canada: vegetarian diets," Can j Diets Pract Res, vol. 64, pp. 62-82, 2003.

8. Academy of Nutrition and Dietetics, "Position of the Academy Nutrition ans Dietetics: vegetarian diets," J Acad Nutr Diet, vol. 16, pp. 1970-80, 2016.

9. Groetch M, Nowak-Wegrzyn A., "Practical approach to nutrition and dietary intervention in pediatric food allergy," Pediatr Allergy Immunol, vol. 24, pp. 212-21, 2013.

10. Protudjer JLP, Mikkelsen A., "Veganism and paediatric food allergy: two increasingly prevalent dietary issues that are challenging when co-occurring," BMC Pediatr, vol. 20, p. 341, 10 Jul 2020.

11. Agnoli C, Baroni L, Bertini I, Ciapellano S, Fabbri A, Papa M, et al., "Position paper on vegetarian diets from the working group of the Italian Society of Human Nutrition," Nutr Metab Cardiovasc Dis, vol. 27, pp. 1037-52.

12. Cozzolino SM, Biodisponibilidade de Nutrientes, vol. 4, Barueri: Manole, 2012, p. 1334.

13. Young VR, Pellet PL. Plant protein in relation to human protein and amino acid nutrition. Am J Clin Nutr, vol. 59, pp. 1203S-12S, 1994.

14. Irevall T, Axelsson I, Naumburg E., B12 deficiency is common in infants and is accompanied by serious neurological symptoms. Acta Paediatr, vol. 106, pp. 101-4, 2017.

15. Souza ECG, Duarte MSL, Conceição LL. Alimentação vegetariana: atualidades na abordagem nutricional, Rio de Janeiro: Rubio, 2016.

16. Mariotti F, Gardner CD. Dietary Protein and Amino Acids in Vegetarian Diets Nutrients. vol. 11, 2019.

17. FAO/WHO/ONU. Protein and amino acid requeriments in human nutrition: Report od a Joint FAO/WHO/ONU Expert Consultation. em World Health Organization, Geneva, Switzerland, 2007.

18. Jardim-Botelho A, de Oliveira LCL, Motta-Franco J, Solé D. Nutritional management of immediate hypersensitivity to legumes in vegetarians. Allergol Immunopathol (Madr). 2022 Jun 22;50(S Pt 1):37-45. doi: 10.15586/aei. v50iSP1.554. PMID: 35747909.

19. Bolaman Z, Kadikoylu G, Yukselen V, Yavasoglu I, Barutca S, Sentur T., "Oral versus intramuscular cobalamin treatment in megaloblastic anemia: a single-center, prospective, randomized, open-label study," Clin Ther, vol. 25, pp. 2124-34, Dec 2003.

20. Weikert C, Trefflich I, Menzel J, Obeid R, Longree A, Dierkes J. "Vitamin and Mineral Status in a Vegan Diet," Dtsch Arztebl, vol. 117, pp. 575-82, 2020.

21. Clarys P, Deliens T, Inge H, Deriemaeker P, Vanaelst B, Keyzer W., "Comparison of nutritional quality of the vegan, vegetarian, semi-vegetarian, pesco-vegetarian and omnivorous diet," Nutrients, vol. 6, pp. 1318-32, 24 Mar 2014.

22. Watanabe F, Yabuta Y, Tanioka Y, Bito T.,"Biologically active vitamin B12 compounds in foods for preventing deficiency among vegetarians and elderly subjects," J Agric Food Chem, vol. 61, pp. 6769-75, 17 Jul 2013.

23. Rudlof S, Burher C, Jochum F, Kauth T, Kersting M, Korner A. Vegetarian diets in childhood and adolescence: Position paper of the nutrition committee, German Society for Paediatric and Adolescent Medicine (DGKJ). Mol Cell Paediatr, vol. 4, 12 Nov 2019.

24. Hannibal L, Lysne V, Bjorke-Monsen AL, Behringer S, Grunert SC, Spiekerkoetter U. Biomarkers and Algorithms for the Diagnosis of Vitamin B12 deficiency. Front mol Biosci, vol. 27, 27 Jun 2016.

25. Martineau AR, Thummel KE, Wang Z, Jolliffe DA, Boucher BJ, Griffin SJ. Differential effects od oral boluses of vitamin D2 vs vitamin D3 on vitamin D metabolism: a randomized controlled trial. J Clin Endocrinol Metabol, vol. 104, pp. 5831-5839, 1 Dec 2019.

26. Sezer RG, Bozaykut A, Akoglu HA, Ozdemir GN. The efficacy of oral vitamin B12 replacement for nutritional vitamin B12 deficiency. J Pediatr Hamatol Oncol, vol. 40, pp. e69-e72, Mar 2018.

27. Stabler S. Vitamin B12 deficiency. N Engl J Med, vol. 368, pp. 2041-2, 23 May 2013.

28. Shieh A, Chun RF, Ma C, Witzel S, Meyer B, Rafison B. Effects of hight-dose vitamin D2 versus D3 on total and free 25-hydroxyvitamin D and markers of calcium balance. J Clin endocrinol Metab, vol. 101, pp. 3070-8, Aug 2016.

29. Vitoria I. The nutritional limitations of plant-based beverages in infancy and childhood. Nutr Hosp, vol. 34, pp. 1205-14, 2017.

30. Muehlhoff E, Bennet A, McMahon D, FAO. Milk and dairy products in human nutrition. Dairy Technol, pp. 303-4, 2014.

31. Guarino A, Ashkenazi S, Gendrel D, Lo Vecchio A, Shamir R, Szajewska H. European Society for Pediatric Gastroenterology, e European Society for Pediatric Infectious Diseases, "European Society for Pediatric Gastroenterology, Hepatology, and Nutrition/European Society for Pediatric Infectious Diseases evidence-based guidelines for the management of acute gastroenteritis in children in Europe: update 2014," J Pediatr Gastroenterol Nutr, vol. 59, pp. 132-52, Jul 2014.

32. Bhatia J, Greer F. American Academy of Pediatrics Committee on Nutrit. Use of soy protein-based formulas in infant feeding. Pediatrics, vol. 121, pp. 1062-8, May 2008.

33. Merrit Rj, Fleet SE, Fifi A, Jump C, Schwartz S, Sentongo T. Turner e for the NASPGHAN Committee on Nutrition, "North American Society for Pediatric Gastroenterology, Hepatology, and Nutrition Position Paper: plant-based milks," JPGN, vol. 71, pp. 276-281, Aug 2020.

34. Koletzko S, Niggemann B, Arato A, Dias JA, Heuschkel R, Husby S. Doagnostic approach and management of cow's-milk protein allergy in infants and children: ESPGHAN GI Committe practical guidelines. J Pediatr Gastroenterol Nutr, vol. 55, pp. 221-9, Aug 2012.
35. A. Fiocchi, A. Bognanni, J. Brozek, M. Ebisawa, H. Schunemann, I. J. Ansotegui. World Allergy Organization (WAO) Diagnosis and Rationale for Action against Cow's Milk Allergy (DRACMA) Guidelines update - I - Plan and definitions. World Allergy Organ J, vol. 15, p. 100609, 2022.
36. Muraro A, Werfel T, Hoffmann-Sommergruber K, Roberts G, Beyer K, Bindslev-Jensen C. EAACI Food Allergy and Anaphylaxis Guidelines: diagnosis and management of food allergy. European Journal of Allergy and Clinical Immunology, vol. 69, pp. 1008-25, 2014.
37. Koletzko S, Niggemann B, Arato A, Dias JA, Heuschkel R, Husby S. Diagnostic Approach and Management of Cow's-Milk Protein Allergy in Infants and Children: ESPGHAN GI Committee Practical Guidelines," JPGN, vol. 55, pp. 221-9, 2012.
38. American Academy of Pediatrics. Hypoallergenic Infant Formulas. Pediatrics, vol. 106, pp. 346-349, 2000.
39. Solé D, Silva LR, Cocco RR, Ferreira CT, Sarni RO, Oliveira LC. Consenso Brasileiro sobre Alergia Alimentar: 2018 - Parte 2 - Diagnóstico, tratamento e prevenção. Documento conjunto elaborado pela Sociedade Brasileira de Alergia e Imunologia. Arq Asma Alerg Imunol, vol. 2, nº 1, pp. 39-82, 2018.
40. Yonamine GH, Pinotti R. Alergia alimentar: alimentação, nutrição e terapia nutricional, 1 ed. Barueri: Manole, 2021, pp. 332-343.
41. Mendonça RB, Kotchetkoff EC, Sarni ROS, Oliveira LCL, Souza FIS, Cocco RR, Solé D. Alimentação saudável e alergia alimentar, São Paulo: Editora dos editores, 2021.
42. Ministério da Saúde. Guia alimentar para crianças menores de 2 anos. Brasília-DF, 2019.

Capítulo
18

Alergia alimentar e microbioma na prática clínica

Herberto José Chong Neto
Emanuel Sávio Cavalcanti Sarinho

Introdução

Existem colônias microbianas vivas nos tratos gastrointestinal, respiratório e cutâneo promovendo a saúde ou desenvolvendo doenças. O microbioma é composto por trilhões de micróbios (bactérias, *archaea* e eucariotos microbianos), vírus, material genético e respectiva comunicação entre cada um dos sítios ecológicos, enquanto a microbiota é a totalidade dos micróbios encontrados neste nicho. Disbiose é o desequilíbrio em qualquer ecossistema microbiano.

As atuais tecnologias de sequenciamento detectam e analisam o microbioma humano com o maior número de detalhes já descritos.[1] Variações na composição ou função de sistemas ecológicos microbianos foram avaliadas por meio do 16S, uma pequena subunidade do gene rRNA, e técnicas de sequenciamento.[2]

A hipótese das origens da promoção da saúde e desenvolvimento de doenças (DOHaD) sugere que um ambiente onde as crianças vivem nos primeiros 1000 dias está associado a uma maior proteção para a saúde ou se houver distopias haverá maior risco de doenças.[3] Fatores ambientais como alimentos ultraprocessados, antibióticos e infecções interrompem a sucessão microbiana adequada, contribuindo para déficits intergeracionais e ao longo da vida no crescimento e desenvolvimento. Os primeiros 1.000 dias, desde a concepção até os 2 anos de idade, são representados como uma janela crítica para o crescimento infantil e desenvolvimento neurológico. Nesse período da vida, ocorre o amadurecimento das vias imunológicas, que mantêm a saúde da criança e o crescimento normal (**Figura 18.1**).[4,5]

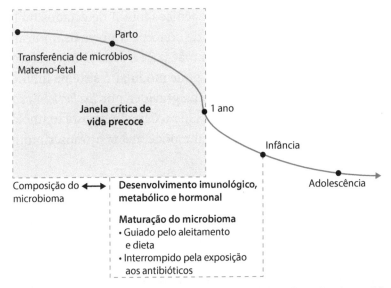

FIGURA 18.1. Microbioma modificado pelo estilo de vida influenciando a saúde humana e desenvolvimento de doenças crônicas em crianças (modificada de Stiemsma, et al.).[6]

Microbioma do início da vida e influências ambientais

O microbioma tem uma forte influência na saúde e no desenvolvimento humano, uma vez que se estabelece no início da vida. Potenciais variações na composição e função do microbioma nos primeiros anos resultam do estilo de vida, tipo de parto, amamentação, hábitos dietéticos e uso de antibióticos.[6] As hipóteses das origens do desenvolvimento baseiam-se em variações na programação infantil que ocorrem por exposições ambientais em um período crítico nos primeiros meses de vida.[7]

Microrganismos não patogênicos foram detectados no líquido amniótico ou placenta de conceptos normais, indicando uma troca de micróbios da mãe para o feto. O microbioma materno no período pré-natal pode modular o sistema imunológico do bebê. A colonização na gravidez por *Escherichia coli* HA107 tem sido relacionada a alterações na resposta imunológica inata na mucosa intestinal e pode afetar o transcriptoma da prole.[8]

Os bebês nascidos de cesariana têm microbiota semelhante à da pele humana, e os nascidos via vaginal têm semelhante ao canal de parto materno e microbiota intestinal. Nas primeiras 24 horas após o nascimento, a microbiota de várias partes do corpo de crianças nascidas por cesariana é colonizada por *Staphylococcus spp.* (como os residentes na pele da mãe), e os nascidos de parto natural são colonizados por *Prevotella* e *Atopobium spp.* (bactérias vaginais).[9] Os bebês nascidos de parto não natural tiveram um risco significativamente maior de asma.[10]

Influenciado pela amamentação, estilo de vida e hábitos dietéticos, o microbioma intestinal amadurece quando sua composição se estabiliza. Bebês amamentados são colonizados por Bifidobacteria e *Lactobacillus spp.* e crianças alimentadas com fórmula têm maiores proporções de clostridialis e proteobactérias.[11] O aleitamento materno pode proteger contra a sibilância nos meses iniciais em bebês de alto risco de mães asmáticas.[12]

A exposição materna pré-natal a antibióticos mudou a diversidade da microbiota do bebê e da mãe. Antibióticos em crianças nos primeiros meses de vida podem alterar a colonização intestinal (*Ruminococcus* e *clostridiales*). Outro estudo sugeriu que a disbiose causada por antibióticos na infância estimula o desenvolvimento de asma infantil.[13]

A composição e a atividade metabólica da microbiota entérica no início da vida que tornam o sistema gastrointestinal um alvo para a modulação imunológica e para o equilíbrio da resposta imune. Tem havido interesse em esclarecer os agentes ou nutrientes envolvidos nesse processo, principalmente com probióticos ou prebióticos.[14] Estes provocaram várias intervenções com diferentes cepas probióticas na gravidez, no período pós-natal ou em ambos para a prevenção de alergias. A maioria desses estudos concentrou-se principalmente em desfechos como dermatite atópica e alergia alimentar mediada por IgE, e uma boa parte mostrou redução no desenvolvimento de DA (25% a 50%), mas ainda carece de melhor robustez científica. Importante observar que probióticos até o momento estão sem efeitos consistentes em quaisquer outros resultados em doenças alérgicas.[15] Metabólitos microbianos (p. ex., Butirato) poderiam proteger contra o desenvolvimento de doenças alérgicas por células T-reguladoras. Maior consumo de alimentos *in natura* e menor ingestão de gordura saturada estão associados a menor risco de asma ou sibilância infantil, principalmente maior consumo de vegetais, frutas e peixes durante a gravidez.[15]

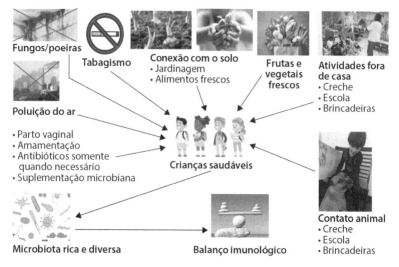

FIGURA 18.2. Interação entre ambiente interno e externo, microbioma e saúde. Ambiente e estilo de vida biodiversos (modificada de Chong-Neto et al.).[16]

Prevenção da alergia alimentar

▪ Aleitamento materno

Entre os fatores pós-natais que contribuem para determinar uma vida saudável, a dieta, via mecanismos epigenéticos ou não, assume papel primordial. Evidências crescentes dos efeitos da nutrição precoce são registradas na programação do desenvolvimento do indivíduo, podendo resultar em posterior aparecimento de doenças cardiovasculares, sobrepeso, obesidade, diabetes e outras condições crônicas.[17] O aleitamento materno (AM) exclusivo nos primeiros seis meses de vida, e continuando por até mais de dois anos de idade, é reconhecido como o padrão-ouro na alimentação do lactente por ser o leite humano (LH) o único adequado, tanto do ponto de vista nutricional, como pela promoção do seu desenvolvimento imunológico.[18]

O AM difere da alimentação por fórmula (AF) na concentração de nutrientes e na sua composição, principalmente pela presença exclusiva de fatores de crescimento, citocinas, imunoglobulinas e enzimas digestivas A microbiota intestinal do RN se caracteriza por alto grau de instabilidade, somente adquirindo características similares às do adulto aos três anos de idade, com o estabelecimento de uma dieta sólida. Os fatores relacionados à dieta que influenciam o desenvolvimento do microbioma intestinal do RN incluem: o tempo de AM ou o uso de AF; dieta materna, ambiente, estilo de vida e quando e como os alimentos sólidos são introduzidos. A dieta é um fator básico e importante no desenvolvimento do microbioma intestinal.[19]

Após o nascimento, o microbioma intestinal do RN caracteriza-se por baixa diversidade de espécies e altas taxas de fluxo bacteriano, até aproximadamente os três anos de idade.[20] Bactérias anaeróbias facultativas, incluindo *Staphylococcus, Streptococcus, Escherichia coli* e *Enterobacteria*, são consideradas como as primeiras a colonizar o intestino, com o propósito de consumir oxigênio, levando à criação de um ambiente propício ao crescimento de anaeróbios. A partir de então, estes passarão a predominar no trato gastrointestinal, principalmente *Actinobacteria* e *Firmicutes*.[21] Esta alteração na taxa de bactérias dominantes é atribuída à introdução do AM ou da AF, o primeiro evento relacionado à dieta na colonização do microbioma intestinal.

Nos lactentes em AM, as *Actinobacterias* dominantes são representadas por espécies de *Bifidobacterium*, especialmente por *B. breve, B. longum, B. dentium, B. infantis* e *B. pseudocatenulatum*,[22] e os *Firmicutes*, por bactéria produtoras de ácido láctico, *Lactobacillus, Enterococcus* e ainda espécies de *Clostridium*. As bifidobactérias são as espécies mais representativas em ambas as dietas, na maioria dos casos sem diferenças significativas nas contagens, porém alguns estudos relatam quantidades bem maiores em crianças que recebem AM. Lactentes alimentados com fórmulas tradicionais diferem pela abundância de *B. cantenulatum* e *B. adolescentis*, que são tipicamente representantes das populações de adultos, e o emprego de fórmulas suplementadas com prebióticos galactooligossacárides pode elevar os níveis de *Bifidobacterium* em geral. Ainda em lactentes que recebem AF, são relatados niveis aumentados de *Atopobium*, que poderiam estar relacionados ao uso de antibióticos em mães submetidas a parto cesáreo.[23]

Com relação à AF, em geral, são encontrados níveis mais altos de *Bacteroides* spp. e *Enterobacteriacea*. A introdução dos alimentos sólidos irá impactar significativamente na ecologia intestinal dos lactentes em AM, que desde o início da suplementação dietética tem seu perfil modificado pelo aumento das contagens de *Enterococci* e *Enterobacteria*, e o aparecimento de *Bacterioides, Clostridia*, e outros *Streptococci* anaeróbios.[24]

▪ Prebióticos e probióticos

Prebióticos e probióticos carecem de evidências como produtos para prevenção ou tratamento de alergia alimentar.[25]

A administração de probióticos para prevenção ou tratamento de doenças alérgicas tem resultados conflitantes. Uma microbiota intestinal alterada poderia predispor crianças à alergia alimentar por modificar a sinalização de receptores *Toll-like* e a integridade de células epiteliais intestinais.[26]

Metanálise de estudos randômicos controlados investigando o uso de probióticos em crianças visando a prevenção primária de alergias encontrou discreta redução no risco de eczema clínico em lactentes menores de 1 ano, mas considera que as evidências são insuficientes para uma recomendação a respeito da suplementação de probióticos com objetivo de prevenção de alergias e hipersensibilidade alimentar.[27] Outra metanálise mais recente incluindo ensaios clínicos randômicos e controlados, almejando avaliar a associação entre a suplementação com probióticos e o risco de alergias e hipersensibilidade na criança, mostrou que o efeito protetor sobre a hipersensibilidade alimentar só foi observado quando os probióticos foram utilizados no pré-natal pelas gestantes ou nos primeiros meses de vida pelo lactente (uso precoce).[28]

Com respeito ao tratamento das alergias alimentares permanece não esclarecido o papel dos probióticos na correção das alterações da microbiota intestinal e sua influência na aquisição de tolerância.[29]

Há poucos estudos com probióticos na prevenção de alergia alimentar documentada por testes de provocação oral. Em pacientes com APLV comprovada, o tratamento com *Lactobacillus casei* e *Bifidobacterium lactis* por 12 meses não interferiu na resolução da APLV. No entanto, o tratamento com *Lactobacillus rhamnosus* associado a fórmula de caseína extensamente hidrolisada aumentou a resolução de APLV comparada com grupo que recebeu fórmula hidrolisada isolada.[31-34]

Metanálise de 17 estudos randômicos e controlados mostrou que probióticos administrados no período pré-natal ou pós-natal poderiam prevenir alergia alimentar mediada por IgE.[27] Outras revisões sistemáticas de estudos randômicos e controlados apontam para a redução de sintomas com a suplementação de probióticos em pacientes com APLV mas, a ineficácia pelo contrário, também foi verificada, razão pela qual a Academia Europeia de Alergia e Imunologia Clínica (EAACI) não se definiu até o presente sobre a suplementação de probióticos em longo prazo para tratamento de alergia alimentar[35] e mais estudos são necessários.

Os benefícios dos probióticos provavelmente dependem das cepas utilizadas. Dados de disbiose da microbiota intestinal em pacientes com alergia alimentar permitirão o delineamento de estudos clínicos randômicos adequados em pacientes com alergia alimentar.

Prebióticos são alimentos não digeríveis e seletivamente fermentados que modificam a composição e função da microbiota intestinal, conferindo benefícios para o indivíduo.[36] Não há evidências que os prebióticos possam auxiliar no tratamento de doenças alérgicas, em particular na alergia alimentar.[36]

Revisão Cochrane mostrou algum benefício potencial na prevenção da dermatite atópica com o uso de prebióticos, mas evidências não conclusivas na prevenção de outras doenças alérgicas incluindo a alergia alimentar.[30]

Painel de especialistas da WAO realizou revisão sistemática de estudos randômicos e controlados de prebióticos na prevenção de alergia. O painel sugere algum benefício potencial da suplementação de prebióticos em lactentes não amamentados exclusivamente ao seio para a prevenção de doenças alérgicas, para reduzir o risco de asma/sibilância recorrente e alergia alimentar.[37]

Considerações finais

O microbioma humano está diretamente relacionado ao desenvolvimento de alergia alimentar, ocasionado por uma imaturidade e baixa diversidade do mesmo, influenciado por fatores antenatais e pós-natais. Orientar os pais para evitar fatores que influenciam negativamente o microbioma pode reduzir o risco de desenvolvimento de alergia alimentar em seus filhos.

Referências bibliográficas

1. Schwierzeck V, Hulpusch C, Reiger M. Microbiome of Barrier Organs in Allergy: Who Runs the World? Germs!. In: Handbook of Experimental Pharmacology. Springer, Berlin, Heidelberg.2021. doi:10.1007/164_2021_478.
2. Weinstock GM. Genomic approaches to studying the human microbiota. Nature 2012; 489: 250-6.
3. Prescott SL, Logan AC. Transforming Life: A Broad View of the Developmental Origins of Health and Disease Concept from an Ecological Justice Perspective. International Journal of Environmental Research and Public Health. 2016;13(11): 1075.
4. Robertson RC, Manges AR, Finlay BB, Prendergast AJ. The human microbiome and child growth – first 1000 days and beyond. Trends Microbiol 2019; 27(2): 131-147.
5. Chong-Neto HJ, Pastorino AC, Melo ACCDB, Medeiros D, Kuschnir FC, Alonso MLO. Gut microbiota and its interface with the imune system. Arq Asma Alerg Imunol 2019; 3: 406-20.
6. Stiemsma LT, Michels KB. The Role of the Microbiome in the Developmental Origins of Health and Disease. Pediatrics. 2018;141(4): e20172437.

7. Waterland RA, Michels KB. Epigenetic epidemiology of the developmental origins hypothesis. Annu Rev Nutr. 2007;27:363-88.
8. Gomez de Agüero M, Ganal-Vonarburg SC, Fuhrer T, Rupp S, Uchimura Y, Li H, et al. The maternal microbiota drives early postnatal innate immune development. Science. 2016;351(6279):1296-302.
9. Dominguez-Bello MG, Costello EK, Contreras M, Magris M, Hidalgo G, Fierer N, et al. Delivery mode shapes the acquisition and structure of the initial microbiota across multiple body habitats in newborns. Proc Natl Acad Sci USA. 2010;107:11971-75.
10. Sevelsted A, Stokholm J, Bønnelykke K, Bisgaard H. Cesarean section and chronic immune disorders. Pediatrics. 2015;135(1): e92-8.
11. Bezirtzoglou E, Tsiotsias A, Welling GW. Microbiota profile in feces of breast-and formula-fed newborns by using fluorescence in situ hybridization (FISH). Anaerobe. 2011;17: 478-82.
12. Azad MB, Vehling L, Lu Z, Dai D, Subbarao P, Becker AB, et al. CHILD Study Investigators. Breastfeeding, maternal asthma and wheezing in the first year of life: a longitudinal birth cohort study. Eur Respir J. 2017; 49: 1602019.
13. Hoskin-Parr L, Teyhan A, Blocker A, Henderson AJ. Antibiotic exposure in the first two years of life and development of asthma and other allergic diseases by 7.5 yr: a dose- dependent relationship. Pediatr Allergy Immunol. 2013;24:762-71.
14. Moura PN, Rosario Filho NA.The use of prebiotics during the first year of life for atopy prevention and treatment. Immunity Inflammation and Disease 2013; 1: 63–69.
15. Brough HA, Lanser BJ, Sindher SB, Teng JMC, Leung DYM, Venter C, et al. Early intervention and prevention of allergic diseases. Allergy 2021 2021 Jul 13. doi: 10.1111/all.15006. Online ahead of print.
16. Chong-Neto HJ, Damato G, Rosário Filho NA. Impacto f the environment on the microbiome. J Pediatr (Rio J). 2022; 98 (Suppl 1): S32-7.
17. Brands B, Poston I, Godfrey K, Demmelmair H. Early Nutrition Project. Early nutrition programming of longterm health. Proc Nutr Soc. 2012; 71: 371-8.
18. American Academy of Pediatrics: Policy Statement: breastfeeding and the use of human milk. Pediatrics. 2012; 129: e827-e841.
19. Voreades N, Kozil A, Weir T. Diet and the development of the human intestinal microbiome. Front Microbiol. 2014 Sep 22; 5: 494. doi: 10.3389/fmicb.2014.00494. eCollection 2014.
20. Bergström A, Skov T, Bahl M, Roager H, Christensen I, Ejlerskov K, et al. Establishment of intestinalvmicrobiota during early life: a longitudinal, explorative study of a large cohort of Danish infants. Appl Environ Microbiol. 2014; 80: 2889-900.

21. Turroni F, Peano C, Pass D, Foroni E, Severgnini M, Claesson M, et al. Diversity of bifidobacteria within the infant gut microbioma. PloS ONE 7. 2012;e36957. doi:10.1371/journal.pone.0036957.

22. Hansen H, Wildeboer-Veloso A, Raangs G, Waendorp A, Klijn N, Bindels J, et al. Analisys of intestinal flora development in breast-fed and formula-fed infants by using molecularidentification and detection methods. J Pediatr Gastroenterol Nutr. 2000; 30: 61-7.

23. Fallani M, Young D, Scott J, Norin E, Amauri S, Adam R, et al. Intestinal microbiota of 6-week-old infants across Europe: geografic influence beyond delivery mode, breast- feeding and antibiotics. J Pediatr Gastroenterol Nutr. 2010; 51: 77-84.

24. Stark P, Lee A. The microbial ecology of the large bowel of breast-fed and for-mula-fed infants during the first year of life. J Med Microbiol. 1982; 15: 189-203.

25. de Kivit S, Tobin MC, De Meo MT, Fox S, GarsenJ, Forsyth CB, et al. In vitro evaluation of intestinal TLR activation in preventing food allergic responses. Clin Immunol 2014;154: 91-9.

26. Cuello-Garcia CA, Brozek JL, Fiocchi A, Pawankar R, Yepes-Nuñez JJ, Terracciano L, et al. Probiotics for the prevention of allergy: a systematic re-view and meta-analysis of randomized clinical trials. J Allergy Clin Immunol. 2015; 136: 952-61.

27. Zhang GQ, Hu HJ, Liu CY, Zhang Q, Shakya S, Li ZY. Probiotics for Prevention of Atopy and Food Hypersensitivity in Early Childhood: A PRISMA-Compliant Systematic Review and Meta-Analysis of Randomized Controlled Trials. Medicine (Baltimore). 2016;95:e2562.

28. Berni Canani R, Sangwan N, Stefka AT, Nocerino R, Paparo I, Aitoro R, et al. Lactobacillus rhamnosus GG-supplemented formula expands butyrate-produ-cing bacterial strains in food allergic infants. ISME J 2016; 10: 742-50.

29. Osborn DA, Sinn JK. Prebiotics in infants for prevention of allergy. Cochrane Database Syst Ver 2013; CD006474.

30. Elazab N, Mendy A, Gasana J, Vieira ER, Quizon A, Forno E. Probiotic administration in early life, atopy, and asthma: a meta-analysis of clinical trials. Pediatrics. 2013;132:666-76.

31. Canani RB, Nocerino R, Terrin G, Coruzzo A, Cosenza L, Leone L, et al. Effect of Lactobacillus GG on tolerance acquisition in infants with cow's milk allergy: a randomized trial. J Allergy Clin Immunol. 2012;129:580-2.

32. Canani RB, Nocerino R, Terrin G, Frediani T, Lucarelli S, Cosenza L, et al. Formula selection for management of children with cow's milk allergy in-fluences the rate of acquisition of tolerance: a prospective multicenter study. J Pediatr. 2013;163:771-7.

33. Hol J, van Leer EH, Elink Schuurman BE, de Ruiter LF, Samsom JN, Hop W, et al. The acquisition of tolerance toward cow's milk through probiotic supplementation: a randomized, controlled trial. J Allergy Clin Immunol. 2008;121:1448-54.

34. de Silva D, Geromi M, Panesar SS, Muraro A, Werfel T, Hoffmann-Sommergruber K, et al. Acute and long-term management of food allergy: systematic review. Allergy. 2014;69:159–67.

35. Agostoni C, Axelsson I, Goulet O, Koletzko B, Michaelsen KF, Puntis JW, et al. Prebiotic oligosaccharides in dietetic products for infants: a commentary by the ESPGHAN Committee on Nutrition. J Pediatr Gastroenterol Nutr. 2004;39:465–73.

36. Boyce JA, Assa'ad A, Burks AW, Jones SM, Sampson HA, Wood RA, et al. Guidelines for the diagnosis and management of food allergy in the United States: report of the NIAID-sponsored expert panel. J Allergy Clin Immunol. 2010;126:S1–S58.

37. Cuello-Garcia CA, Fiocchi A, Pawankar R, Yepes-Nuñez JJ, Morgano GP, Zhang Y, et al. World Allergy Organization-McMaster University Guidelines for Allergic Disease Prevention (GLAD-P): Prebiotics. WAO J. 2016; 9:10.

Capítulo
19

Imunoterapia na alergia alimentar: indicações, riscos e benefícios

Claudia Leiko Yonekura Anagusko
Ariana Campos Yang

Introdução

O tratamento da alergia alimentar com frequência consiste na dieta de restrição e no treinamento do plano de ação, em caso de reação por exposição acidental. Contudo, essa abordagem pode afetar a qualidade de vida do paciente, especialmente se o alimento for comum na dieta, como o leite e o ovo. Mesmo com uma orientação adequada com relação à dieta de restrição, os escapes são comuns e a gravidade da reação é imprevisível. Embora seja difícil estimar com precisão a taxa real de reações alérgicas acidentais, um estudo multicêntrico nos Estados Unidos encontrou uma taxa de 0,81 reação/ano em lactentes com alergia alimentar comprovada ou provável. A maior parte das reações foi acidental (87,4%) e 11,4% das reações foi considerada grave. O leite de vaca foi o alimento mais implicado nas reações, seguido de ovo e amendoim.[1] Já em outro estudo, foi evidenciado que mais de 40% das crianças experimentam, pelo menos, uma reação alimentar ao ano, com 12% apresentando duas ou mais. Dessas reações, 8% foram consideradas graves e tratadas com adrenalina.[2]

Considerando as implicações da abordagem terapêutica tradicional, a imunoterapia alérgeno-específica para alimentos tem sido uma opção promissora para melhorar qualidade de vida em uma parcela selecionada de pacientes com alergia mediada por imunoglobulina da classe E (IgE). Assim como a maioria das intervenções terapêuticas para outras doenças, a imunoterapia tem implicações no cotidiano do paciente e a avaliação dos riscos e benefícios para cada paciente pode ser desafiadora. Neste capítulo, abordaremos com mais detalhes a imunoterapia oral para alergia alimentar, por ser a mais estudada.

Mecanismo de ação

A imunoterapia (IT) consiste na exposição repetida com doses crescentes do alérgeno em intervalos regulares com o objetivo de modular a resposta imune para aumentar a quantidade de alimento que o paciente consegue tolerar, prevenindo sintomas alérgicos e reduzindo o risco de reações graves. Essa modulação do sistema imune envolve a aumento transitório de IgE específica seguido de queda dos níveis séricos, aumento de IgA e IgA2 específica, diminuição da ativação de basófilos e aumento de células T regulatórias.[3,4]

Indicação

A imunoterapia alérgeno-específica pode ser indicada como opção terapêutica para pacientes com alergia alimentar mediada por IgE confirmada, sistêmica e persistente, quando as medidas de exclusão alimentar são ineficazes, indesejadas ou causam limitação grave na qualidade de vida.[5] Atualmente, a imunoterapia oral está melhor estudada e indicada para alergia alimentar mediada por IgE para leite, ovo e amendoim.

Antes de iniciar o tratamento, é essencial confirmar o diagnóstico por meio da história clínica detalhada e da avaliação de sensibilização (presença de IgE-específica *in vivo* ou *in vitro*). Caso haja dúvida diagnóstica, deve-se realizar teste de provocação oral.[5] Outro aspecto importante que deve ser avaliado antes do início do tratamento é a evolução natural da alergia alimentar, especialmente para alimentos como leite e ovo em que há alta taxa de tolerância espontânea.[6,7] A maioria dos estudos sugere iniciar o tratamento a partir dos 4 a 5 anos de idade.[5] Porém, um estudo publicado no Lancet em 2022 mostrou que, em crianças com alergia ao amendoim, o início da imunoterapia oral com amendoim antes dos 4 anos de idade foi associado a um aumento tanto na taxa de dessensibilização, quanto na de remissão. Os resultados podem sugerir que há uma janela de oportunidade em pacientes mais novos para intervenção visando induzir remissão da alergia ao amendoim.[8]

Como é um tratamento de longa duração e com efeitos adversos, todos os pacientes devem ser avaliados quanto às contraindicações. As principais contraindicações estão listadas na **Tabela 19.1**.[5]

TABELA 19.1. Contraindicações para imunoterapia alérgeno-específica na alergia alimentar[5]

Absolutas
• Baixa adesão
• Asma grave ou não controlada
• Neoplasia maligna ativa
• Doença autoimune sistêmica ativa
• Doenças gastrointestinais eosinofílicas e esofagite eosinofílica ativa
• Início na gestação
Relativas (realizar imunoterapia com precaução em pacientes que os benefícios superem os riscos)
• Doença sistêmica grave ou condição médica grave
• Doenças autoimunes em remissão ou órgão específicas
• Dermatite atópica não controlada
• Urticária crônica
• Uso de beta bloqueador, iECA*
• Mastocitose

*Inibidores da enzima de conversão da angiotensina

A imunoterapia alérgeno específica deve ser realizada em centros com equipe treinada no cuidado de alergia alimentar e com estrutura para tratamento e manejo das complicações, como anafilaxia. Além disso, é necessário que o paciente e familiares sejam aderentes ao tratamento e sejam capazes de administrar o tratamento do plano de ação.

Imunoterapia oral

Na imunoterapia oral, o paciente ingere diariamente o alérgeno, com escalonamento de dose, usualmente, a cada 1 a 2 semanas. Após a fase de indução, o paciente entra na fase de manutenção, em que faz a ingesta do alimento numa quantidade fixa diária.

A meta do tratamento pode ser: proteção contra contaminação cruzada ("pode conter" o alimento), proteção contra uma exposição maior ("proteção de uma mordida do alimento") ou ingestão regular do alimento ("ingestão livre").[9] Isso pode variar de acordo com o protocolo, a via utilizada e aspectos relacionados ao próprio paciente.

Este tratamento não é curativo; a imunoterapia oral induz dessensibilização e pode, em um subgrupo de pacientes, induzir não responsividade sustentada.[9] Há uma evidência limitada de que a imunoterapia oral possa levar a não responsividade sustentada prolongada após a descontinuação em apenas um subgrupo de pacientes. Até o momento, o tempo de tratamento é indefinido.[8]

Além disso, deve-se avaliar a dinâmica social e familiar. A imunoterapia requer comprometimento, aderência e modificações no dia a dia do paciente. Durante a indução, são necessárias visitas frequentes na clínica para aumento de dose supervisionado; as doses em domicílio devem ser monitoradas e cofatores que possam aumentar risco de reação devem ser orientados. Os cofatores associados à reação alérgica são: jejum, exercício, exposição a água quente (estado hipermetabólico com elevação de temperatura), infecção, privação de sono e uso de anti-inflamatórios não hormonais (**Figura 19.1**).[10-13]

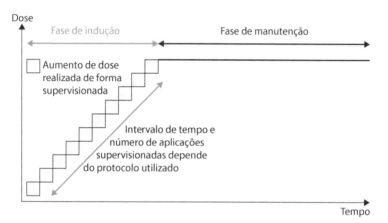

FIGURA 19.1. Fase de indução e manutenção da imunoterapia na alergia alimentar.

Eficácia

Os estudos que avaliam imunoterapia oral têm apresentado desfechos clínicos e imunológicos mais robustos quando comparado as outras vias de imunoterapia.

Os principais alimentos estudados nessa modalidade são o leite, ovo e amendoim.[14,15] Uma metanálise publicada no *Allergy* em 2022 avaliou 36 ensaios clínicos envolvendo 2.126 pacientes e mostrou benefício da imunoterapia oral com leite (RR 5,7; 1,9-16,7), ovo (RR 8,9; 4,4-18) e amendoim (RR

9,9; IC 95% 4,5-21,4).[15] A maioria dos pacientes irão atingir a dessensibilização, porém a minoria mantém a eficácia após a suspensão.[9]

Os estudos envolvem diferentes maneiras de administração (*in natura*, pó) e protocolos de dose e intervalo de progressão de dose. Visando uma uniformização e padronização, foi desenvolvido uma preparação específica de imunoterapia para alergia a amendoim que contém proteínas do amendoim (Ara h 1, Ara h 2 e Ara h 6). No estudo *PALISADE*, no grupo de crianças (4 a 17 anos) em tratamento ativo (300 mg/dia de proteína de amendoim), cerca de 77% toleraram uma dose de 300 mg e 67% toleraram 600 mg (equivalente a 2 grãos de amendoim), *versus* 4% no grupo placebo.[16] Porém, para adultos, não foi demonstrada eficácia com essa preparação, não havendo, portanto, liberação pelo FDA para esta faixa etária.[16]

Qualidade de vida

Apesar do tratamento não ser curativo, a imunoterapia pode melhorar a qualidade de vida, sendo este objetivo compartilhado por muitos pacientes. Um estudo com 175 crianças submetidas à imunoterapia para leite, ovo, amendoim, gergelim e nozes mostrou melhora nos *scores* de impacto emocional, ansiedade com relação à alimentação, melhora das limitações sociais e dietéticas e melhora global na qualidade de vida.[17]

Riscos

Os efeitos adversos mais comuns no tratamento são reações locais (prurido em orofaringe, urticária perioral e dor abdominal),[5] porém podem ocorrer reações sistêmicas. Uma metanálise com imunoterapia para amendoim mostrou que há aumento de risco de anafilaxia (RR 3,12, 95% CI 1,76-5,55), risco de eventos adversos graves (RR 1,92, 95% CI 1,00-3,66) e uso de adrenalina (RR 2,21, 95% CI 1,27-3,83) quando comparado a placebo ou exclusão alimentar.[18]

Deve-se ter cautela com reações sistêmicas, especialmente em pacientes de risco. Um estudo mostrou que os seguintes fatores de risco estão associados a uso domiciliar de adrenalina em pacientes submetidos a imunoterapia para alergia a leite: asma, gravidade das reações prévias a imunoterapia, limiar de reação baixo e uso de adrenalina no aumento supervisionado de dose.[19]

Para maior segurança, é fundamental que o paciente tenha aderência ao tratamento e esteja preparado e treinado para manejar reações alérgicas durante o mesmo. Além disso, outras medidas também podem ajudar como orientação com relação a cofatores e uso de pré-medicações (anti-histamínicos e omalizumab).[5,20]

Além das reações alérgicas mediadas por IgE, outra complicação do tratamento é o desenvolvimento de esofagite eosinofílica (EoE).[21-24] Desde 2009, têm sido relatados os primeiros casos de EoE durante a imunoterapia.[22] Em 2014, uma metanálise mostrou uma prevalência de 2,7% de EoE após imunoterapia oral com leite, ovo e amendoim.[23] Em 2017, Petronil *et al*[24] avaliou a frequência de sintomas gastrointestinais e EoE confirmada por biópsia durante a imunoterapia oral para alergia alimentar. Nessa metanálise, 34% apresentaram sintomas gastrointestinais e 5,3% foram diagnosticados com EoE (na imunoterapia oral para leite, a frequência de EoE foi de 5,4%; para ovo foi de 4,2% e para amendoim foi de 5,2%).

Imunoterapia alérgeno-específica: outras vias

Além da via oral, a imunoterapia alérgeno-específica para alimentos pode ser administrada por via sublingual[25,26] e, mais recentemente, via epicutânea.[27] Apesar da via oral mostrar a maior eficácia em termos de quantidade de proteína que pode ser ingerida com potencial de melhor qualidade de vida, ela possui menor segurança comparada à via sublingual e epicutânea, que oferecem pelo menos proteção contra ingestão acidental e tem melhor segurança e perfil de tolerância.[3]

Considerações finais

A imunoterapia oral pode ser uma opção terapêutica para uma parcela de pacientes com alergia alimentar grave, persistente, que estão motivados, com desejo de reduzir a influência da alergia alimentar em suas vidas e que estão dispostos a aceitar potenciais riscos do tratamento.[3,9] Essa decisão deve ser feita de modo compartilhado, sendo fundamental que o médico entenda quais são as expectativas do paciente e de sua família e as alinhe com a evidência científica sobre os potenciais benefícios, riscos, complicações e implicações na dinâmica familiar.

Referências bibliográficas

1. Fleischer DM, Perry TT, Atkins D, Wood RA, Burks AW, Jones SM, et al. Allergic reactions to foods in preschool-aged children in a prospective observational food allergy study. Pediatrics. 2012;130:e2532.

2. Boyano-Martınez T, Garcıa-Ara C, Pedrosa M, Dıaz-Pena JM, Quirce S. Accidental allergic reactions in children allergic to cow's milk proteins. J Allergy Clin Immunol 2009: 123: 883-8.

3. Burks AW, Sampson HA, Plaut M, Lack G, Akdis CA. Treatment for food allergy. J Allergy Clin Immunol. Elsevier; 2018 Jan 1;141(1):1-9.

4. Wright BL, Kulis M, Orgel KA, Burks AW, Dawson P, Henning AK, et al, Consortium of Food Allergy Research. Component-resolved analysis of IgA, IgE, and IgG4 during egg OIT identifies markers associated with sustained unresponsiveness. Allergy. 2016;71(11):1552. Epub 2016 Jun 13.

5. Pajno GB, Fernandez-Rivas M, Arasi S, et al. EAACI Guidelines on allergen immunotherapy: IgE-mediated food allergy. Allergy. 2018;73:799-815.

6. Sicherer SH, Sampson HA. Food allergy: A review and update on epidemiology, pathogenesis, diagnosis, prevention, and management. J Allergy Clin Immunol. Elsevier; 2018 Jan 1;141(1):41-58.

7. Matricardi PM, Kleine-Tebbe J, Hoffmann HJ, Valenta R, Hilger C, Hofmaier S, et al. EAACI Molecular Allergology User's Guide. Pediatr Allergy Immunol 2016: 27: (suppl23): 1-250.

8. Jones SM, Kim EH, Nadeau KC, Nowak-Wegrzyn A, Wood RA, Sampson HA, et al. Immune Tolerance Network. Efficacy and safety of oral immunotherapy in children aged 1-3 years with peanut allergy (the Immune Tolerance Network IMPACT trial): a randomized placebo-controlled study. Lancet. 2022 Jan 22;399(10322):359-71. doi: 10.1016/S0140-6736(21)02390-4. PMID: 35065784; PMCID: PMC9119642.

9. Pepper AN, Assa'ad A, Blaiss M, Brown E, Chinthrajah S, Ciaccio C, et al. Consensus report from the Food Allergy Research & Education (FARE) 2019 Oral Immunotherapy for Food Allergy Summit. J Allergy Clin Immunol. 2020 Aug;146(2):244-249. doi: 10.1016/j.jaci.2020.05.027. Epub 2020 Jun 4. PMID: 32505612.

10. Narisety SD, Skripak JM, Steele P, Hamilton RG, Matsui EC, Burks AW, et al. Open-label maintenance after milk oral immunotherapy for IgE-mediated cow's milk allergy. J Allergy Clin Immunol. 2009;124(3):610. Epub 2009 Aug 8.

11. Varshney P, Steele PH, Vickery BP, Bird JA, Thyagarajan A, Scurlock AM, et al. Adverse reactions during peanut oral immunotherapy home dosing. J Allergy Clin Immunol. 2009;124(6):1351.

12. Hofmann AM, Scurlock AM, Jones SM, Palmer KP, Lokhnygina Y, Steele PH, et al. Safety of a peanut oral immunotherapy protocol in children with peanut allergy. J Allergy Clin Immunol. 2009;124(2):286. Epub 2009 May 27.

13. Staden U, Rolinck-Werninghaus C, Brewe F, Wahn U, Niggemann B, Beyer K. Specific oral tolerance induction in food allergy in children: efficacy and clinical patterns of reaction. Allergy. 2007;62(11):1261.

14. Nurmatov U, Dhami S, Arasi S, Pajno GB, Fernandez-Rivas M, Muraro A, et al. Allergen immunotherapy for IgE-mediated food allergy: a systematic review and meta-analysis. Allergy 2017; 72:1133–47.
15. de Silva D, Rodríguez Del Río P, de Jong NW, Khaleva E, Singh C, Nowak-Wegrzyn A, et al. GA2LEN Food Allergy Guidelines Group. Allergen immunotherapy and/or biologicals for IgE-mediated food allergy: A systematic review and meta-analysis. Allergy. 2022 Jun;77(6):1852-1862. doi: 10.1111/all.15211. Epub 2022 Jan 19. PMID: 35001400.10.
16. PALISADE Group of Clinical Investigators, Vickery BP, Vereda A, Casale TB, Beyer K, du Toit G, Hourihane JO, et al. AR101 Oral Immunotherapy for Peanut Allergy. N Engl J Med. 2018;379(21):1991. Epub 2018 Nov 18.
17. Epstein-Rigbi N, Goldberg MR, Levy MB, Nachshon L, Elizur A. Quality of Life of Food-Allergic Patients Before, During, and After Oral Immunotherapy. J Allergy Clin Immunol Pract. 2019 Feb;7(2):429-436.e2. doi: 10.1016/j.jaip.2018.06.016. Epub 2018 Jul 7. PMID: 30129441.
18. Chu DK, Wood RA, French S, Fiocchi A, Jordana M, Waserman S, et al. Oral immunotherapy for peanut allergy (PACE): a systematic review and meta-analysis of efficacy and safety. Lancet. 2019 Jun 1;393(10187):2222-2232. doi: 10.1016/S0140-6736(19)30420-9. Epub 2019 Apr 25. Erratum in: Lancet. 2019 May 11;393(10184):1936. PMID: 31030987.
19. Nachshon L, Schwartz N, Tsviban L, Levy MB, Goldberg MR, Epstein-Rigby N, et al. Patient Characteristics and Risk Factors for Home Epinephrine-Treated Reactions During Oral Immunotherapy for Food Allergy. J Allergy Clin Immunol Pract. 2021 Jan;9(1):185-192.e3. doi: 10.1016/j.jaip.2020.07.034. Epub 2020.
20. Wood RA, Kim JS, Lindblad R, Nadeau K, Henning AK, Dawson P, et al. A randomized, double-blind, placebo-controlled study of omalizumab combined with oral immunotherapy for the treatment of cow's milk allergy. J Allergy Clin Immunol. 2016 Apr;137(4):1103-1110.e11. doi: 10.1016/j.jaci.2015.10.005. Epub 2015 Nov 12. PMID: 26581915; PMCID: PMC5395304.
21. Vázquez-Cortés S, Jaqueti P, Arasi S, Machinena A, Alvaro-Lozano M, Fernández-Rivas M. Safety of Food Oral Immunotherapy: What We Know, and What We Need to Learn. Immunol Allergy Clin North Am. 2020 Feb;40(1):111-133. doi: 10.1016/j.iac.2019.09.013. Epub 2019 Nov 6. PMID: 31761113.
22. Hofmann AM, Scurlock AM, Jones SM, et al. Safety of a peanut oral immunotherapy protocol in children with peanut allergy. J Allergy Clin Immunol. 2009;124:286e291.
23. Lucendo AJ, Arias A, Tenias JM. Relation between eosinophilic esophagitis and oral immunotherapy for food allergy: a systematic review with meta-a-

nalysis. Ann Allergy Asthma Immunol. 2014 Dec;113(6):624-9. doi: 10.1016/j.anai.2014.08.004. Epub 2014 Sep 10. PMID: 25216976.

24. Petroni D, Spergel JM. Eosinophilic esophagitis and symptoms possibly related to eosinophilic esophagitis in oral immunotherapy. Ann Allergy Asthma Immunol. 2018 Mar;120(3):237-240.e4. doi: 10.1016/j.anai.2017.11.016. Epub 2018 Feb 1. PMID: 29397272.

25. Fleischer DM, Burks AW, Vickery BP, Scurlock AM, Wood RA, Jones SM, et al. Sublingual immunotherapy for peanut allergy: a randomized, double-blind, placebo-controlled multicenter trial. J Allergy Clin Immunol. Elsevier; 2013 Jan 1;131(1):119–127.e7.

26. De Boissieu, D. and Dupont, C. (2006), Sublingual immunotherapy for cow's milk protein allergy: a preliminary report. Allergy, 61: 1238-9.

27. Jones SM, Sicherer SH, Burks AW, Leung DYM, Lindblad RW, Dawson P, et al. Epicutaneous immunotherapy for the treatment of peanut allergy in children and young adults. J Allergy Clin Immunol. 2017;139(4):1242–52.e9.

Capítulo

20

Imunobiológicos e alergia alimentar: estado atual e perspectivas

Gesmar Rodrigues Silva Segundo
Lucila Camargo Lopes de Oliveira

Introdução

Nos últimos anos, o avanço no entendimento da fisiopatologia das alergias alimentares reconheceu diversos pontos chaves do sistema imunológico como possíveis alvos para tratamento. Os anticorpos monoclonais, um dos imunobiológicos com maior investimento em pesquisas clínicas atualmente, têm como objetivo a inibição ou ativação de pontos específicos, como receptores e citocinas do sistema imunológico, capazes de regular a resposta imune e as reações decorrentes dessas vias. Nesse sentido, o presente capítulo pretende trazer os recentes avanços no uso dos imunobiológicos na condução das alergias alimentares.

Anticorpos monoclonais Anti-IgE

As manifestações mediadas por IgE são as mais comuns dentre as hipersensibilidades alimentares e colocam em risco a vida dos pacientes devidos as reações anafiláticas sendo, portanto, o ponto de bloqueio óbvio e mais estudado.

Em 2010, Leung et al. demonstraram, em pacientes com alergia a amendoim, que o uso do Omalizumabe aumentou consideravelmente o limiar necessário para desencadeamento de sintomas, na dose de 450 mg, passando de menos de um amendoim (178 mg) para cerca de nove (2.805 mg), o que traria proteção contra possíveis reações inadvertidas.[2] Em 2019, em um estudo de vida real, com 15 pacientes utilizando dose regular de Omalizumabe para tratamento da asma, houve aumento do limiar para reação a ovo, leite e trigo em 17,8 vezes e redução das crises em 15,6 vezes, sendo que 9 pacientes receberam quantidades habituais dos alimentos sem sintomas.[3] Os dados acima foram muito promissores, entretanto, mais estudos são necessários para dar robustez às conclusões.

Além do uso em monoterapia, o Omalizumabe também foi avaliado associado à imunoterapia oral para alimentos, com redução do número de eventos adversos relacionados à mesma para alergia a proteína do leite de vaca e ovo, ajudando a acelerar a fase de indução (*build up*). Entretanto, não houve modificação da eficácia dos resultados finais da mesma.[4-6]

Na terapia adjuvante à imunoterapia com amendoim, o Omalizumabe reduziu o número de eventos adversos e propiciou que 90% dos indivíduos atingissem a dose máxima proposta. No entanto, 50% não conseguiram manter o consumo habitual por reiniciarem com sintomas após a retirada do imunobiológico.[7-10] Ensaio controlado com 40 pacientes de alto risco, entre 7 e 18 anos, submetidos à imunoterapia com amendoim aliada ao Omalizumabe, evidenciou menor número de eventos adversos, aceleração da indução e, ainda, incremento da tolerância em 10 vezes se comparada ao grupo controle; entretanto, 25% dos pacientes descontinuaram o consumo do amendoim após a suspensão do Omalizumabe, principalmente pela presença de sintomas gastrointestinais, em especial, náuseas.[11]

No presente momento, estudo conduzido pelo NIAID tem por objetivo verificar a efetividade do Omalizumabe comparado ao placebo associado à imunoterapia oral para múltiplos alimentos. Na fase 1, será feita a avaliação da capacidade de tolerar uma porção completa de amendoim e outros alimentos após 16-20 semanas de tratamento, com uma extensão posterior de 24 semanas. Em uma segunda fase, programa-se verificar os resultados da comparação entre Omalizumabe com imunoterapia oral e o uso do Omalizumabe isoladamente.[12]

Os dados demonstrados aqui são promissores e, num futuro próximo, é possível que o Omalizumabe receba a aprovação das agências reguladoras para o seu uso na alergia alimentar, pelo menos como adjuvante da imunoterapia oral.

O Ligelizumabe, outro anticorpo monoclonal anti-IgE, porém de alta afinidade, está em fase 3 de estudo para determinar se, em monoterapia, é efetivo para aumentar o limiar de tolerância para 600mg ou mais de proteína de amendoim em pacientes com alergia imediata ao amendoim.[13]

Anticorpo monoclonal anti IL-4 e IL-13

O Dupilumabe é um anticorpo monoclonal que tem como alvo a cadeia alfa do receptor de IL-4, comum também ao receptor de IL13 e, portanto, leva a um boqueio da sinalização de ambas as citocinas com papel na diferenciação Th2. Já está aprovado para uso em dermatite atópica, asma, rinossinusite com polipose nasal e, recentemente, foi aprovado pelo FDA para uso em esofagite eosinofílica.[14] Após relatos de caso de pacientes em uso de Dupilumabe que toleraram alimentos previamente considerados como alergênicos, pelo menos dois estudos controlados estão sendo realizados para analisar seu uso na alergia alimentar.[15] O estudo de protocolo NCT03682770 compara eventos adversos, capacidade de completar a fase de indução e sucesso em teste de provocação oral de pacientes em imunoterapia oral para amendoim associado a Dupilumabe ou placebo, porém não tem resultados publicados até o presente momento.[16] Outro estudo investiga seu uso isolado em crianças com alergia a amendoim tendo como alvo a tolerância de 444 mg de amendoim após 24 semanas de terapia.[17] Além do amendoim, o Dupilumabe está sendo estudado como adjuvante na imunoterapia oral para leite de vaca, visando comparar eventos adversos e tolerância de pelo menos 2 gramas cumulativas da proteína de leite de vaca em oito semanas.[18]

Outros monoclonais promissores em alergia alimentar

Vinte alérgicos a amendoim receberam dose única de Etokimabe, um antagonista da IL-33, e tiveram a tolerância avaliada após 14 e 45 dias. Os autores observaram que 73% dos pacientes toleraram 275 mg de proteína de amendoim após 15 dias e 57% após 45 dias, enquanto, no grupo placebo, a tolerância média foi de 25 mg. Em doses maiores, a tolerância reduziu e não houve diferença entre os grupos.[19] Mais estudos com diferentes regimes de tratamento e maior número de pacientes são necessários para uma melhor compreensão do uso dessa medicação.

TABELA 20.1. Estudos com imunobiológicos na alergia alimentar mediada por IgE

Imunobiológico	Estudo	Condição	Objetivo	Observações
Omalizumabe (anti-IgE)	NCT00949078 Leung et al. N Engl J Med 2003[2]	Monoterapia com Omalizumabe (150 mg, 300 mg ou 450 mg) × placebo (n = 51)	Checar aumento de tolerância ao amendoim 8 semanas após término de tratamento	Com a dose de 450 mg, houve aumento de tolerância de uma dose de 178 mg para 2.805 mg
	NCT01781637 Chen et al. Cell Rep Med 2021[20]	Omalizumabe × Placebo na imunoterapia oral com amendoim (n = 36).	Checar tolerância a 2.000 mg e 4.000 mg de amendoim 6 semanas e 12 semanas, respectivamente, após término de Omalizumabe/placebo	79,3% e 69,0% do grupo Omalizumabe e 12,5% dos pacientes no grupo placebo, retoleraram, respectivamente, 2.000 mg e 4.000 mg
	NCT01157117 Wood et al. J Allergy Clin Immunol 2016[4]	Placebo ou Omalizumabe como adjuvante na imunoterapia oral para leite de vaca (n = 57)	Aquisição de tolerância após 8 sem do término da OIT e 4 meses do término do Omalizumabe	Omalizumabe aumentou a segurança mas não a eficácia da imunoterapia
	NCT02402231 Brandström et al. Clin Exp Allergy 2019[10]	Omalizumabe como adjuvante na imunoterapia para amendoim (n = 23), sem controle por placebo	Avaliar o tratamento de imunoterapia a amendoim aliada ao Omalizumabe e guiada por exame de ativação de basófilo.	Todos os pacientes atingiram a dose de manutenção de 2800 mg; 48% conseguiram manter a imunoterapia após e retirada do Omalizumabe.

Continua

TABELA 20.1. Estudos com imunobiológicos na alergia alimentar mediada por IgE

Imunobiológico	Estudo	Condição	Objetivo	Observações
Omalizumabe (anti-IgE)	NCT02626611 Andorf et al. EClinicalMedicine 2019[12]	Omalizumabe como adjuvante na imunoterapia para diversos alimentos; sem controle por placebo (n = 70).	Após imunoterapia com Omalizumabe, pacientes são randomizados para manutenção com diferentes doses do alimento ou sem alimento	A não responsividade sustentada foi melhor obtida com a manutenção da imunoterapia do que com sua descontinuidade
	NCT00932282[21]	Todos receberam Omalizumabe como adjuvante na imunoterapia com amendoim (n = 13)	Porcentagem de indivíduos que toleram 20 g de farinha de amendoim 1 a 4 semanas após o término da imunoterapia com fase de manutenção por 12 ou 24 meses	42,9% daqueles que mantiveram a imunoterapia por 12 meses toleraram 20 g de farinha de amendoim comparados a 16,7% dos que mantiveram a imunoterapia por 24 meses
Ligelizumabe (anti-IgE de alta afinidade)	NCT04984876[13]	Placebo ou diferentes doses de Ligelizumabe (120 mg ou 240 mg) em pacientes com alergia a amendoim (n = 486)	Avaliar proporção de pacientes que toleram ≥ 600 mg (1044 mg dose cumulativa) de proteína de amendoim após 12 semanas	Sem resultados disponíveis ainda

Continua

Continuação

TABELA 20.1. Estudos com imunobiológicos na alergia alimentar mediada por IgE

Imunobiológico	Estudo	Condição	Objetivo	Observações
Dupilumabe (anti-IL4 e IL-13)	NCT04462055[22]	Pacientes com alergia alimentar recebendo Dupilumabe para o tratamento de dermatite atópica moderada a grave (n = 3)	Avaliar a mudança de tolerância a alimentos em pacientes com alergia alimentar recebendo Dupilumabe para dermatite atópica moderada a grave	Sem resultados disponíveis; estudo prejudicado pelo COVID
	NCT03793608[17]	Monoterapia com Dupilumabe em alérgicos a amendoim (n = 25)	Tolerância de 444 mg de amendoim na semana 24	Apenas 8,3% toleraram a dose cumulativa proposta de 444 mg
	NCT03682770[16]	Placebo × Dupilumabe na imunoterapia para amendoim (n=149)	Dose tolerada de amendoim obtida em um intervalo de até 40 semanas	Sem resultados disponíveis
	NCT04148352[18]	Dupilumabe × placebo na imunoterapia para leite de vaca	Proporção de indivíduos que tolera 2040 mg de dose cumulativa de leite de vaca	Recrutando

Continua

TABELA 20.1. Estudos com imunobiológicos na alergia alimentar mediada por IgE

Imunobiológico	Estudo	Condição	Objetivo	Observações
Omalizumabe *vs* Dupilumabe	NCT03679676[23]	Dupilumabe ou Omalizumabe ou Placebo como adjuvante na imunoterapia com alimentos a 2 ou 3 alimentos, sendo um amendoim (propostan = 110) GrupoA: 8 sem. Omalizumabe + 24 sem. placebo GrupoB: 8 sem Omalizumabe + 24 sem. dupilumabe Grupo C: 8 sem. de placebo + 24 sem. Dupilumabe	Tolerância aos alimentos em TPO na 44 semana	Recrutando
Etokimab (anti-IL-33)	NCT02920021 Chinthrajah et al. JCI Insight 2019.[19]	Etokimab (n = 15) × Placebo (n = 5) em alérgicos a amendoim	Avaliação de eficácia e segurança do medicamento; eficácia foi medida com TPO nos dias 15 e 45	73% e 57% dos que receberam o medicamento toleraram 275 mg de amendoim nos dias 15 e 45, respectivamente, comparados a zero do grupo placebo.

Conclusões

O aumento das alergias alimentares, especialmente mediadas por IgE, motivam a busca por novas opções terapêuticas que possam aumentar a qualidade de vida relacionada à saúde dos pacientes e famílias, reduzida pelo receio de reações graves e pelo impacto social gerado pelas restrições alimentares. Alguns imunobiológicos já utilizados em outras doenças alérgicas têm se mostrado promissores e podem, em um futuro próximo, receber aprovação para fazer parte do arsenal terapêutico no cuidado dos pacientes com alergias alimentares.

Referências bibliográficas

1. Fiocchi A, Vickery BP, Wood RA. The use of biologics in food allergy. Clin Exp Allergy. 2021 Aug;51(8):1006-1018. doi: 10.1111/cea.13897. Epub 2021 Jun 2. PMID: 33966304.

2. Leung DY, Sampson HA, Yunginger JW, Burks AW Jr, Schneider LC, Wortel CH, et al. Avon Longitudinal Study of Parents and Children Study Team. Effect of anti-IgE therapy in patients with peanut allergy. N Engl J Med. 2003 Mar 13;348(11):986-93. doi: 10.1056/NEJMoa022613. Epub 2003 Mar 10. PMID: 12637608.

3. Fiocchi A, Artesani MC, Riccardi C, Mennini M, Pecora V, Fierro V, et al. Impact of Omalizumab on Food Allergy in Patients Treated for Asthma: A Real-Life Study. J Allergy Clin Immunol Pract. 2019 Jul-Aug;7(6):1901-1909.e5. doi: 10.1016/j.jaip.2019.01.023. Epub 2019 Feb 20. PMID: 30797778.

4. Wood RA, Kim JS, Lindblad R, Nadeau K, Henning AK, Dawson P, et al. A randomized, double-blind, placebo-controlled study of omalizumab combined with oral immunotherapy for the treatment of cow's milk allergy. J Allergy Clin Immunol. 2016 Apr;137(4):1103-1110.e11. doi: 10.1016/j.jaci.2015.10.005. Epub 2015 Nov 12. PMID: 26581915; PMCID: PMC5395304.

5. Takahashi M, Soejima K, Taniuchi S, Hatano Y, Yamanouchi S, Ishikawa H, et al. Oral immunotherapy combined with omalizumab for high-risk cow's milk allergy: a randomized controlled trial. Sci Rep. 2017 Dec 12;7(1):17453. doi: 10.1038/s41598-017-16730-6. Erratum in: Sci Rep. 2018 Aug 21;8(1):12812. PMID: 29234055; PMCID: PMC5727171.

6. Martorell-Calatayud C, Michavila-Gómez A, Martorell-Aragonés A, Molini-Menchón N, Cerdá-Mir JC, Félix-Toledo R, et al. Anti-IgE-assisted desensitization to egg and cow's milk in patients refractory to conventional oral immunotherapy. Pediatr Allergy Immunol. 2016 Aug;27(5):544-6. doi: 10.1111/pai.12567. Epub 2016 May 6. PMID: 27003835.

7. Schneider LC, Rachid R, LeBovidge J, Blood E, Mittal M, Umetsu DT. A pilot study of omalizumab to facilitate rapid oral desensitization in high-risk peanut-allergic patients. J Allergy Clin Immunol. 2013 Dec;132(6):1368-74. doi: 10.1016/j.jaci.2013.09.046. Epub 2013 Oct 28. PMID: 24176117; PMCID: PMC4405160.

8. Yee CSK, Albuhairi S, Noh E, El-Khoury K, Rezaei S, Abdel-Gadir A, et al. Long-Term Outcome of Peanut Oral Immunotherapy Facilitated Initially by Omalizumab. J Allergy Clin Immunol Pract. 2019 Feb;7(2):451-461.e7. doi: 10.1016/j.jaip.2018.09.015. Epub 2018 Sep 26. PMID: 30267889.

9. Brandström J, Vetander M, Lilja G, Johansson SG, Sundqvist AC, Kalm F, et al. Individually dosed omalizumab: an effective treatment for severe peanut allergy. Clin Exp Allergy. 2017 Apr;47(4):540-550. doi: 10.1111/cea.12862. Epub 2017 Jan 10. PMID: 27883239.

10. Brandström J, Vetander M, Sundqvist AC, Lilja G, Johansson SGO, Melén E, et al. Individually dosed omalizumab facilitates peanut oral immunotherapy in peanut allergic adolescents. Clin Exp Allergy. 2019 Oct;49(10):1328-1341. doi: 10.1111/cea.13469. Epub 2019 Aug 15. PMID: 31329313.

11. MacGinnitie AJ, Rachid R, Gragg H, Little SV, Lakin P, Cianferoni A, et al. Omalizumab facilitates rapid oral desensitization for peanut allergy. J Allergy Clin Immunol. 2017 Mar;139(3):873-881.e8. doi: 10.1016/j.jaci.2016.08.010. Epub 2016 Sep 5. PMID: 27609658; PMCID: PMC5369605.

12. Andorf S, Purington N, Kumar D, Long A, O'Laughlin KL, Sicherer S, et al. A Phase 2 Randomized Controlled Multisite Study Using Omalizumab-facilitated Rapid Desensitization to Test Continued vs Discontinued Dosing in Multifood Allergic Individuals. EClinicalMedicine. 2019 Jan 21;7:27-38. doi: 10.1016/j.eclinm.2018.12.006. PMID: 31193674; PMCID: PMC6537534.

13. Novartis Pharmaceuticals. A 52 Week, Multi-center, Randomized, Double-blind Placebo-controlled Study to Assess the Clinical Efficacy and Safety of Ligelizumab (QGE031) in Decreasing the Sensitivity to Peanuts in Patients With Penaut Allergy [Internet]. Clincaltrials.gov. 2022[cited2022 Oct 17]. Disponível em: https://clinicaltrials.gov/ct2/show/NCT04984876.

14. Al-Horani RA, Chiles R. First Therapeutic Approval for Eosinophilic Esophagitis. Gastroenterol Insights. 2022 Sep;13(3):238-244. doi: 10.3390/gastroent13030024. Epub 2022 Jul 30. PMID: 35967984; PMCID: PMC9364827.

15. Rial MJ, Barroso B, Sastre J. Dupilumab for treatment of food allergy. J Allergy Clin Immunol Pract. 2019 Feb;7(2):673-674. doi: 10.1016/j.jaip.2018.07.027. Epub 2018 Aug 1. PMID: 30075339.

16. Regeneron Pharmaceuticals, Sanofi, Aimmune Therapeutics, Inc. A Phase 2, Multicenter, Randomized, Double-blind, Placebo-Controlled, Study in Pediatric Subjects With Peanut Allergy to Evaluate the Efficacy and Safety of Dupilumab as Adjunct to AR101 (Peanut Oral Immunotherapy) [Internet]. clinicaltrials. gov.2022 [cited 2022 Oct 17]. Disponível em: https://clinicaltrials.gov/ct2/show/NCT03682770.

17. Regeneron Pharmaceuticals,Sanofi. A Study to Evaluate the Efficacy and Safety of Dupilumab Monotherapy in Pediatric Patients With Peanut Allergy [Internet]. clinicaltrials.gov. 2022 [cited 2022 Oct 17]. Disponível em: https://clinicaltrials.gov/ct2/show/NCT03793608.

18. PharmD AJL, Andrew J Long, PharmD, Robert Levin Fund, Regeneron Pharmaceuticals. A Phase 2, Multicenter, Randomized, Double-blind, Placebo-controlled Study to Evaluate the Efficacy and Safety of Dupilumab and MilkOral Immunotherapy for the Treatment of Patients With Cow's Milk Allergy [Internet]. clinicaltrials.gov. 2021 [cited 2022 Oct 17]. Disponível em: https://clinicatrials.gov/ct2/show/NCT04148352.

19. Chinthrajah S, Cao S, Liu C, Lyu SC, Sindher SB, Long A, et al. Phase 2a randomized, placebo-controlled study of anti-IL-33 in peanut allergy. JCI Insight. 2019 Nov 14;4(22):e131347. doi: 10.1172/jci.insight.131347. PMID: 31723064; PMCID: PMC6948865.

20. Schneider L, Bosnton Children's Hospital, Children's Hospital of Philadelphia, Satndford University, Ann & Robert H Lurie Children's Hospital of Chicago. Phase 2 Study of Omalizumab in Oral Peanut Desensitization [Internet]. clinicaltrials.gov. 2022 [cited 2022 Oct 17]. Disponível em: https://clinicaltrials.gov/ct2/show/NCT01781637

21. University of North Carolina, Chapel Hill, Genentech, Inc. Peanut OIT & Anti-IgE: Peanut Oral Immunotherapy and Anti-IgE Treatment for Peanut Allergy {NIH R21 Combined Peanut Oral Immunotherapy and Anti-IgE: Mechanistic Studies} [Internet]. clinicaltrials.gov. 2018 [cited 2022 Oct 17]. Disponível em: https://clinicaltrials.gov/ct2/show/study/NCT00932282

22. Bruin-Weller DMS de, UMC Utrecht. Effectiveness of Dupilumab in Food Allergic Patients With Moderate to Severe Atopic Dermatitis [Internet]. clinicaltrials.gov. 2022 [cited 2022 Oct 17]. Disponível em: https://clinicaltrials.gov/ct2/show/NCT04462055

23. Chinthrajah RS, Stanford University, National Institute of Allergy and Infectious Diseases (NIAID), Food Allergy Research & Education. Phase 2 Randomized Controlled Trial Using Biologics to Improve Multi OIT Outcomes [Internet]. clinicaltrials.gov. 2022 [cited 2022 Oct 17]. Disponível em: https://clinicaltrials.gov/ct2/show/NCT03679676.

Capítulo
21

Prevenção da alergia alimentar

Juliana Fernandez Santana e Meneses
Fabíola Isabel Suano de Souza
Roseli Oselka Saccardo Sarni

Introdução

O desenvolvimento da alergia alimentar (AA) é multifatorial e há uma complexa interação entre fatores genéticos e ambientais que podem contribuir para o aumento do risco da doença.[1]

Uma visão interessante sobre o mecanismo potencial subjacente ao desenvolvimento precoce de AA ou de tolerância alimentar foi proposta pela recente "hipótese de dupla exposição aos alérgenos", que propõe que a resposta do sistema imunológico aos alérgenos alimentares pode diferir dependendo do primeiro local de exposição ao mesmo no primeiro ano de vida (mucosa intestinal = tolerância alimentar; exposição percutânea = risco de sensibilização alérgica). A hipótese baseia-se na observação de que lactentes com problemas de pele, como dermatite atópica, podem apresentar exposição percutânea precoce a antígenos alimentares. Consequentemente, evitar a introdução oral oportuna de alérgenos alimentares, mantendo a exposição ambiental a eles, pode, em vez de preveni-la provocar a ocorrência de AA por meio da sensibilização transcutânea.[2]

O aumento expressivo na prevalência de AA nos últimos anos também tem sido associado a fatores ambientais, que podem interferir nos mecanismos de tolerância alimentar. Especificamente, estilo de vida e dietas não saudáveis podem influenciar negativamente o microbioma intestinal e, consequentemente a resposta imunológica. De fato, a vida pré-natal e a primeira infância são cruciais para a colonização do microbioma e a promoção da tolerância imunológica. Assim estratégias como o parto vaginal e o aleitamento materno podem contribuir para uma microbiota saudável.[2]

A orientação de alimentação da Organização Mundial da Saúde (OMS) e do Ministério da Saúde para lactentes enfatiza que todos sejam amamentados exclusivamente nos primeiros 6 meses de vida e de modo complementado até os dois anos ou mais. Aconselhamento específico sobre a introdução de alimentos alergênicos e prevenção de alergia alimentar não consta nas recomendações da OMS. O aleitamento materno previne diarreias, infecções respiratórias, obesidade e outras doenças crônicas não transmissíveis na fase adulta, e incrementa o desenvolvimento intelectual. Entre as mães que amamentam previne, também, câncer de mama, de ovário e a obesidade pós-parto.[3] Se todas as famílias adotassem a prática de aleitamento materno exclusivo até os seis meses de vida dos seus filhos, seguido do aleitamento materno complementado com outros alimentos, seria possível salvar, anualmente, a vida de mais de 800 mil crianças e de 20 mil mulheres no mundo.[3] No entanto, hoje, no Brasil menos da metade (45,8%) das crianças são amamentadas exclusivamente nos primeiros 6 meses.[4]

A alimentação complementar (AC) introduzida a partir do sexto mês deve ser saudável, equilibrada e responsiva. Segundo o Guia Alimentar para Crianças Brasileiras Menores de 2 anos, do Ministério da Saúde, os primeiros anos de vida são decisivos para o crescimento e o desenvolvimento da criança. Uma alimentação adequada e saudável nesta fase, baseada na oferta predominante de alimentos *in natura* e minimamente processados, promove a formação de hábitos saudáveis, além da manutenção da saúde ao longo de toda a vida.[5]

Algumas famílias optam por iniciar a alimentação complementar mais cedo, entre quatro e seis meses, o que também está de acordo com uma declaração recente da Autoridade Europeia para a Segurança dos Alimentos (EFSA) que ressalta as especificidades de cada país e continente na idade adequada para introdução da AC.[6] No Brasil, considerando-se os inúmeros benefícios do aleitamento materno acima apontados que vão muito além da prevenção da AA considera-se oportuno que a introdução da AC ocorra a partir do sexto mês.

Pela extensão do tema no presente capítulo optamos por enfatizar os aspectos nutricionais envolvidos com o desenvolvimento de AA.

Dieta na gestação e lactação

Recentemente, alguns estudos avaliaram a influência de fatores de risco pré-natais e perinatais no desenvolvimento das doenças alérgicas, particularmente buscando associação entre a dieta materna na gestação e lactação e desfechos alérgicos em seus filhos. Revisões sistemáticas e ensaios randômicos sugeriram que não havia benefícios em restringir alimentos considerados potencialmente alergênicos (ovo, leite, castanhas, peixe, amendoim e frutos do mar) durante a gravidez e lactação. Além disso, concluiu-se que a restrição alimentar durante a gestação pode comprometer a saúde materna e fetal. Assim, a *European Academy of Allergy and Clinical Immunology* (EAACI) com base nas escassas evidências disponíveis na literatura sugeriu, em sua diretriz 2020, não restringir o consumo de potenciais alérgenos alimentares durante a gravidez ou amamentação, a fim de prevenir a alergia alimentar em bebês e crianças.[7]

Desse modo, os profissionais devem incentivar as mulheres durante a gestação e lactação a não restringir o consumo de alimentos potencialmente alergênicos. Em vez disso, eles devem seguir o preconizado pelo *Protocolo de Uso do Guia Alimentar para a População Brasileira na Orientação Alimentar de Gestantes*, lançado em 2021, como um instrumento de apoio à prática clínica no cuidado individual das gestantes. Na gestação, é particularmente relevante o consumo de uma grande variedade de alimentos *in natura* e minimamente processados e água, para suprir a necessidade de nutrientes fundamentais para esse momento da vida, como ferro, ácido fólico, cálcio, vitaminas A e D, dentre outros. A alimentação saudável na gestação favorece o bom desenvolvimento fetal e a saúde e o bem-estar da gestante, além de prevenir o surgimento de doenças, como diabetes gestacional, hipertensão e ganho de peso excessivo. Isso se aplica independentemente do risco de AA do lactente.[8]

Introdução de alimentos potencialmente alergênicos para o lactente

▪ Diretriz europeia

As diretrizes da EAACI baseadas em evidências foram atualizadas em 2020. A sociedade sugere a introdução de ovo de galinha cozido, mas não ovo cru ou pasteurizado, como parte da alimentação complementar para prevenir alergia ao ovo em bebês. A quantidade inicial sugerida é de meia unidade de ovo cozido (por 10 a 15 minutos), duas vezes por semana. A introdução deve ocorrer na dieta de lactentes quando a AC é iniciada.[7]

Em populações com alta prevalência de alergia ao amendoim a sociedade europeia sugere a introdução do amendoim dos 4 aos 11 meses de maneira apropriada à idade como parte da AC para prevenir a alergia ao amendoim em bebês e crianças pequenas. O amendoim deveria ser introduzido na maneira adequada à idade para evitar qualquer risco de asfixia ou inalação. Por exemplo: os lactentes podem receber uma colher de chá cheia de manteiga de amendoim diluída (contendo 2 g de proteína de amendoim) a cada semana. A EAACI não faz recomendações para países com baixa prevalência de alergia ao amendoim, como o Brasil. Nesses países, o amendoim deve ser incluído na dieta de acordo com os hábitos alimentares e as recomendações locais.[7]

A revisão realizada pela EAACI constatou que evitar a suplementação com fórmula infantil à base de leite de vaca em lactentes amamentados durante os primeiros três dias de vida pode resultar em diminuição do risco de alergia ao leite de vaca na primeira infância. A OMS também alerta que o uso precoce de fórmulas infantis está associado a riscos como a redução na duração do aleitamento e enfatiza que lactentes nascidos a termo e saudáveis não necessitam de qualquer suplementação ao aleitamento materno. Se necessário, a família deve procurar o aconselhamento de profissionais de saúde.

Para bebês que, por recomendações de um profissional de saúde, precisam de um substituto do leite materno, não há recomendação a favor ou contra o uso de fórmula infantil à base de leite de vaca após a primeira semana de vida para prevenir alergia alimentar. A revisão concluiu que a introdução de fórmulas à base de leite de vaca após a primeira semana de vida não teve um impacto consistente no desenvolvimento de alergia ao leite de vaca na primeira infância.[7]

Não há evidências consistentes de que a fórmula hidrolisada (parcial ou extensamente) reduza o risco de alergia alimentar. A EAACI, também, sugere não introduzir fórmulas à base de proteína de soja nos primeiros 6 meses de vida visando a prevenção da alergia ao leite de vaca em lactentes.[7]

Com relação à suplementação vitamínica (incluindo a vitamina D) ou com óleo de peixe e o uso de prebióticos, probióticos e simbióticos em gestantes e/ou lactantes saudáveis e/ou lactentes para prevenir AA em bebês e crianças pequenas, a sociedade europeia concluiu com base nas evidências disponíveis que não há recomendação a favor ou contra.[7]

▪ Diretriz americana e canadense

Em 2021, foram publicadas pelas sociedades americana e canadense [*American Academy of Allergy, Asthma & Immunology* (AAAAI), *American College of Allergy, Asthma and Immunology* (ACAAI) e *Canadian Society for Allergy and Immunology* (CSACI)] um consenso sobre a prevenção primária da AA por meio da nutrição. Eles recomendam que todos os bebês, independentemente do risco, devem ser expostos ao ovo cozido e ao amendoim por volta dos 6 meses de idade. Essas recomendações também afirmam que a triagem por meio de exames (teste cutâneo ou dosagem de IgE específica a alimentos) não é necessária para guiar essa introdução, mas pode ser uma opção para famílias hesitantes, de acordo com a preferência do médico e da família, de modo individualizado.[9]

No Brasil, a última publicação abordando o tema prevenção da alergia alimentar ocorreu em 2018 e necessita ser atualizada e revisada à luz de novas evidências.[10] Cabe ressaltar que as diretrizes de alimentação infantil que promovem a introdução de sólidos aos 4-6 meses de idade contradizem as propostas da OMS e do Ministério da Saúde de aleitamento materno exclusivo por 6 meses. Não há razão para adiar a introdução de alimentos potencialmente alergênicos (ovo, cereais, peixe e amendoim) para uma idade mais avançada (além dos seis meses) do que a recomendada pelo Guia Alimentar do Ministério da Saúde para outros alimentos complementares no que diz respeito ao risco de desenvolver alergia alimentar.[8]

A diversidade da dieta está ganhando força como um componente crítico, mas muitas vezes esquecido, da alimentação da criança primeiros anos de vida. Ela é definida como o número de diferentes alimentos, grupos de alimentos ou alérgenos alimentares consumidos durante o primeiro ano de vida. No Brasil a prevalência de diversidade alimentar mínima (proporção de crianças que receberam ao menos cinco grupos de alimentos) foi de 46,8%, entre crianças de 6 a 11 meses de idade.[11]

Uma associação negativa entre o aumento da diversidade alimentar no primeiro ano de vida e os resultados de AA até os 6 anos de idade foi relatada pela primeira vez por Roduit et al., em 2014.[12] No mesmo ano, em um estudo caso-controle, Grimshaw et al. observaram que, em comparação às crianças diagnosticadas com AA aos 2 anos de idade, as crianças controle apresentavam uma alimentação mais saudável e diversificada no primeiro ano de vida, caracterizada por maior introdução de frutas, verduras e preparações caseiras.[13]Mais recentemente, Venter et al.[14] avaliaram, por meio de estudo de coorte, quatro métodos de aferição diferentes e internacionalmente reconhecidos para descrição da diversidade da dieta no intuito de determinar se havia relação entre número de alimentos potencialmente alergênicos consumidos (leite, ovo, trigo, peixe, soja, amendoim, nozes, gergelim) no primeiro ano de vida e desfechos de AA avaliada aos 1, 2, 3 e 10 anos de vida. O estudo mostrou que o aumento na diversidade da dieta oferecida no primeiro ano de vida diminuiu a probabilidade de desenvolver AA. Em particular, ressaltou que para cada alimento alergênico adicional consumido entre 6 e 12 meses de vida, houve uma redução significativa de 33,2% na probabilidade de alergia alimentar nos primeiros 10 anos de vida.[14]

Dado que uma alimentação mais diversificada está associada a uma alimentação mais saudável, independentemente da idade, a promoção da diversidade alimentar deve, portanto, ser apoiada tanto em crianças como em adultos para prevenir a AA por um lado. Dentro dessa perspectiva, novas abordagens dietoterápicas devem ser desafiadas em ensaios clínicos nos próximos anos, em todas as idades, ao longo da vida.

Considerações finais

A prevalência crescente de alergias alimentares em todo o mundo configura um problema de saúde pública. Pesquisas recentes sugerem que, embora as exposições cutâneas ou inalatórias de alérgenos podem promover sensibilização, a ingestão de alimentos potencialmente alergênicos pode resultar em tolerância.

A promoção do aleitamento materno de maneira exclusiva até os seis meses e complementado até os dois anos ou mais é uma estratégia fundamental visando a saúde como um todo e a prevenção de várias doenças. Não há evidências consistentes de que a amamentação seja eficaz na prevenção de AA. No entanto, o aleitamento materno é recomendado pelos inúmeros benefícios que proporciona à mãe, ao bebê e ao planeta.

De acordo com as diretrizes atuais, recomenda-se a introdução progressiva de alimentos potencialmente alergênicos (diversidade da dieta), durante o primeiro ano de vida, de acordo com o desenvolvimento da criança, começando por volta seis meses, mas não antes dos quatro meses de idade, sem interromper o aleitamento materno, embora mais estudos sejam necessários para a generalização destas preconizações.

Há muitos ensaios clínicos atualmente em andamento com foco na prevenção da alergia alimentar o que fortalecerá ainda mais nossa compreensão do complexo processo de desenvolvimento dessa doença.

Referências bibliográficas

1. McWilliam V, Venter C, Greenhawt M, Perrett KP, Tang MLK, Koplin JJ, Peters RL. A pragmatic approach to infant feeding for food allergy prevention. Pediatr Allergy Immunol. 2022 Sep;33(9):e13849.
2. Spolidoro GCI, Azzolino D, Cesari M, Agostoni C. Diet Diversity Through the Life-Course as an Opportunity Toward Food Allergy Prevention. Front Allergy. 2021 Sep 24;2:711945.
3. Victora CG, Bahl R, Barros AJ, França GV, Horton S, Krasevec J, et al. Lancet Breastfeeding Series Group. Breastfeeding in the 21st century: epidemiology, mechanisms, and lifelong effect. Lancet. 2016 Jan 30;387(10017):475-90.

4. Aleitamento materno: Aleitamento materno: prevalência e práticas entre crianças brasileiras menores de 2 anos. 4: ENANI – 2019/coordenado pela Universidade Federal do Rio de Janeiro, em conjunto com a Universidade do Estado do Rio de Janeiro, Universidade Federal Fluminense e Fundação Oswaldo Cruz; coordenador geral, Gilberto Kac. Documento eletrônico. Rio de Janeiro: UFRJ, 2021.

5. Brasil. Ministério da Saúde. Secretaria de Atenção Primaria à Saúde. Departamento de Promoção à Saúde. Guia alimentar para crianças brasileiras menores de 2 anos/Ministério da Saúde, Secretaria de Atenção Primária à Saúde, Departamento de Promoção da Saúde. – Brasília: Ministério da Saúde, 2019. 265p.

6. EFSA Panel on Nutrition, Novel Foods and Food Allergens (NDA), Castenmiller J, de Henauw S, Hirsch-Ernst KI, Kearney J, Knutsen HK, Maciuk A, et al. Appropriate age range for introduction of complementary feeding into an infant's diet. EFSA J. 2019 Sep 12;17(9):e05780.

7. Halken S, Muraro A, de Silva D, Khaleva E, Angier E, Arasi S, et al. European Academy of Allergy and Clinical Immunology Food Allergy and Anaphylaxis Guidelines Group. EAACI guideline: Preventing the development of food allergy in infants and young children (2020 update). Pediatr Allergy Immunol. 2021 Jul;32(5):843-58.

8. Brasil. Ministério da Saúde. Fascículo 5 Protocolos de uso do Guia Alimentar para a população brasileira na orientação alimentar de gestantes [recurso eletrônico]/Ministério da Saúde, Universidade de São Paulo. Brasília: Ministério da Saúde, 2021. 26 p.: il.

9. Fleischer DM, Chan ES, Venter C, Spergel JM, Abrams EM, Stukus D, et al. A Consensus Approach to the Primary Prevention of Food Allergy Through Nutrition: Guidance from the American Academy of Allergy, Asthma, and Immunology; American College of Allergy, Asthma, and Immunology; and the Canadian Society for Allergy and Clinical Immunology. J Allergy Clin Immunol Pract. 2021 Jan;9(1):22-43.e4.

10. Solé D, Silva LR, Cocco RR, Ferreira CT, Sarni RO, Oliveira LC, et al. Consenso Brasileiro sobre Alergia Alimentar: 2018 - Parte 2 - Diagnóstico, tratamento e prevenção. Documento conjunto elaborado pela Sociedade Brasileira de Pediatria e Associação Brasileira de Alergia e Imunologia. Arq Asma Alerg Imunol. 2018;2(1):39-82.

11. Alimentação Infantil I: Prevalência de indicadores de alimentação de crianças menores de 5 anos: ENANI – 2019/coordenado pela Universidade Federal do Rio de Janeiro, em conjunto com a Universidade do Estado do Rio de Janeiro,

Universidade Federal Fluminense e Fundação Oswaldo Cruz; coordenador geral, Gilberto Kac. - Documento eletrônico. - Rio de Janeiro: UFRJ, 2021.

12. Roduit C, Frei R, Depner M, Schaub B, Loss G, Genuneit J, Pfefferle P, et al. PASTURE study group. Increased food diversity in the first year of life is inversely associated with allergic diseases. J Allergy Clin Immunol. 2014 Apr;133(4):1056-64.

13. Grimshaw KE, Maskell J, Oliver EM, Morris RC, Foote KD, Mills EN, et al. Diet and food allergy development during infancy: birth cohort study findings using prospective food diary data. J Allergy Clin Immunol. 2014 Feb;133(2):511-9. doi: 10.1016/j.jaci.2013.05.035. Epub 2013 Jul 23. PMID: 23891269.

14. Venter C, Maslin K, Holloway JW, Silveira LJ, Fleischer DM, Dean T, Arshad SH. Different Measures of Diet Diversity During Infancy and the Association with Childhood Food Allergy in a UK Birth Cohort Study. J Allergy Clin Immunol Pract. 2020 Jun;8(6):2017-2026.

Capítulo
22

Impactos psicossociais na vida dos pais e pacientes com alergia alimentar

Érika Campos Gomes

Introdução

A alergia alimentar é uma enfermidade crônica e sua gestão impacta em grande medida a qualidade de vida de pacientes e seus pais. Frente à particularidade referente ao seu tratamento, onde os cuidados e gerenciamento serão definidores para se evitar uma reação e manter o paciente seguro, observa-se a relevância de que este e seus pais/familiares tenham bons recursos de enfrentamento e boas maneiras de manejo para lidar com a alergia a alimentos. Requer, adicionalmente, a compreensão, a ação e o envolvimento de todos os contextos proximais, ambientes, nos quais o paciente se desenvolve e está inserido. Por isso a relevância de uma abordagem psicossocial, que leve em conta fatores que extrapolam o diagnóstico médico e a indicação do alimento a ser evitado.

É inestimável identificar e compreender e esses impactos psicossociais da gestão da alergia alimentar para que as equipes de saúde possam encontrar modos de atendimento e apoio.

Qualidade de vida

A Organização Mundial de Saúde (OMS) define qualidade de vida como: "a percepção do indivíduo de sua posição na vida no contexto da cultura e sistema de valores nos quais ele vive e com relação aos seus objetivos, expectativas, padrões e preocupações",[1] conceito amplo e que interrelaciona as condições de vida do indivíduo com seu ambiente, aspectos físicos, psicológicos, nível de independência, relações sociais e crenças culturais/pessoais.[1]

A qualidade de vida relacionada à saúde (QVRS) está inserida num subconjunto da Qualidade de Vida (QV), referindo-se à percepção do indivíduo sobre os efeitos de sua enfermidade nos aspectos físico, social e psicológico.[2] A avaliação da QVRS através de instrumentos validados contribui para a identificação de elementos que podem influenciar negativamente a QVRS de pacientes.[2,3] Considerando os pais e pacientes alérgicos, essas ferramentas auxiliam a compreender melhor os impactos da complexa gestão da alergia alimentar em sua qualidade de vida.

Diversos questionários de avaliação de qualidade de vida de indivíduos com alergia alimentar e seus pais foram desenvolvidos e dentre eles sobressaem-se: o *Food Allergy Quality of Life Questionnaire – Parent Form* (FAQLQ-PF) – traduzido para 9 idiomas e adaptado culturalmente em mais de 15 países[4] e o *Food Allergy Quality of Life – Parental Burden* (FAQL-PB) *Questionnaire.*[2]

No Brasil, contamos com esses dois instrumentos que foram traduzidos e validados, possibilitando assim, em nosso contexto, a avaliação da QVRS das crianças alérgicas a alimentos e de seus pais e, por serem também utilizados em estudos em outros países, nos permitem a comparação dos resultados.[3,5]

Nas últimas décadas os recursos, acima citados, dentre outros, acrescidos de pesquisas qualitativas, vêm mapeando o cenário dos impactos psicológicos do manejo da alergia na vida de pais e pacientes.

Impactos na qualidade de vida dos pacientes e pais

Diversos estudos têm evidenciado as consequências negativas do impacto da alergia alimentar na qualidade de vida e atividades diárias, não só dos pacientes alérgicos, mas também na de seus pais.[6] Observam-se, no entanto, lacunas referentes a estudos sobre intervenções que possam reduzir esses efeitos e minimizar os impactos.[7] Diferentes autores, muitos deles referidos neste capítulo, cada qual sob um ângulo peculiar de avaliação, empreenderam e continuam a finalizar pesquisas nesse campo de estudos.

▪ Impactos psicossociais na vida dos pais

Estabelecer e manter a dieta de exclusão do alimento alergênico é tarefa extraordinária para os pais, assim como lhes é desafiador proporcionar refeições seguras, nutritivas e saborosas ao filho alérgico a alimento, procurando também atender às necessidades alimentares dos outros membros da família.[8]

Ademais, a vigilância necessária para se evitar contatos acidentais e a imprevisibilidade inerente às diversas situações cotidianas, aliadas à ansiedade e ao medo persistente de reações acidentais, promovem efeitos profundos nos aspectos emocionais, sociais e no cotidiano dos pais e dos pacientes.[7,9]

Dado que as crianças alérgicas não têm condições de cuidar de si mesmas, os pais precisam se organizar para estabelecer e assumir os devidos encargos por elas. A responsabilidade de assumir a gestão da alergia alimentar contribui, portanto, para que haja tensão emocional já que as decisões e consequências, envolvendo a dieta restritiva está a cargo dos pais.[6,11] Em função desse fato, avaliações de qualidade de vida apontam maior impacto da gestão da alergia alimentar na qualidade de vida dos pais do que na das crianças assim como os pais de crianças menores e de crianças com alergias múltiplas experimentam maior sofrimento e diminuição de qualidade de vida.[12] Eles relatam um constante sentimento de "viver com risco" ao cuidarem do filho,[10,13] o que pode contribuir para que mães de crianças alérgicas a alimentos apresentem transtorno de ansiedade generalizada, transtorno de pânico e ansiedade social.[9]

Uma pesquisa qualitativa realizada com mães brasileiras, dedicada a compreender os principais efeitos da gestão da alergia alimentar na vida das famílias e na relação fraterna, apontou como principais implicações:

- As "especificidades da rotina diária" relacionadas a todas as estratégias estabelecidas para se evitar o contato com o alérgeno.
- As "consequências da responsabilidade de imposição de restrições alimentares" que envolviam conflitos internos – sentimentos como medo, culpa e tristeza relacionados aos acontecimentos e decisões que precisam ser tomadas para estabelecer a dieta; conflitos com marido e demais filhos, referentes a dificuldades nas negociações sobre o manejo da alergia no ambiente familiar; conflitos com a família extensa – avós, tios, primos; e o sentimento de viver em risco.[10]

Efeitos da gestão da alergia alimentar também envolvem diversos aspectos da vida dos pais como: vida social, familiar, financeira, sendo que os mais marcantes se relacionam à preparação da refeição familiar e a interferência significativa e continuada na rotina diária.[10,14]

Os pais têm seu cotidiano bastante organizado em torno da alergia alimentar da criança, gerando meios de se adaptar às limitações impostas pelo cuidado, incorporando vigilância dos alimentos e estruturando a casa em torno da alergia.[10] A aprendizagem das especificidades relacionadas à rotulagem dos produtos é identificada como o primeiro e importante passo para o estabelecimento de estratégias de manejo da alergia alimentar. Demanda que pode ser mais desafiadora para pais com menos escolaridade.[10,15]

Diante do fato de a dieta da família precisar ser mais planejada, atividade estressora para os pais, há limitação em sua capacidade para realizar escolhas alimentares espontâneas, levando-as a estabelecer um estilo de vida rígido e a ter sentimentos de isolamento diante das interações sociais limitadas. Alguns pais podem restringir em demasia atividades sociais em função do medo da exposição acidental[6,8] ou em decorrência da dificuldade de compreensão e cooperação dos avós e do círculo de amizades, o que gera dificuldades com as amizades dos pais e em seu relacionamento com a família extensa, levando ao afastamento e a diminuição da rede de apoio.[10,16]

Encargos financeiros correlacionados à aquisição da medicação necessária, em razão do alto custo de alimentos livres dos alérgenos, assim como o investimento em consultas médicas periódicas e emergenciais têm um potencial efeito negativo na vida dos pais de crianças e adolescentes alérgicos.[15,17] Esse impacto pode se tornar mais complexo para famílias com pouca condição financeira. A identificação desse elemento de efeito psicossocial é relevante para o favorecimento e construção de políticas públicas que possam reduzir essa consequência negativa.

▪ Impactos psicossociais na vida das crianças

Um importante efeito das restrições impostas pela alergia alimentar na vida das crianças relaciona-se ao impacto social, considerando que certo número de pais limita as atividades sociais em razão do medo da exposição acidental.[6,8,15]

O manejo da alergia alimentar influencia na quantidade de atividades não realizadas com os pares como: "festas do pijama", passear na casa de amigos e festas. A diminuição de experiências e contatos sociais mais autônomos faz com que as crianças percam oportunidades de solidificar e construir amizades, desenvolver sua independência e ampliar suas habilidades sociais. Uma rigorosa restrição dessas atividades pode dificultar que as crianças alérgicas a alimentos alcancem pleno desenvolvimento, contribuindo para o aumento do isolamento social e sentimentos de depressão ou ansiedade social.[8]

Observou-se que quanto maior o número de alimentos a serem evitados e maior a gravidade de reação, maior o comprometimento da qualidade de vida das crianças[9] e, resistir aos alimentos proibidos, pode ser uma tarefa desafiadora para elas.[10] Com relação à ansiedade, os dados demonstram que ela aumenta à medida que há a diminuição da supervisão dos pais, situações frequentes quando a criança começa a ir para escola, visitar amigos, participar de festas e eventos.[16]

Com o início da escolarização das crianças, há preocupação dos pais devido ao receio de reações acidentais e em função das dificuldades encontradas com o manejo da alergia no ambiente escolar. Em função disso, alguns pais adiam o início da escolarização das crianças com alergia alimentar quando não encontram confiança na parceria com a escola[10] ou optam por *homeschooling,* em países em que há essa prática.[8] Essas escolhas parentais limitam as atividades de interação das crianças com os pares e, consequentemente, a construção de autonomia, dificultando as oportunidades um desenvolvimento global.[8]

No ambiente escolar muitas crianças podem enfrentar maiores obstáculos nas situações de convívio por sentirem-se diferentes e isoladas dos colegas em situações de convívio, o que desencadeia estresse e as torna mais suscetíveis ao assédio moral e seus efeitos psicológicos. Muitas crianças e jovens relatam sofrer *bullying* relacionado às formas de alergia (30% a 35%). Esse está associado com a baixa qualidade de vida, fator que gera angústia tanto em crianças quanto em seus pais.[11]

■ Impactos psicossociais na vida dos adolescentes

Um momento em que há maior percepção do impacto da alergia alimentar na qualidade de vida ocorre entre os adolescentes. Nesta fase do ciclo vital, eles adquirem mais independência e começam a desenvolver um senso de identidade.[18] A vivência da alergia alimentar, no entanto, faz com que possam se sentir diferentes dos seus pares[19] e, a despeito da autonomia conquistada, que evitem atividades como eventos sociais, festas e refeições em família em função do risco de exposição aos alérgenos.[8] Como dito anteriormente, a ansiedade aumenta à medida que a supervisão dos pais se mostra diminuída.[16]

Uma revisão sistemática evidenciou a redução da qualidade de vida em adolescentes com alergia alimentar, particularmente em crianças mais velhas e aquelas com manifestações mais graves da doença. Evidências qualitativas sugerem que as dificuldades com o manejo da alergia alimentar decorrem realmente, em grande parte, de preocupações em torno de exposições fora de casa e das consequências sociais da condição.[20]

Embora não suficientemente clara na literatura a ligação entre a alergia alimentar e funcionamento psicossocial,[20] certas evidências conectam a alergia alimentar a maiores níveis de sofrimento psíquico, depressão,[9] dificuldades relacionais, maior impacto de questões psicológicas nas atividades cotidianas nos adolescentes alérgicos em comparação com seus pares não alérgicos.[9,21] A presença de angústia vincula-se ao número de alergias de que são acometidos[8] e ao tipo de sintomas que manifestam.[22]

Em 2020, a European Accademy of Allergy and Clinical Immunology (EEACI) publicou diretrizes voltadas à prática clínica, com base num trabalho multidisciplinar, dando orientações de cuidados com adolescentes e jovens adultos alérgicos, ressaltando a necessidade de que uma equipe de saúde ofereça apoio adicional, em função dos desafios associados a essa faixa etária, oportunizando treinamento que também possibilite o conhecimento de habilidades para o autogerenciamento das alergias. As recomendações para cuidados com esses pacientes envolvem:

- Simplificar as normas de medicação, auxiliando-os a usar lembretes.
- Focar o trabalho em áreas onde eles não estão confiantes e envolvendo seus amigos no treinamento desses pacientes.

- Identificar e gerenciar questões psicológicas e socioeconômicas que afetam a gestão da alergia e sua qualidade de vida.
- Inscrever a família na assistência para que realizem a autogestão.
- Encorajar os adolescentes e jovens adultos a informar seus amigos sobre suas alergias.[23]

■ Impactos psicossociais na vida dos adultos

A gestão da alergia e o risco ou experiência da anafilaxia acarreta impacto negativo na qualidade de vida também dos adultos. Histórico de anafilaxia – natureza dos sintomas e experiências subsequentes – pode ser um marcador para identificar pacientes adultos em risco de desenvolver sofrimento psíquico e trauma.[24]

Pesquisa realizada com pacientes adultos americanos nos indicou os seguintes preditores de prejuízo na qualidade de vida: maior número de alérgenos e o tipo alimento envolvido (trigo, leite e soja); prescrição e uso da caneta de adrenalina; histórico de reação grave com uso de adrenalina auto injetável; idas à emergência.[25]

Um estudo[26] com objetivo de explorar o impacto da anafilaxia de início adulto na vida desses pacientes nos apontou os seguintes temas relacionados aos efeitos da gestão da alergia alimentar:

- A jornada do medo para a frustração, em que descrevem o medo durante a reação e a consequente frustração ao tentar gerenciar a anafilaxia.

- A necessidade de ser visto como indivíduo saudável e não mero paciente, indicando que não queriam que a anafilaxia e a alergia definissem sua identidade.
- Forte exigência de ter controle sobre a incerteza, destacando a luta sentida pelos participantes adultos para garantir que a anafilaxia não tomasse conta de suas vidas e que pudessem manter nível de independência e senso de normalidade, empregando variedade de mecanismos de enfrentamento para ajudá-los a sentirem-se seguros.
- O papel de apoio recebido, em que o auxílio de amigos, familiares, colegas de trabalho e profissionais de saúde foi discutido, efetivamente, como muito valiosa e de grande suporte na administração da anafilaxia.

Uma compreensão profunda dos problemas que impactam a qualidade de vida dos adultos alérgicos também envolve os empecilhos criados no sistema de saúde para ter acesso a cuidados médicos; custos financeiros, de tempo e pessoais (relacionados à limitações ao estilo de vida); efeitos no bem-estar ligados à recorrência de sintomas, sofrimento psicológico e restrição da vida social; influências externas, derivadas da falta de consciência de terceiros no ambiente social; influências internas, relacionadas ao crescimento pessoal e a adaptação que a condição exige.[27]

Preditores de qualidade de vida e possibilidades de intervenção

Alguns pontos elucidados por pesquisas podem ser ressaltados como preditores de qualidade de vida para esses pais e pacientes alérgicos a alimentos e que poderão nortear a atuação de profissionais de saúde e no estabelecimento de políticas públicas com vistas a minimizar o sofrimento psíquico dessas famílias. O conhecimento da condição alérgica através do recebimento de informações de médicos e profissionais de saúde, os recursos individuais/familiares para gerenciar a alergia e a rede de apoio são pilares inestimáveis quando pensamos em melhoria de qualidade de vida e de enfrentamento da condição.[27,28]

■ Conhecimento e habilidades de enfretamento

Recursos individuais como capacidade de adaptação e habilidades de enfrentamento podem interferir positiva ou negativamente no modo de vivenciar a alergia alimentar. A ansiedade dos pais, por exemplo, é fator de risco para a maneira como as crianças percebem sua alergia alimentar, mas intervenções psicoeducativas com os pais contribuem para que as crianças melhorem a sua percepção.[29]

A autoeficácia (confiança percebida pelos pais em torno de sua capacidade de gerenciar a alergia alimentar de seu filho)[30] é um preditor importante quando se pretende melhorar a gestão da alergia alimentar e reduzir os seus impactos psicossociais.[30,31] Pode atuar, por exemplo, como fator protetor contra limitação de atividade da criança e comprometimento da qualidade de vida social. Pais que relatam maior autoeficácia são mais propensos a permitir que o filho seja socialmente ativo, independentemente de sua própria preocupação.[32] Intervenções clínicas ou programas psicoeducativos que melhorem a gestão e autoeficácia em pais e pacientes com alergia alimentar são, portanto, relevantes.

No Reino Unido, psicólogos foram incorporados às equipes multidisciplinares de duas clínicas pediátricas de alergia alimentar de dois hospitais e puderam fornecer intervenção precoce em pais e crianças que apresentavam sintomas como ansiedade, dificuldades alimentares, depressão, baixa autoestima, sofrimento ou trauma parental após anafilaxia, dificuldade na aderência ao tratamento e ansiedade relacionada a testes de provocação oral e imunoterapia. *Workshops* psicoeducativos em grupo e periódicos com pais e crianças, aliados a intervenções psicológicas breves ou mais específicas foram realizados e contribuíram para a diminuição da ansiedade, o aumento da confiança em comer fora de casa, aumento na habilidade de reconhecer os sintomas de ansiedade, diferenciando-os dos sintomas de reação alérgica, diminuindo a esquiva de situações sociais e as dificuldades alimentares.[7]

Intervenções multidiscliplinares psicoeducativas e clínicas realizadas com pais e pacientes alérgicos, sejam estas individualizadas ou em grupo, contribuem para o fortalecimento de dois pilares importantes indicados como preditores de qualidade de vida melhorando o conhecimento sobre alergia alimentar e aumentando a autoeficácia e a descoberta de maneiras mais adaptativas de enfrentamento.

▪ Suporte social

Tanto para pais[10] quanto para crianças, adolescentes[23] e adultos,[29] os suportes social e familiar apresentam-se como importantes fatores de proteção, tornando-se elementos cruciais no processo de vivenciar a alergia alimentar.[27] O apoio e a cooperação dos contextos proximais nos quais os pais e pacientes vivem e se relacionam, favorecem a melhoria da qualidade de vida, facilitando a gestão da alergia e diminuindo o sofrimento psíquico.[27,33]

Apesar do apoio social ser um importante preditor de qualidade de vida, observa-se que há pouca consciência sobre os cuidados com relação às alergias alimentares entre aqueles que não têm alergias, tornando mais desafiadoras as situações sociais, principalmente aquelas que envolvem os alimentos. Ademais, muitas pessoas acreditam que alergias alimentares não são condição séria, o que faz com que pacientes se sintam isolados ou excluídos em função de atitudes e comentários de pessoas desprovidas de informação.[27]

Diante disso, intervenções em diferentes contextos sociais - campanhas de divulgação de informações, programas preventivos e políticas públicas – que contribuam para a melhoria da conscientização da sociedade e ampliação de atitudes colaborativas das pessoas que convivem com os pacientes e seus pais são imprescindíveis para a melhoria da qualidade de vida.

Frente à interdependência da gestão alergia alimentar com os contextos nos quais os pacientes e pais convivem, intervenções nesses ambientes (comunidade, escola, hospital, hotéis) precisam ser considerados. Campanhas de divulgação de informações sobre o tema e a implementação de programas preventivos podem ser relevantes recursos para a melhoria da conscientização da sociedade e ampliação de atitudes colaborativa.

▪ Ambiente escolar: um contexto de alto significado

A alergia alimentar desafia a ação dos múltiplos contextos nos quais o paciente alérgico vive e se desenvolve. A escola, apresenta-se como um significativo ambiente no qual a gestão e conscientização da alergia precisam ser aprimorados com vistas à melhoria da qualidade de vida e busca de um desenvolvimento integral da criança alérgica a alimentos.

No contexto escolar, as crianças passam grande parte do seu tempo e estarão sem a supervisão dos pais. E, visto que não conseguem realizar, de modo autônomo, o manejo de sua alergia alimentar, é relevante que os adultos que se encontram nesse ambiente se responsabilizem por essa gestão.[10]

A escola, portanto, precisa minimizar riscos de contato com alimentos alergênicos, identificar sintomas de reação, realizar o tratamento medicamentoso em caso de reação acidental e fazer as necessárias adaptações nas atividades pedagógicas e na hora dos lanches. Desse modo, será possível atender as condições que mantenham não apenas a criança segura, livre de alérgenos, mas também incluída na mesma dinâmica social, ao lado de seus amigos e colegas.[33,34,36]

Estudos apontam de maneira incisiva para a relevância de se estabelecer, nas escolas, treinamento regular em alergias alimentares e que ele contribui para melhoria nas práticas de gestão da alergia e aumento da autoconfiança dos profissionais da educação em lidar com os cuidados.[33,35-37]

Programas preventivos para aumento da conscientização e gestão da alergia no contexto escolar são desenvolvidos em diversos países e alguns deles encontram-se, inclusive, disponíveis on-line como: *Teal Classroom Kit* (EUA); *Alergia y escuela* (Espanha); *Allergy awareness challenge with Food Allergy Canada*; e o *School Allergy Action Group* (SAAG) (Reino Unido).

O programa SAAG foi traduzido, adaptado culturalmente ao contexto brasileiro e, posteriormente, teve a funcionalidade do seu processo avaliada em um estudo, dando origem ao programa Grupo de Ação Alergia na Escola (GAAE) – com formato presencial – e ao GAAE on-line – mais dinâmico, rápido e acessível e que, diante da nossa extensão territorial e da dificuldade de acesso a cidades mais remotas, pode se tornar uma alternativa produtiva para nosso contexto.[33]

Considerações finais

Os impactos da alergia alimentar na vida de pais e pacientes ilustram de maneira contundente a indivisível e intrincada relação saúde/doenças física e mental. Os complexos desafios para a sua gestão envolvem mudanças significativas na rotina diária e em diversos aspectos e contextos proximais com os quais o paciente se desenvolve e se relaciona, afetando as relações familiares e com amigos, viagens, eventos sociais, visitas à casa de amigos e a inclusão escolar, fatores que incidem, negativamente, na qualidade de vida dos pacientes e pais e acarretam sofrimento psíquico.

Diante disso, torna-se relevante que pacientes alérgicos a alimentos e seus pais desenvolvam recursos internos, modos adaptativos de enfrentamento e aumentem sua autoeficácia. Workshops psicoeducativos e/ou intervenções clínicas individualizadas podem contribuir para o denvolvimento dessas competências que se mostram importantes preditores de qualidade de vida.

Levando em consideração a interdependência da gestão alergia alimentar com os contextos proximais dos pacientes e pais e com o reconhecimento do suporte social como preditor de qualidade de vida, torna-se relevante considerar ações de ampliação da conscientização da sociedade acerca da seriedade da alergia alimentar assim como a implementação de programas preventivos nesses diversos contextos.

Atuar numa perspectiva de prevenção e promoção de saúde, desvencilhando-se de da óptica de trauma e déficit, com uma equipe multidisciplinar na qual psicólogos também estejam incorporados, pode ser uma valiosa abordagem, favorecendo a ampliação de preditores de qualidade de vida – conhecimento sobre alergia, desenvolvimento de recursos pessoais e melhoria do apoio social em diversos contextos – de modo a mitigar efeitos prejudiciais da gestão da alergia na qualidade de vida de pacientes e pais.

Referências bibliográficas

1. THE WHOQOL GROUP. The World Health Organization quality of life assessment (WHOQOL): programme on Mental Health, measure quality of life. 1997. Disponível em: http://www.who.int/mental_health/media/68.pdf. Acesso em 30 de maio de 2016.

2. Dunngalvin A. et al. An Examination of the Food Allergy Quality of Life Questionnaire Performance in a Countrywide American Sample of Children: Cross-Cultural Differences in Age and Impact in the United States and Europe. J Allergy Clin Immunol Pract. v.5, p. 363-8, 2017.

3. Mendonça RB, et al. Tradução para o português (cultura brasileira) e adaptação cultural de questionários para avaliação de qualidade de vida de crianças com alergia alimentar e de seus pais. Brazilian J Allergy Imumunol. v. 2, p 364-72, 2018.

4. Dunngalvin A, et al. Food allergy QoL questionnaire for children aged 0-12 years: content, construct, and cross-cultural validity. Clin Exp Allergy. v. 38, p. 977-86, 2008.

5. Mendonça RB. et al. Evaluation of the measurement properties of the Brazilian version of two quality-of-life questionnaires in food allergy – for children and their parentes. J Pediatr (Rio J). 2019.

6. Noga LR. et al. Mental Health and Quality-of-Life Concerns Related to the Burden of Food Allergy. Psychiatric Clinics of North America, v. 38, p. 77-89, 2015.

7. Knibb R, et al. Psychological services for food allergy: The unmet need for patients and families in the United Kingdom. Clin Exp Allergy. 2019; 49: 1390-1394.

8. Bollinger ME, et al. The impact of food allergy on the daily activities of children and their families. Annals of allergy, asthma & immunology. v. 96, 2006.

9. Dunngalvin A, et al. Quality of life associated with maternal anxiety disorder in Russian children and adolescents with food allergy. Pediatr Allergy Immunol. v. 31, p. 1, p. 78-84, 2020.

10. Gomes EC. Alergia alimentar em crianças: implicações na vida familiar e no relacionamento fraterno. 2017. Dissertação (Mestrado em Psicologia) – Programa de Estudos Pós-Graduados em Psicologia Clínica. Pontifícia Universidade Católica de São Paulo, São Paulo, v. 116, 2017.

11. Valentine T, Knnib RC. Exploring quality of life in families of children whit and without a severe food allergy. Appetite, v. 57, 2011.

12. Willians NA, Hankey M. Support and negativity in personal relationships impact caregivers' quality of life in pediatric food allergy. Qual Life Res, v. 24, p. 1369-1378, 2015.

13. Mchenry M, Watson W. Impact of primary food allergies on the introduction of other foods amongst Canadian children and their siblings. Allergy, Asthma & Clinical Immunology, v. 10, 2014.

14. Sicheres SH, Noone SA, Munoz-furlong A. The impact of childhood food allergy on quality of life. Annals of Allergy and Asthma Immunology, v. 87, p. 461- 64, 2011.

15. Broome SB, Lutz BJ, Cook C. Becoming the parent of a child with lifethreareningfood allergies. Journal of Pediatric Nursing, v. 30, p. 532-52, 2015.

16. Mandell D. et al. Anaphylaxis: How do you live with it? Helth & Social Work,v. 30, n. 4, p. 325, 2005.

17. Voordouw J. et al. Household costs associated with food allergy: an exploratory study. British Food Journal, v.112, n. 11, p. 1205-25, 2010.

18. King RM, Knibb RC, Hourihane J. O. Impact of peanut allergy on quality of life, stress and anxiety in the family. Allergy, v.64, p. 461–8, 2009.

19. Dunngalvin A, Gaffney J.O. Hourihane, Developmental pathways in food allergy: a new theoretical framework. Allergy, v. 64, p. 560-8, 2009.

20. Golding MA, et al. The burden of food allergy on children and teens: A systematic review. Pediatric Allergy and Imunollogy. v. 33, n.3. 2022.
21. Dunngalvin A, et al. Preliminary development of the food allergy coping and emotions questionnaires for children, adolescents, and young people: qualitative analysis of data on IgE-mediated food allergy from five countries. J Allergy Clin Immunol Pract. v. 6, n. 2, p. 506-13, 2018.
22. Marklund B, Ahlsted S, Nordström G. Health-related quality of life in food hypersensitive schoolchildren and their families: parents' perceptions. Health Qual Life Outcomes. v.10, n.4. 2006.
23. Roberts G, et al. EAACI Guidelines on the effective transition of adolescents and young adults with allergy and asthma. Allergy. v. 75, p. 2734-52, 2020.
24. Knibb RC, et al. "It's not an illness, it's just bad luck": The impact of anaphylaxis on quality of life in adults. Clin Exp Allergy. v. 49, p. 1040-6, 2019.
25. Warren C, et al. "The Psychosocial Burden of Food Allergy Among Adults: A US Population-Based Study." The journal of allergy and clinical immunology. In practice. v. 9, p. 2452-60, 2021.
26. Walklet E, et al. 'Because it kind of falls in between doesn't it? Like an acute thing and a chronic: the psychological experience of anaphylaxis in adulthood. J Health Psychol. v. 23.p. 579-1589, 2018.
27. Peniamina RL, et al. Understanding the Needs of Food-Allergic Adults. Qualitative Health Research. v. 24, n. 7, p. 933-945, 2014.
28. Aika S, et al. "Food allergy response capabilities of mothers and related factors." Nursing & health sciences. v. 19, n. 3, p. 340-50, 2017.
29. Cortes A, et al. "Food allergy: Children's symptom levels are associated with mothers' psycho-socio-economic variables." Journal of psychosomatic research. v. 104, p. 48-54, 2018.
30. Baptista MN, Santos KM, Dias RR. Auto-eficácia, lócus de controle e depressão em mulheres com câncer de mama. Psicologia Argumento. v. 24, n. 44, p. 27-36, 2006.
31. Knibb RC, Barnes C, Stalker C. Parental confidence in managing food allergy: development and validation of the food allergy self-efficacy scale for parents (FASE-P) Clinical and Experimental Allergy. v. 45, n. 11, p. 1681-89, 2015.
32. Mclaughlin AM, Humiston T, Peterson C. The moderating role of parental self-efficacy on parental worry and social activity limitation associated with pediatric food allergy. Clinical Practice in Pediatric Psychology. Advance online publication, 2020.
33. Gomes EC. Conscientização e gerenciamento da alergia alimentar em escolas: da prevenção à promoção da saúde. 2021, Tese(Doutorado em Psicologia). Programa de Estudos Pós-Graduados em Psicologia Clínica. Pontifícia Universidade Católica de São Paulo, São Paulo, 2021.

34. Cabrera M, Ortiz MJC, Garzon B, et al. Need for Emergency Epinephrine to Treat Food Allergy Reactions in Schools in the Hortaleza District in Madrid. Journal of Investigational Allergology Clinic Immunology, v.27, p.50-60, 2017.
35. Vale S, et al. ASCIA. Guidelines for prevention of anaphylaxis in schools, pre-schools and childcare: 2015 (update). Journal of Pediatrics and Child Health, v. 51, p. 949-54, 2015.
36. Muraro A, et al. EAACI Food Allergy and anaphylaxis Guidelines: managing patients with food allergy in the community. European Journal of Allergy and Clinical Immunology, v. 69, p. 1046-57, 2014.
37. Centers for Disease Control and Prevention (CDC). Voluntary Guidelines for Managing Food Allergies in Schools and Early Care and Education Programs. US Department of Health and Human Services, Washington DC, 2013. Disponível em: https://www.cdc.gov/healthyschools/foodallergies/pdf/20_ 316712-A_FA_guide_508tag.pdf. Acessado em 05 de julho de 2021.

Índice Remissivo

Obs.: números em *itálico* indicam figuras; números em **negrito** indicam quadros e tabelas.

A

Ácido(s)
α-linolênico, teor por porção de alimento normalmente consumida, **256**
graxos n-3
fontes alimentares vegetarianas, **253**
particularidades no veganismo, **253**

Actinobactérias, 273, 274

Adolescentes com alergia alimentar, impactos psicossociais na vida dos, 324

Adultos com alergia alimentar, impactos psicossociais na vida dos, 326

AIEDA, ver Anafilaxia por exercício dependente de alimento, 15

AINEs, mecanismos pelos quais agem como cofator, 172

Aipo, alérgeno oculto, **158**

Álcool, 173

Aleitamento materno, 272

Alergenicidade, 225

Alergênicos derivados de plantas
classificação dos compoentes, 140

Alérgeno(s)
alimentar(es), 14
comparação das taxas de sensibilização a, *19*
derivados de plantas, 139
novos, 155
ocultos presentes em alimentos, **158-159**

Alergia(s)
a leguminosas, 248
a ovo, 137
à proteína do leite de vaca
manifestações clínicas mais comuns entre DGIFs e, *61*
alimentar(es), 1, 36
ambiente rural *versus* urbano, 17
aumento das, 13
contexto histórico, 2
da identificação da IgE aos dias atuais, 3
deficiência de nutrientes na, indicadores de, **215-218**
deficiência de macro e micronutrientes na, avaliação, 213

distúrbios gastrointestinais
funcionais e, 59
e cofatores, 165
e senescência, confluência
de, 192
fenótipo de progressão da
alergia alimentar, 120
ferramentas diagnósticas
nas, 93, 106
futuro e as novas
modalidades
terapêuticas, 6
gravidade em, 133
heterogeneidade étnico-
racial, 16
IgE mediada
clássica e seus
endótipos, 118
fenótipos de, *120*
impactos psicossociais na
vida dos pais e pacientes
com, 317
imunobiológicos e, 293
imunoterapia na, 281
limiar desencadeante de
sintomas na, 230
manejo da, 208
mecanismos imunológicos e
espectro clínico da, 35
na faixa etária, estimativa da
prevalência de, **15**
não mediada por IgE,
resposta alimentar
imune da, 39

no Brasil, prevalência da, 18
no idoso, 181
anafilaxia, 193
características
clínicas, 192
anafilaxia, 193
colite eosinofílica, 193
enterocolite induzida
por proteína
alimentar, 194
esofagite
eosinofílica, 194
reações alérgicas
agudas, 193
síndrome da alergia
oral, 194
síndrome da alergia
pólen-alimento, 194
diagnóstico, 195
epidemiologia, 183
imunosenescência, 186
clássica e seus
endótipos, 118
fenótipos de, *120*
inflammaging, 186
reações alérgicas
agudas, 193
tratamento, 196
vegetarianismo e, 243
no mundo, prevalência
de, 15
nutrientes-problema na, 211
por alimento envolvido
em indivíduos acima

de 60 anos nos EUA,
prevalência, **185**

prevenção da, 272, 305

  alimentos potencialmente
  alergênicos para o
  lactente, introdução
  de, 309

  dieta na gestação e
  lactação, 308

  testes de provocação oral
  nos diferentes fenótipos e
  endótipos de, 117

ao camarão, 127

ao ovo, diagnóstico de, 2

às proteínas do leite de
  vaca, 135

endótipos de, 119

não IgE mediada clássica, 128

não mediadas por IgE, 40

papel do estresse psicossocial
  nas, 175

Alimento(s)

cuidados na seleção e
  manipulação de, **237**

de origem vegetal, teor de
  lisina em, **249**

envolvidos em reações
  alérgicas de idosos, **198-199**

potencialmente alergênicos e
  seus nutrientes, **212**

potencialmente alergênicos
  para o lactente, 309

diretriz americana e
  canadense, 311

diretriz europeia, 309

Ambiente interno e externo,
  microbioma e saúde,
  interação entre, *272*

Amêndoa, prevalência de
  alergia alimentar em
  indivíduos acima de 60 anos
  nos EUA, **185**

Amendoim, 14

  CRDs, classe e
  características, **143**

  componentes alergênicos, 120

  exemplo de dose
  desencadeante de sintomas
  para 50% das pessoas
  alérgicas, **233**

  nutrientes, **212**

  prevalência de alergia
  alimentar em indivíduos
  acima de 60 anos nos
  EUA, **185**

Aminoácidos presentes nos
  alimentos, 247

Anafilaxia, 17, 50

  critérios modificados para o
  diagnóstico clínico de, **25**

  definição, 24

  idiopática, 28

  induzida pela alfa-gal-1,
  -3-galactose, 51

induzida pelo exercício dependente do trigo, 169

induzida por exercício dependente de alimento, 52, 168

  acompanhamento de pacientes com, 170

  diagnóstico, 169

  recomendações a pacientes com, 171

por alimentos no Brasil, 23

  epidemiologia, 25

registros de, 28

Angioedema, 49

Anisakis, alérgeno oculto, **159**

Anticorpo(s)

  IgE *in vitro,* pesquisa de, 107

  monoclonais Anti-IgE, 294

  monoclonal Anti IL-4 e IL-13, 298

APLV, ver Alergia à proteína do leite de vaca

Asma, 175

Atividade

  física, 168

  muscular, 168

Atopobium, 274

Atopy patch test (APT), 98

Autoeficácia, 328

Aveia, alérgeno oculto, **159**

Avelã, 144

  CRDs, tipos de proteína e características, **144**

  exemplo de dose desencadeante de sintomas para 50% das pessoas alérgicas, **233**

  prevalência de alergia alimentar em indivíduos acima de 60 anos nos EUA, **185**

B

Bacteroides spp., 274

Bebidas vegetais, 257

  leite de vaca e, comparação nutricional entre, **260**

Bifidobacterium, 274

Bifidobacterium dilactis, 275

Big data, 5

Biomarcadores, 151

Bullying relacionado às formas de alergia, 324

C

Cálcio

  fontes alimentares vegetarianas, **251**

indicadores de deficiência na alergia alimentar, **217**

particularidades no veganismo, **251**

teor por porção de alimento normalmente consumida, **256**

Caloria, indicadores de deficiência na alergia alimentar, **215**

Camarão, prevalência de alergia alimentar em indivíduos acima de 60 anos nos EUA, **185**

Caranguejo, prevalência de alergia alimentar em indivíduos acima de 60 anos nos EUA, **185**

Carrapato, picada de, 51

Castanha(s)
de caju, 145, **146**
CRDs, tipos de proteína e características, **146**
exemplo de dose desencadeante de sintomas para 50% das pessoas alérgicas, **233**
prevalência de alergia alimentar em indivíduos acima de 60 anos nos EUA, **185**
reações à, 145
nutrientes, **212**

Célula(s)
B regulatórias, 38
Breg, 38
dendrítica da mucosa, 39
M, 39
T reguladoras, 38
Treg, 38

Choque, 27

Choro no lactente, 67

Clostridia, 2744

Cochonilha, alérgeno oculto, **159**

Cofator(es), 166
alergia alimentar e, 165
associados à ocorrência de alergia alimentar, 167
álcool, 173
desidratação, 175
drogas, 172
estresse, 175
exercícos físicos, 167
implicações práticas, 176
infecções agudas, 174
medicamentos, 172
privação de sono, 175
como deflagradores ou potencializadores de reações, 176
mais comuns de anafilaxia de acordo com a idade, **126**
modelo de "dose limite" de anafilaxia dependente de, *177*

Colapso cardiovascular, 27

Cólica do lactente, 62
  e APLV, relação entre, 66

Colite
  alérgica ao leite de vaca, ovo e
    trigo, 42
  eosinofílica, 193

Colônias microbianas vivas
  nos tratos gastrointestinal,
  respiratório e cutâneo, 268

Comorbidades alégicas,
  impacto no estado nutricional
  de crianças, 211

Componentes proteicos,
  relevância clínica, **111-112**

Component-resolved diagnosis
  (CRD), 195

Contaminação cruzada, 227

Contato cruzado, 227

Coocorrência da AA e do
  vegetarianismo, 245

CRD (*Component Resolved
  Diagnostic* – Diagnóstico
  resolvido por
  componentes), 135

Criança(s)
  com alergia alimentar
    dificuldade alimentar
      em, 219
    impactos psicossociais na
      vida das, 320

distúrbios nutricionais
  resultantes da alergia
  alimenar na, 207
impacto de comorbidades
  alérgicas no estado
  nutricional de, 211
vegetarianas, substitutos do
  leite de vaca na dieta de, 257

Crustáceos, 150
  CRD, nome da proteína e
  características, **150**
  nutrientes, **212**

Cuidado com a pele, 87

D

Deficiência
  de nutrientes na, indicadores,
    215-218
  de macro e micronutrientes
    na alergia alimentar,
    avaliação, 213

Dermatite, 175
  atópica, 52, 87
    e alergia alimentar, relação
      entre, 88

Desidratação, 175

Desmoglein-121, 79

Distúrbios nutricionais
  resultantes da alergia
  alimentar na criança, 207, *209*

alterações no crescimento, 209

deficiência de macro e micronutrientes na alergia alimentar, avaliação, 213

dificuldade alimentar em crianças com alergia alimentar, 219

nutrientes-problema na alergia alimentar, 211

DGIFs, ver Distúrbios gastrointestinis funcionais

Diagnóstico resolvido por componentes, 109

Dieta
de exclusão, 196, 208
lactovegetariana, 244
na gestação e lactação, 308
ovolactovegetariana, 244
vegana, 244
nutrientes que podem estar em deficiência em uma, **246**
vegetariana
atendimento de pacientes com a alergia alimentar seguindo, recomendações, 261
micronutrientes na, 249
nutrientes de maior risco de deficiência na, **250-254**

nutrientes que podem estar em deficiência em uma, **246**

Dificuldade(s) alimentar(es)
associadas a sintomas gastrointestinais presentes na alergia alimentar não mediada por IgE, **220**
em crianças com alergia alimentar, 219

Digestibilidade, 247

Disfunção
da barreira esofágica, 78
do eixo intestino-cérebro, 60

Distúrbio(s)
da defecação, dor abdominal dos DGIFs e APLV, relação entre, 68
de motilidade
dificuldade alimentar frequentemente presente, **220**
sintomas associados ao desenvolvimento de dificuldades alimentares, **220**
gastrointestinal funcional, 60
alergias alimentares e, 59

Doença(s)
alérgicas, 70
eosinofílicas gastrointestinais

dificuldade alimentar frequentemente presente, **220**

sintomas associados ao desenvolvimento de dificuldades alimentares, **220**

Dupilumabe, 296

na alergia alimentar, estudos com, **300**

E

Edema de glote, 51

Enterobacteria, 275

Enterobacteriacea, 274

Enterocolite eosinofílica

dificuldade alimentar frequentemente presente, **220**

induzida pela proteína alimentar, 128, 194

Enteropatia induzida por proteínas alimentares, 40

Epigenômica, conceito, **6**

Escherichia coli, 275

Esofagite

eosinofílica, 53, 54, 75, 76, 194

apresentação clínica, 76

bases fisiopatológicas, 78

como um elemento da marcha atópica, 79

dificuldade alimentar frequentemente presente, **220**

sintomas associados ao desenvolvimento de dificuldades alimentares, **220**

tratamento, 77

Estresse, 175

papel psicossocial nas alergias alimentares, 175

Estudo *omics*, **6**

Etokimab, 297

na alergia alimentar, estudos com, **303**

Exercícios físicos, 167

Exposômica, conceito, **6**

F

Feijão, evidência de sensibilização a, *160*

Feno grego, alérgeno oculto, **159**

Fenótipo

alfa gal, 127

da via de sensibilização, 126

de cofatores, 123

Ferramentas diagnósticas nas alergias alimentares, 93, 106

Ferro, teor por porção de alimento normalmente consumida, **255**

Filagrina, 78-79

Firmicutes, 275

FPIES (Food protein-induced enterocolitis syndrome), 40, 43
  adulto, 45
  agudo, 44
    critérios diagnósticos para, 46
  atípico, 45
  crônico, 44
  durante a amamentação exclusiva, 46

Frutos do mar, 14, 147

Função pulmonar, 126

G

Gal d 1, 137

Gal d 2, 137

Genômica, conceito, **6**

Gergelim
  exemplo de dose desencadeante de sintomas para 50% das pessoas alérgicas, **233**

prevalência de alergia alimentar em indivíduos acima de 60 anos nos EUA, **185**

H

Himenóptero, picadas de, 30

Hipersensibilidade a alimentos, 14

Homeschooling, 324

Humores hostis, 2

I

Idoso(s)
  alergia alimentar no, 181
  alimentos envolvidos em reações alérgicas de, **198-199**
  deficiências nutricionais no, 188
  nutrientes de preocupação em, **190-191**
  processo inflamatório no, 187
  tratados inibidores de bomba de prótons, 192

IgE
  alergias mediadas por, 48
  alergias não mediadas por, 40

específica para componentes
e suas vantagens e
desvantagens, dosagem
de, **111**
identificação da, 3
total, 107
Impactos pssicossociais
na qualidade de vida
dos pacientes e pais
com alergia
alimentar, 317
Imunobiológico
alergia alimentar e, 293
na alergia alimentar mediada
por IgE, estudos com,
298-301
Imunosenescência, 186
fenômeno de, 182
Imunoterapia
alérgeno-específica, 283
na alergia alimentar,
contraindicações, **284**
outras vias, 289
com alérgenos, 7
na alergia alimentar, 281
fase de indução e
manutenção da, *286*
riscos, 287
mecanismo de ação, 283
riscos, 287
oral, 285
eficácia, 286

qualidade de vida e, 287
Infecção aguda, 174
Inflammaging, 186, 187

L

Lactente(s)
com dermatite atópica, 91
introdução de alimentos
potencialmente alergênicos
para, 309
Lactobacillus, 275
Lagosta, prevalência de alergia
alimentar em indivíduos
acima de 60 anos nos EUA,
185
Legislação de rotulagem de
alergênicos, 228
Leguminosas, 248
alergia a, 248
Leite
de vaca, 14, **136**
exemplo de dose
desencadeante de sintomas
para 50% das pessoas
alérgicas, **233**
prevalência de alergia
alimentar em indivíduos
acima de 60 anos nos
EUA, **185**

Ligelizumabe, 296
na alergia alimentar, estudos
com, **299**
Lisina, teor em alimentos de
origem vegetal, **249**
LTP (lipid transfer protein), 168

M

Marcha atópica, 79
esofagite eosinofílica como
um elemento da, 79
Marisco, prevalência de alergia
alimentar em indivíduos
acima de 60 anos nos
EUA, **185**
Mecanismos imunológicos, 38
Metabólitos microbianos, 273
Metabolômica, conceito, **6**
Micoproteína, alérgeno
oculto, **159**
Microarray, 112
Microbioma, 268
alergia alimentar e, na prática
clínica, 267
do início da vida e influências
ambientais, 269
humano, 268
intestinal no paciente
idoso, 187

modificado pelo estilo de
vida influenciando a saúde
humana, *269*
Microbiômica, conceito, **6**
Microbiota
entérica, composição e a
atividade metabólica da, 271
intestinal, alterações na, 186
Micronutriente na dieta
vegetariana, 249
Microrganismos não
patogênicos, 270
Molusco, prevalência de alergia
alimentar em indivíduos
acima de 60 anos nos
EUA, **185**
Monoplex, 108
Mostarda, alérgeno oculto, **158**
Mucosa esofagiana, inflamação
crônica da, 78
Multiplex, 108, 112

N

NORA (Network for
Online-Registration of
Anaphylaxis), 29
Novos alérgenos alimentares, 155
Nozes, 145

CRDs, tipos de proteína e características, **145**
prevalência de alergia alimentar em indivíduos acima de 60 anos nos EUA, **185**
Nutrientes de preocupação em idoso, **190-191**
Nutrientes-problema na alergia alimentar, 211

O

Oleaginosas
avelã, 143
castanha-de-caju , 145
nozes, 144
pistache, 145
Omalizumabe, 296
na alergia alimentar, estudos com, **298**
Omalizumabe *vs.* Dupilumabe na alergia alimentar, estudos com, **301**
Ovo, 136-137
alergia a, 137
de galinha, 139
CRDs, nome das proteínas e características, **139**
exemplo de dose desencadeante de sintomas

para 50% das pessoas alérgicas, **233**
nutrientes, **212**
prevalência de alergia alimentar em indivíduos acima de 60 anos nos EUA, **185**
Ovoalbumina, 137
Ovomucoide, 137

P

Pais de filhos com alergia alimentar, impactos psicossociais na vida dos, 320
Panalérgenos, 139
Pectina, alérgeno oculto, **159**
Peixe, 14, 147
CRD, nome da proteína e características, **150**
nutrientes, **212**
prevalência de alergia a, 148
Pele, cuidados com a, 87
Perda de água transepidérmica, 88
Pessoas alérgicas, exemplos de dose desencadeante de sintomas para 50% das, **233**
Pimenta rosa, alérgeno oculto, **158**

Pistache, 145, **146**
CRD, tipo de proteína e características, **146**
prevalência de alergia alimentar em indivíduos acima de 60 anos nos EUA, **185**

Placa de Peyer, 39

Pólens, homólogos de plantas transportadas pelo ar, 127

Pólen-fruta, 139

Prebióticos, 274

Preditores de qualidade de vida e possibilidades de intervenção, 327
ambiente escolar, 330
conhecimento e habilidades de enfretamento, 328
suporte social, 329

Prevenção da alergia alimentar
aleitamento materno, 272
prebióticos e probióticos, 274

Prick test, 20

Prick to prick, 49

Privação de sono, 175

PROAL (Projeto de Alergia), 18

Probióticos, 274

Proctocolite eosinofílica
dificuldade alimentar frequentemente presente, **220**

induzida por proteínas alimentares, 42

Proteína
alimentar
enteropatia induzida por, 40
proctocolite induzida por, 42
síndrome da enterocolite induzida por, 43
de transporte de lipídeos, 168
indicadores de deficiência na alergia alimentar, **215**
presentes nos alimentos, , 247

Proteína
alimentar
enteropatia induzida por, 40
proctocolite induzida por, 42
síndrome da enterocolite induzida por, 43
de transporte de lipídeos, 168
indicadores de deficiência na alergia alimentar, **215**
presentes nos alimentos, 247

Proteômica, conceito, **6**

Protocolo de Uso do Guia Alimentar para a População Brasileira na Orientação Alimentar, 309

Psyllium de cereais, alérgeno oculto, **159**

Q

Qualidade de vida
definição pela OMS, 318
dos pacientes e pais com
alergia alimentar, impactos
na, 320
preditores e possibilidades de
intervenção, 327
questionários para avaliação
da, 319
relacionada à saúde, 319

R

RAST(Radioallergosorbent
Test), 4

Reação alérgica
a alimentos, 15
cofatores podem
contribuir com três
efeitos nas, 166
efeitos dos cofatores no
desencadeamento de, *167*
graves, 17

Registro Brasileiro de
Anafilaxia, 32

Regurgitação do lactente, 62, 63

Relação
entre cólica do lactente e
APLV, 66

entre DGIFs e alergia
alimentar, **63**
entre os distúrbios da
defecação e dor abdominal
dos DGIFs e APLV, 68
entre regurgitação e vômitos
dos DGIFs e da APLV, 63

Riboflavina
fontes alimentares
vegetarianas, **251**
particularidades no
veganismo, **251**

Rotulagem, 225
de alergênicos, legislação
de, 228

S

Sementes, 14

Sensibilização
à alfa-gal, 51
aos antígenos alimentares, 38
mediada por IgE a antígenos
alimentares "verdadeiros",
183

Sensibilização a feijão, evidência
de, *160*

Síndrome(s)
da alergia oral, 194
da alergia pólen-alimento, 194

, da enterocolite induzida por proteína alimentar, 43, 128(*v. tb.,* FPIES)

de Boerhaave, 77

pólen-alimento, 48

Singleplex, 108

Skin prick test, 94

Soja, **147**

componentes envolvidos em reações alérgicas, 146

CRD, tipo de proteína e marcadores, **147**

de Kustner, 3

nutrientes, **212**

prevalência de alergia alimentar em indivíduos acima de 60 anos nos EUA, **185**

SPT(*v. tb. Skin prick test*) nas alergias alimentares, quando realizar e quando evitar, **98**

Staphylococcus, 275

Streptococcus, 275

Sumac, alérgeno oculto, **158**

T

Taxas de sensibilização a alérgenos alimentares, comparação das, *19*

Técnica de *Prick to Prick*, 96, 160

Teste(s)

alérgicos, 106

cutâneo, 20, 97

de ativação basofílica, 195

de ativação de basófilos e mastócitos, 5

de contato, 98

de desencadeamento oral para confirmação diagnóstica, 61

de provocação oral, 14, 94, 100, 118

em vigência de exercício, 170

nos diferentes fenótipos e endótipos de alergia alimentar, 117

de puntura, 94

de transferência passiva, 3

in vivo, 93

para detecção de IgE sérica, 4

Prausnitz-Kustner, 3

Th2, 39

Traços, 225, 227

Transcriptômica, conceito, **6**

Tremoço, alérgeno oculto, **159**

Trigo, 140

CRDs, tipos de proteína e características, **141**

exemplo de dose desencadeante de sintomas para 50% das pessoas alérgicas, **233**

na AIEDA, 169
nutrientes, **212**
sarraceno, alérgeno oculto, **159**
Tropomiosina do camarão, 148

U

Urticária, 49
à "alergia alimentar", 50
alimentos associados à, 50

V

Variedade alimentar, redução
da, 208

Vegetarianismo, 244
alergia alimentar e, 243

Vegetarianos estritos, 244

Venenos
de himenópteros, 29

Vitamina
B12

fontes alimentares
vegetarianas, **252**
indicadores de deficiência
na alergia alimentar, **216**
particularidades no
veganismo, **252**
D
fontes alimentares
vegetarianas, **254**
indicadores de deficiência
na alergia alimentar, **215**
particularidades no
veganismo, **254**

Z

Zinco
indicadores de deficiência na
alergia alimentar, **218**
teor por porção de alimento
normalmente
consumida, **256**

Zonulina-119, 79